Kohlhammer

Behandlungspfade für die ambulante Integrierte Versorgung von psychisch erkrankten Menschen
Evidenzbasiert – leitlinienorientiert – sektorenübergreifend – interdisziplinär
Herausgegeben von Wulf Rössler und Jörn Moock

Übersicht über die Bände:

- Dorothea Büchtemann, Denise Kästner, Christian Koch, Kirsten Kopke, Jeanett Radisch, Wolfram Kawohl, Jörn Moock, Wulf Rössler:
  Mittelschwere und schwere unipolare Depression
  ISBN: 978-3-17-024846-5

- Denise Kästner, Dorothea Büchtemann, Steffi Giersberg, Christian Koch, Anke Bramesfeld, Jörn Moock, Wolfram Kawohl, Wulf Rössler:
  Bipolare Störungen
  ISBN: 978-3-17-024826-7

- Jeanett Radisch, Johanna Baumgardt, Elina Touil, Jörn Moock, Wolfram Kawohl, Wulf Rössler:
  Demenz
  ISBN: 978-3-17-024830-4

- Jeanett Radisch, Katja Kleine-Budde, Johanna Baumgardt, Jörn Moock, Wolfram Kawohl, Wulf Rössler:
  Schizophrenie
  ISBN: 978-3-17-026076-4

- Steffi Giersberg, Elina Touil, Denise Kästner, Dorothea Büchtemann, Jörn Moock, Wolfram Kawohl, Wulf Rössler:
  Alkoholabhängigkeit
  ISBN: 978-3-17-029164-5

Jeanett Radisch, Katja Kleine-Budde,
Johanna Baumgardt, Jörn Moock,
Wolfram Kawohl, Wulf Rössler

Schizophrenie

Verlag W. Kohlhammer

Finanzierung: Innovations-Inkubator der Leuphana Universität Lüneburg aus Mitteln des Landes Niedersachsen und der Europäischen Union

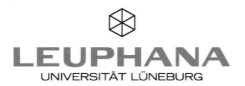

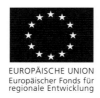

EUROPÄISCHE UNION
Europäischer Fonds für
regionale Entwicklung

1. Auflage 2015

Alle Rechte vorbehalten
© W. Kohlhammer GmbH, Stuttgart
Gesamtherstellung: W. Kohlhammer GmbH, Stuttgart

Print:
ISBN 978-3-17-026076-4

E-Book-Formate:
pdf: ISBN 978-3-17-026077-1
epub: ISBN 978-3-17-026078-8
mobi: ISBN 978-3-17-026079-5

Danksagung

Wir möchten uns bei allen herzlich bedanken, die durch das Bereitstellen Ihres Wissens und Ihrer Erfahrung zur Erstellung des Behandlungspfades beigetragen haben. Insbesondere danken wir uns bei den Interviewteilnehmern und Teilnehmern der Konsentierungsunden für ihre Anmerkungen und den fachlichen Input: Katharina Altenberg, Rüdiger Bangen, Rene Beneke, Kin-Arno Bohr, Christa Dörr, Michael Franz, Mohammad-Zoalfikar Hasan, Frank Herrmann, Georg Juckel, Uwe Kasserra, Josef Könning, Thorsten Meyer, Eberhard Stock, Elisabeth Vaske-Voskamp, Beate Weber sowie allen weiteren an der Erarbeitung des Pfades beiteiligten Personen.

Inhaltsverzeichnis

Abbildungsverzeichnis

Legende Algorithmen (Angang 4)

Zusatzmaterial[1]

Alle Algorithmen aus dem Buch können auch als Pdf-Dateien kostenfrei im Internet heruntergeladen werden:
http://downloads.kohlhammer.de/?isbn=978-3-17-026076-4 (Passwort: 5ma8lxrp)

---

1 Wichtiger urheberrechtlicher Hinweis: Alle zusätzlichen Materialien, die im Download-Bereich zur Verfügung gestellt werden, sind urheberrechtlich geschützt. Ihre Verwendung ist nur zum persönlichen und nichtgewerblichen Gebrauch erlaubt. Jede Verwendung außerhalb der engen Grenzen des Urheberrechts ist ohne Zustimmung des Verlags unzulässig und strafbar. Das gilt insbesondere für Vervielfältigungen, Übersetzungen, Mikroverfilmungen und für die Einspeicherung und Verarbeitung in elektronischen Systemen.

Abkürzungsverzeichnis

A) Allgemeine Abkürzungen

A	Aufnahme
ACT	Assertive Community Treatment
AIMS	Abnormal Involuntary Movement Scale
APP	ambulanter psychiatrischer Pflegedienst (nach SGB V)
AU	Arbeitsunfähigkeit
B	Basismodul
BDI	Beck Depressions-Inventar
BFA	Bundesversicherungsanstalt für Arbeit
BGH	Bundesgerichtshof
BHP	Behandlungspfad
BHS	Beck-Hopelessness-Scale
BMI	Body-Mass-Index
BSABS	Bonner Skala für die Beurteilung von Basissymptomen
BSIP	Basel Screening Instrument für Psychosen
BTZ	Beratungs- und Therapiezentrum
BWF	Betreutes Wohnen in Familien
CAARMS	Comprehensive Assessment of At-Risk Mental States
CAN-EU	Camberwell Assessment of Need-EU
CM	Case Management
CME	Continuing Medical Education
CNE	Certified Nursing Education
CPZ	Chlorpromazin
CRP	C-Reaktives Protein
CT	Computertomographie
DGPPN	Deutsche Gesellschaft für Psychiatrie und Psychotherapie, Psychosomatik und Nervenheilkunde
DMP	Disease-Management-Programme
DSM IV	Diagnostic and Statistical Manual of Mental Disorders, 4. Auflage
DUP	Dauer der unbehandelten Psychose
E	Ergänzungsmodul
EBM	Einheitlicher Bewertungsmaßstab
EEG	Elektroenzephalogramm
EKG	Elektrokardiogramm
EKT	Elektrokrampftherapie
EPMS	Extrapyramidal-motorisches Syndrom
EPS	Extrapyramidal Symptoms
ERIraos	Early Recognition Inventory for the Retrospective Assessment of the Onset of Schizophrenia
FA/FÄ	Facharzt/Fachärzte
GAF	Global Assessment of Functioning
GB	gesetzlicher Betreuer
GKV	Gesetzliche Krankenversicherung
HA/HÄ	Hausarzt/Hausärzte
HAM-D	Hamilton rating scale for depression
HEE	High-Expressed-Emotions

I	Intervention
IBRP	Integrierter Behandlungs- und Rehabilitationsplan
ICD-10	International Statistical Classification of Diseases and Related Health Problems, 10. Rev.
IV	Integrierte Versorgung
KH	Krankenhaus
KQ	Kooperation und Qualitätssicherung
LL	Leitlinie(n)
LL BLS	S3-Behandlungsleitlinie Schizophrenie
LL NICE	Leitlinie des National Institute for Health and Clinical Excellence
LL PST	S3-Leitlinie Psychosoziale Therapien
MDK	Medizinischer Dienst der Krankenversicherung
MFA	Medizinische Fachangestellte
Mini-ICF-P	Kurzinstrument zur Fremdbeurteilung von Fähigkeitsstörungen bei psychischen Erkrankungen
MRT	Magnetresonanztomographie
N	Notfall
p-BP	psychiatrische Bezugspflegekraft (ausführende Pflegekraft der APP)
p-FA/p-FÄ	psychiatrisch tätiger Facharzt/psychiatrisch tätige Fachärzte
PANSS	Positive and Negative Syndrome Scale
PE/PEI	Psychoedukation/Psychoedukative Intervention
PIA	Psychiatrische Institutsambulanz
PORT-R	Schizophrenia Patient Outcomes Research Team Treatment Recommendations
PsychKG	Gesetz zur Hilfe und Unterbringung psychisch kranker Menschen (Psychisch-Kranken-Gesetz)
PT	Ärztliche und psychologische Psychotherapeut/-en
QI	Qualitätsindikatoren
RCT	randomized controlled trial
Reha	Rehabilitation
RPK	Rehabilitationseinrichtung für psychisch Kranke
SAS	Simpson-Angus-Scale für EPS (Extrapyramidal Symptom)
SDM	Shared-Decision-Making
SE	Supported Employment
SGB II	2. Sozialgesetzbuch (Grundsicherung für Arbeitssuchende)
SGB III	3. Sozialgesetzbuch (Arbeitsförderung)
SGB IV	4. Sozialgesetzbuch (Geringfügige Beschäftigung und geringfügige selbständige Tätigkeit)
SGB V	5. Sozialgesetzbuch (Gesetzliche Krankenversicherung)
SGB IX	9. Sozialgesetzbuch (Rehabilitation und Teilhabe behinderter Menschen)
SGB XI	11. Sozialgesetzbuch (Soziale Pflegeversicherung)
SGB XII	12. Sozialgesetzbuch (Sozialhilfe)
SGB XIII	13. Sozialgesetzbuch (Kinder- und Jugendhilfe)
SOPS	Scale Of Prodromal Symptoms
SpDi	Sozialpsychiatrischer Dienst
ST	Soziotherapie
StGB	Strafgesetzbuch
TK	Techniker Krankenkasse
TSH	Thyreoidea-stimulierendes Hormon
UBG	Unterbringungsgesetz
V	Vermittlung

B)   Abkürzungen Experteninterview-Codes[2]

ABP	Ambulante Betreuung Praktiker
AE	Vertreter Angehörigenverband Experte
FA_a_E	Facharzt ambulanter Bereich Experte
FA_a_P	Facharzt ambulanter Bereich Praktiker
FA_s_E	Facharzt stationärer Bereich Experte
FA_s_P	Facharzt stationärer Bereich Praktiker
FA_t_P	Facharzt teilstationärer Bereich Experte
FA_t_E	Facharzt teilstationärer Bereich Praktiker
GBP	Gesetzliche Betreuung Praktiker
HAE	Hausarzt Experte
HAP	Hausarzt Praktiker
GpsyP	Gemeindepsychiatrischer Bereich Praktiker
PE	Vertreter Patientenverband Experte
PfE	Psychiatrische Pflege Experte
PfP	Ambulante psychiatrische Pflege Praktiker
PP	Patient Praktiker
PTE	Psychotherapeut Experte
PTP	Psychotherapeut Praktiker

---

2 Da davon auszugehen war, dass die befragten Experten auf ihr spezifisches Fachwissen im Rahmen der Interviews zurückgreifen würden, wurden sie in zwei Gruppen unterteilt: zum einen in die Gruppe der »Experten«, die Wissen durch wissenschaftlich-theoretische Tätigkeit oder Arbeit in Verbänden erworben haben. Zum anderen in die Gruppe der »Praktiker«, die ihr Wissen vorwiegend durch praktische Tätigkeiten bzw. die direkte Arbeit mit Betroffenen erlangt haben.

1   Einleitung

Behandlungspfade (BHP) »beschreiben den idealen Versorgungsverlauf, die optimale Abfolge und Terminierung der wichtigsten Interventionen, die von allen Berufsgruppen und Disziplinen bei der Versorgung eines Patienten mit einer bestimmten Diagnose oder Behandlung durchgeführt werden« (Dick et al. 2006). Im Gegensatz zu Leitlinien fokussieren sie organisatorische Aspekte, also das »Wer« und »Wann« einer Behandlung. Sie tragen dazu bei, Versorgungsabläufe zu optimieren, eine interdisziplinäre und schnittstellenübergreifende Koordination zu ermöglichen sowie Transparenz für Leistungserbringer, Kostenträger, Patienten und deren Angehörige zu gewährleisten. BHP sind damit Instrumente zur Qualitätsförderung, die als zentraler Bestandteil die Grundlage für Verträge im Rahmen von strukturierten Versorgungsmodellen, wie z. B. der Integrierten Versorgung (IV) nach §140a-d SGB V, bilden könnten (Walle et al. 2010).

Ein BHP kann auch als Steuerungsinstrument für eine adäquate, patientenorientierte Versorgung über einen langen Zeitraum eingesetzt werden. Gerade Schizophrenie-Erkrankungen zeichnen sich u. a. durch ein frühes Auftreten der Ersterkrankung und hohe Chronifizierungsraten aus, was eine vergleichsweise lange Dauer der Inanspruchnahme von Versorgungsleistungen impliziert (Gaebel und Wölwer 2010). Aufgrund der Krankheitscharakteristika ist dabei weniger die Behandlung akuter Krisen und Notfälle als vielmehr eine effektive ambulante Begleitung und Behandlung über den Krankheitsverlauf hinweg maßgeblich für den Behandlungserfolg[3] (Weinmann et al. 2009). Durch hohe Komorbiditätsraten, vielfältige Versorgungsleistungen und Therapieverfahren sowie häufige, durch den Krankheitsverlauf bedingte Wechsel der Behandlungssettings sind unterschiedliche Akteure in die Versorgung involviert (Gaebel und Wölwer 2010). Neben stationären Einrichtungen gehören hierzu ambulante Versorgungsakteure, teilstationäre Tages- und Nachtkliniken sowie gemeindepsychiatrische Einrichtungen. An den Schnittstellen entstehen oft Kommunikations- und Organisationsprobleme, welche zu Informationsverlusten bzgl. Diagnosestellung, Krankheitsverlauf und vorausgegangener Versorgungsleistungen führen (Weinmann und Gaebel 2005). Gleichzeitig steigen die Kosten der Versorgung, da aufgrund der Informationsverluste Diagnose- oder Behandlungsschritte doppelt durchgeführt werden oder eine lückenlose Fortführung der Behandlung nicht gewährleistet ist. Eine nicht aufeinander abgestimmte ambulante Versorgung kann bspw. dazu führen, dass es zu Verschlechterungen des Krankheitsbildes und zu krisen- bzw- notfallbedingten Klinikaufenthalten kommt (Weinmann und Gaebel 2005). Oftmals sind Qualitätseinbußen in der Behandlung die Folge (Dick et al. 2006). Um den dargelegten Problemen entgegenzuwirken, erscheint die Erarbeitung eines BHP Schizophrenie angezeigt. Eine besondere Beachtung sollte hierbei den Aspekten Koordination, Kooperation und Vernetzung der einzelnen ambulanten Versorgungsakteure und -angebote zukommen.

Der vorliegende BHP zur ambulanten integrierten Versorgung von Menschen mit Schizophrenie wurde auf Basis aktueller Leitlinien entwickelt und angepasst, mit dem Ziel, die Behandlungsabläufe der ambulant-psychiatrischen Versorgung von Menschen mit Schizophrenie zu strukturieren und zu standardisieren. Er soll helfen, evidenzbasierte diagnostische, therapeutische und pflegerische Bausteine in die ambulante Versorgung zu implementieren und bestehende Schwierigkeiten in den Versorgungsstrukturen abzubauen. Darüber hinaus kann

Behandlungspfad: Ziel und Aufgabe

Patientenzentrierte Versorgung

Ambulanter Sektor

---

3 Das Verständnis einer erfolgreichen Schizophrenie-Behandlung umfasst hier sowohl die Heilung und bzw. oder Reduzierung der subjektiven und objektiven Krankheitslast als auch die Befähigung zur Handlungsautonomie und Teilhabe des Betroffenen am gesellschaftlichen Leben.

der BHP Grundlage für Verträge im Rahmen von strukturierten Versorgungsmodellen sein wie z. B. der Integrierten Versorgung nach § 140a-d SGB V. Nach dem Wissen der Autoren ist er der erste evidenzbasierte BHP, dessen Steuerung aus dem ambulanten Sektor heraus erfolgt und der gleichzeitig den stationären sowie den gemeindepsychiatrischen Bereich mit einbezieht.

2 Methodik zur Erstellung des Behandlungspfads Schizophrenie

Der BHP Schizophrenie basiert auf einer Soll-Ist-Analyse der ambulanten Versorgung von Menschen mit Schizophrenie. Ziel war es zum einen, evidenzbasierte Empfehlungen zur Versorgung von Menschen mit Schizophrenie festzuhalten (Soll-Zustand) und zum anderen, die aktuelle ambulante Versorgungssituation von Menschen mit Schizophrenie zu ermitteln (Ist-Zustand[4]). Methodik: Soll-Ist-Analyse

Im vorliegenden BHP wurde der Soll-Zustand der Versorgung von Menschen mit Schizophrenie durch evidenzbasierte Leitlinien zum Erkrankungsbild Schizophrenie definiert, da diese den aktuellen fachlichen Wissens- und Entwicklungsstand (state of the art) der medizinischen Behandlung widerspiegeln. Folgende Leitlinien wurden hierfür als relevant erachtet: Behandlungsleitlinie Schizophrenie (LL BLS[5], Deutsche Gesellschaft für Psychiatrie 2006), Schizophrenia PORT – Psychosocial Treatment Recommendations and Summary Statements (PORT-R, Dixon et al. 2009) sowie Schizophrenia – Core Interventions in the Treatment and Management of Schizophrenia in Adults in Primary and Secondary Care (LL NICE, National Collaborating Centre for Mental Health (NCCMH) 2010). Da an Schizophrenie erkrankte Menschen zumeist mit langfristigen und schweren Krankheitsauswirkungen zu kämpfen haben und daher auch einer umfassenden psychosozialen Versorgung bedürfen, wurde ebenfalls die Leitlinie Psychosoziale Therapien bei Menschen mit schweren psychischen Erkrankungen (LL PST[6]; Deutsche Gesellschaft für Psychiatrie 2012) in die Auswertung einbezogen.

Die aufgeführten Leitlinien bilden die Basis für die vorliegenden Module und Algorithmen des BHP. Die in den Leitlinien aufgeführten Empfehlungsgrade und Evidenzebenen zu erkrankungsspezifischen Diagnose- und Behandlungsschritten werden jeweils am Ende des Moduls angegeben.

Für die Beschreibung des Ist-Zustands wurden eine systematische Literaturrecherche (► Anhang 2) sowie Interviews mit Experten und Praktikern der ambulanten Versorgung von Menschen mit Schizophrenie durchgeführt. Der Ist-Zustand der Versorgung von Menschen mit Schizophrenie wurde auf der Basis folgender Fragestellungen erhoben:

* Welche Probleme gibt es in der ambulanten Versorgung von Menschen mit Schizophrenie?
* Welche konkreten Bedürfnisse von Betroffenen und Angehörigen werden dabei nicht ausreichend berücksichtigt?
* Welche Verbesserungs- bzw. Lösungsmöglichkeiten gibt es für die identifizierten Probleme?

Die Literaturrecherche wurde im Juli 2012 in den Datenbanken Pubmed, Web of Science, Psyndex und Thieme durchgeführt. Gemäß der Zielsetzung, einen BHP für die ambulante Schizophrenie-Versorgung in Deutschland zu entwickeln, wurde dabei die ambulante Versorgung im deutschsprachigen Raum fokussiert. Der Suchalgorithmus der Literaturrecherche bestand aus der Verknüpfung der Hauptsuchbegriffe *Schizophren*/Psychose UND deutsch** sowie *schizophren*/psychosis/early psychosis AND german*. Folgende Suchfilter wurden eingesetzt: »Sprache« (englisch, deutsch), »Zeitraum« (2000-2012), »Alter« (der Zielgruppen Systematische Literaturrecherche

---

4 Ein- und Ausschlusskriterien der begutachteten Leitlinien finden sich im Anhang 1.
5 Die Behandlungsleitlinie Schizophrenie wird gegenwärtig überarbeitet; die momentan aktuellste verfügbare Fassung stammt aus dem Jahr 2006.
6 Obgleich Schizophrenie-Patienten nicht primär im Fokus der LL PST stehen, stellt sie derzeit die aktuellste Leitlinie für das deutsche Versorgungssystem dar.

= 18 bis 65 Jahre) und »Publikationsart« (alle außer »Kongressbeiträge«). Nach Ausschluss der Dubletten wurden die übrigen Abstracts durch jeweils zwei wissenschaftliche Mitarbeiterinnen bzgl. ihrer Relevanz für die Forschungsfragen der vorliegenden Versorgungsanalyse gesichtet. Nach Durchsicht der Volltexte wurden die als relevant eingestuften Publikationen in die weitere Literaturauswertung eingeschlossen[7] und in einem letzten Schritt durch deduktive Kategorienanwendung bzw. anhand von Kategorien eines vorab festgelegten und definierten Kategoriensystems ausgewertet (Mayring 2010). Das Kategoriensystem wurde in Anlehnung an die Literaturauswertung vorangegangener BHP entwickelt und im Rahmen einer ersten Materialsichtung der vorgefundenen Literatur erweitert.

Im zweiten Schritt der Ist-Analyse wurden telefonisch leitfadengestützte Experteninterviews geführt. Da verschiedene Professionen mit jeweils unterschiedlichen Sichtweisen in die ambulante Versorgung von Schizophrenie-Patienten eingebunden sind, wurde die Befragung mit Vertretern aus Wissenschaft, Verbänden und Versorgungspraxis durchgeführt. Dieser qualitative Ansatz wurde gewählt, um in kurzer Zeit auf das differenzierte Fachwissen von Personen zurückgreifen zu können, die aufgrund ihrer aktuellen Tätigkeit über Zugang zu Informationen im Handlungsfeld der ambulanten Versorgung von Menschen mit Schizophrenie verfügen sowie aufgrund ihrer Ausbildung und Biografie spezielles Fachwissen über diese Patienten-

Leitfadengestützte Experteninterviews

gruppe haben. Im Hinblick auf das spezifische Wissen der Versorgungsakteure wurden diese Personen in zwei Gruppen unterteilt: zum einen in die Gruppe der »Experten«, die Wissen durch wissenschaftlich-theoretische Tätigkeit oder Arbeit in Verbänden erworben haben; zum anderen in die Gruppe der »Praktiker«, die Wissen vorwiegend durch praktische Tätigkeiten bzw. die direkte Arbeit mit Betroffenen/Angehörigen erlangt haben. Die Entwicklung des halbstrukturierten Interviewleitfadens orientierte sich an den oben genannten zentralen Fragestellungen sowie den Ergebnissen der Literaturrecherche und fokussierte folgende Bereiche: allgemeine ambulante Versorgungslage, Diagnostik, Behandlung, Akutversorgung, Arbeit und Ausbildung, Patienten und Angehörige sowie Kooperation der Leistungserbringer.

Im Anschluss an die Transkription der Interviews nach Kuckartz (2007) erfolgte die Interviewauswertung auf Basis des im Rahmen der Literaturauswertung entstandenen Kategoriensystems. Analog zur Entwicklung der Interviewleitfäden erfolgte die Auswertung der Interviews in interdisziplinärer Zusammenarbeit zwischen Sozial- und Gesundheitswissenschaftlern (Gläser und Laudel 2004). Im Sinne einer »Intercoder-Reliabilität« wurde jedes

Qualitative Inhaltsanalyse

Interview von zwei voneinander unabhängigen Codierern ausgewertet (Mayring 2010). Die Ergebnisse der Auswertungen wurden anschließend aufeinander abgestimmt. Bei Unstimmigkeiten zwischen den Codierern wurden die entsprechenden Textstellen zusätzlich durch einen dritten wissenschaftlichen Mitarbeiter ausgewertet und anschließend mit diesem diskutiert (Bortz 2003).

Die Ergebnisse aus der Literaturrecherche wurden schließlich mit der Interviewauswertung zusammengeführt. Die zentralen Punkte der Zusammenführung werden im Abschnitt »Ergebnisse« in Textform dargelegt. Darüber hinaus wurden die auf Basis der Leitlinien erstellten Module und Algorithmen des vorliegenden BHP um die Ergebnisse der Literaturrecherche und Interviewerhebung ergänzt. Die Ergebnisse aus Interview- und Literaturerhebung finden sich vor allem in den Implementierungshinweisen und weiterführenden Anmerkungen der jeweiligen Module wieder.

Um die Module des BHP zu diskutieren und sie auf Vollständigkeit sowie Praxistauglichkeit zu prüfen, wurden diese im Zeitraum von März bis Juni 2013 von einem Teil der Interviewteilnehmer sowie weiteren Vertretern aus Wissenschaft, Verbänden und Versorgungspraxis im Rahmen eines zweistufigen formalen Konsensverfahrens gesichtet und bewertet. Hierbei hatte jeder Teilnehmer jeweils eine Stimme pro Modul und Abstimmungsprozess. Dabei bestand in jedem Abstimmungsprozess die Möglichkeit, sich der Stimmabgabe zu enthalten.[8] Enthaltungen wurden in der Gesamtbewertung nicht berücksichtigt. In beiden Befragungsrunden wurde

Delphibefragung

der BHP 30 Personen zur Abstimmung zugesandt. Nach dem methodischen Ansatz des Delphi-Verfahrens wurden die Anmerkungen und Einschätzungen der ersten schriftlichen Befra-

---

7 Die Einstufung der Relevanz der Volltexte erfolgte gemäß den Kriterien in Abb. 1.
8 Die eingesetzten Bewertungsschemata befinden sich im Anhang 3.

gungsrunde zusammengefasst und den Teilnehmern zur erneuten Bewertung zugesandt (Stritter et al. 1994; Hoffmann et al. 2004). Der vorliegende BHP stellt die Zusammenführung der Bewertungen der 2. Befragung dar; er wurde den Teilnehmern des Delphi-Verfahrens nicht noch einmal zur Bewertung vorgelegt (Kranz 2012).

3 Aufbau des Behandlungspfads im Rahmen eines IV-Systems

Die IV ist »eine verschiedene Leistungssektoren übergreifende Versorgung der Versicherten oder eine interdisziplinär-fachübergreifende Versorgung« (§ 140a SGB V). Sie gilt als eines der Kernstücke der GKV-Gesundheitsreform 2000 mit dem Ziel der Qualitätsverbesserung und der Kostenreduzierung im Gesundheitswesen auf Basis von Selektivverträgen und außerhalb des Sicherstellungsauftrags nach SGB V (Amelung und Lägel 2008).

Ausgangspunkt der Reformbestrebungen war die im deutschen Gesundheitssystem anhaltende und progressive Finanzierungsproblematik der Gesundheitsausgaben. Diese ist durch interne wie externe Faktoren bedingt: Externe Faktoren betreffen beispielsweise den demografischen Wandel und die damit einhergehende Zunahme an Multimorbidität, den medizintechnischen Fortschritt, die gesteigerte Anspruchshaltung der Versicherten sowie die steigenden Arbeitslosenzahlen. Systeminterne Faktoren sind auf die historisch gewachsenen Strukturen des Gesundheitswesens, also die Trennung in einzelne, größtenteils unabhängig voneinander agierende Sektoren zurückzuführen. Aus dieser Trennung ergibt sich eine große Heterogenität der Leistungserbringer, was zu Zielkonflikten, mangelnder Kooperation und Koordination und Informationsbarrieren führen kann. Patienten, gerade chronisch Erkrankte, werden in diesem fragmentierten System mit Diskontinuitäten in ihrer Behandlung und mit Versorgungsbrüchen konfrontiert. Statt eines kontinuierlichen Versorgungsablaufs ist ihre Behandlung auf einzelne Problemabschnitte begrenzt (Schaeffer und Ewers 2006). Die Sektorentrennung wird zudem durch wirtschaftliche Fehlanreize begünstigt, wodurch sich eine suboptimale Ressourcenallokation ergibt. Die Idee der Reformbestrebungen war es, Modelle zu entwickeln, die sektorale Grenzen durch umfassende Versorgungsverbünde beseitigen und die Integration einzelner Sektoren fördern. Dies soll einerseits zu Kostenersparnissen und Qualitätsverbesserungen und andererseits zu einem auf den Patienten abgestimmten Versorgungsgeschehen führen (Mühlbacher 2002; Mühlbacher et al. 2006; Amelung und Lägel 2008).

Der Grundgedanke der IV ist somit, sektorenübergreifende und/oder interdisziplinäre Versorgungsangebote zur Verfügung zu stellen, wodurch die sektorale Trennung überwunden und eine kontinuierliche Versorgung sowie ein patientenzentriertes Leistungsprogramm erbracht werden soll. Ein wesentliches Merkmal der IV liegt darin, dass die Krankenkassen die Möglichkeit haben, Einzelverträge mit den Vertragspartnern abzuschließen und in diesem Rahmen die Vertragsbedingungen ausgehandelt werden können. Dieses Merkmal soll den Wettbewerb im Gesundheitswesen durch die Möglichkeit einer individuellen Positionierung der Krankenkassen und Leistungserbringer anregen und somit zu effizienteren und qualitätsgesicherten Strukturen beitragen (Mühlbacher et al. 2006; Holler 2009).

Vertragspartner der Kostenträger (Krankenkassen) können alle nach SGB V zugelassenen Leistungserbringer, oder deren Gemeinschaften, und Managementgesellschaften sein. Die Integrationstiefe sowie die Intensität der Kooperation im Rahmen des auszuhandelnden IV-Vertrages bleiben den Vertragspartnern selbst überlassen. Wichtige Vertragsgegenstände sind Inhalt und Umfang der IV-Versorgung (Leistungen), Partner, Verantwortlichkeiten, Vergütung und Qualitätssicherung. Patienten können einem IV-Vertrag freiwillig beitreten, sie müssen jedoch aktiv durch eine unterzeichnete Einverständniserklärung zustimmen (Amelung und Lägel 2008).

Die Ausgestaltung von IV-Verträgen ist den Vertragspartnern selbst überlassen; der Gesetzgeber gibt diesbezüglich in den entsprechenden Paragraphen keine Vorgaben. So können neben indikationsbezogenen Verträgen, die die Versorgung einzelner Krankheitsbilder beinhalten, auch populationsbezogene Verträge vereinbart werden, welche sich auf die Versorgung einer definierten Population, beispielsweise Personen innerhalb eines geografisch eingeschlossenen Gebiets, beziehen. Neben den im Gesetz genannten Leistungserbringern der IV wie

Krankenhäusern oder Vertragsärzten, scheinen auch andere Institutionen als potenzielle Initiatoren der IV geeignet zu sein. So organisieren z. B. gemeindepsychiatrische Träger eigene Managementgesellschaften und sind damit eigene Anbieter von Netzwerken der IV. Die konkrete Zusammenarbeit von Managementgesellschaften mit Leistungserbringern und Netzwerkpartnern wird in diesen Modellen regional abgestimmt und vertraglich geregelt. Der gemeindepsychiatrische Bereich sowie stationäre Anbieter oder ambulante Ärztenetzwerke arbeiten in verbindlichen Netzwerkstrukturen konstruktiv zusammen. Abgesehen von gemeindepsychiatrischen Verbünden, die bereits jetzt eigene IV-Netzwerke betreiben, können auch unabhängig agierende (Management-)Gesellschaften IV-Netzwerke anregen. Da letztere nicht zu den bisherigen Leistungserbringern und -finanzierern gehören, können sie losgelöst von Versorgungsstrukturen agieren. Neben dem allgemeinen Management können diese Dienstleister zahlreiche weitere Aufgaben erfüllen und so zu einer optimierten Versorgung beitragen:

Managementgesellschaften

- Akquisition von Leistungserbringern und -nehmern
- Beratungsleistungen für die Leistungserbringer
- Durchführung von Fortbildungen und Schulungen
- Organisation der Dokumentation
- Entwicklung und Bereitstellung einer IT-Plattform
- Organisation des Abrechnungswesens
- Öffentlichkeitsarbeit und Interessenvertretung
- Rechtsprüfung der Verträge (Amelung und Lägel 2008).

Um die im Vertrag ausgehandelten Inhalte und Leistungsumfänge für die Behandlung zu konkretisieren, können BHP im Rahmen der IV eingeführt werden. Sie sollen dazu dienen, evidenzbasierte Behandlungsschritte in den Versorgungsalltag zu implementieren und diese allen Vertragspartnern und Leistungserbringern transparent darzulegen. Sie stellen den Ablauf der Behandlung dar und legen Aufgaben der einzelnen Akteure fest, ohne dabei starre Arbeitsanweisungen vorzugeben.

BHP für die IV

Das im Folgenden beschriebene IV-System basiert auf einem BHP. Dieser BHP orientiert sich zum einen an evidenzbasierten Leitlinien zur Schizophrenie und zum anderen an der aktuellen Versorgungssituation von Menschen mit Schizophrenie. Es ist damit Teil eines umfassenden Versorgungskonzeptes. Ziel ist es, eine interdisziplinäre und vor allem individuelle Versorgung zu gewährleisten, die an die spezifischen Erkrankungsphasen des Betroffenen angepasst ist. Diese sollte nach Möglichkeit wohnortnah und bedarfsabhängig sowie unter wirtschaftlichen und qualitätssichernden Aspekten durchgeführt werden.

Der vorliegende BHP richtet sich an Patienten mit der Erkrankung Schizophrenie (F2 gemäß ICD-10).[9] Dies betrifft folgende Patientengruppen: Ersterkrankte, chronisch bzw. mehrfach erkrankte Patienten oder Personen, die sich aktuell in einer psychotischen Phase befinden oder aufgrund ihrer Erkrankung in Behandlung sind. Der Eintritt in das Versorgungsmodell ist freiwillig und sollte – zur Vermeidung des Aufbaus von Parallelstrukturen – Patienten jeder Krankenkasse ermöglicht werden.

Die Behandlung schizophrener Erkrankungen erfordert vielfältige Maßnahmen aus den Bereichen Pharmakotherapie, Psychotherapie und Soziotherapie (ST), da Symptom- und Verlaufsmuster sehr vielfältig, die Betroffenen in vielerlei Hinsicht beeinträchtigt und die Angehörigen oft sehr belastet sein können (Katschnig et al. 2002). Im Rahmen einer ganzheitlichen Behandlungsplanung wird in diesem BHP deshalb der parallele Einsatz unterschiedlicher somatischer und psychosozialer Therapiekomponenten – gewichtet nach Krankheitsphase – empfohlen. Ziel einer solchen Behandlung ist neben weitestgehender Symptomfreiheit die Erhaltung oder Wiedererlangung eines selbstbestimmten, unabhängigen Lebens in Verbindung mit der (Wieder-)Herstellung beruflicher und sozialer Leistungsfähigkeit. In der Remissionsphase sind zusätzlich Prophylaxe, Früherkennung und -behandlung von Rückfällen sowie eine

---

9 Ausgeschlossen sind Kinder und Jugendliche unter 18 Jahren sowie ältere Erkrankte über 65 Jahre und Straftäter.

Suizidprophylaxe von hoher Bedeutung. Zudem gilt es, die Betroffen dabei zu unterstützen, unter Nutzung vorhandener Ressourcen ihre Belange eigenverantwortlich und selbstbestimmt zu gestalten und ihre Mitbestimmung, bspw. im Rahmen von Therapieentscheidungen, zu fördern (Gaebel und Wölwer 2010). Um auf diesen besonderen Behandlungs- und damit Versorgungsbedarf von an Schizophrenie erkrankten Menschen eingehen zu können, basiert der BHP auf folgenden Konzepten: 1. Shared-Decision-Making (SDM), 2. Case Management (CM) und 3. Assertive Community Treatment (ACT).

Shared-Decision-Making

- SDM (zu Deutsch Partizipative Entscheidungsfindung) zielt darauf ab, dass der Arzt gemeinsam mit dem Patienten die Inhalte seiner Behandlung in einem Behandlungsplan festschreibt. So befragt der behandelnde Arzt im Rahmen eines gemeinsamen Austauschs den Patienten zu seinen Behandlungspräferenzen, um ihn im nächsten Schritt über die Möglichkeiten der Behandlung umfassend zu informieren und aufklären zu können. Im Anschluss wird in einem Entscheidungsprozess zusammen mit dem Patienten der Behandlungsplan erstellt. Dies soll zum einen zu einer Verbesserung der Behandlungsbereitschaft und damit zum Behandlungserfolg führen. Zum anderen wird dem Patienten die Möglichkeit geboten, sich ausreichend zu informieren, sodass er eine adhärente Haltung zu den festgeschriebenen Maßnahmen einnehmen kann (Hamann et al. 2009; Spengler 2012).

Case-Management

- Aufgrund des stark fragmentierten Versorgungssystems finden insbesondere schwer oder chronisch erkrankte Menschen zumeist nicht das für sie geeignete Angebot oder kennen die für sie wichtigen Anlaufstellen nicht. Um eine sektorenübergreifende Versorgung zu gewährleisten, hat sich nicht nur in Deutschland das Konzept des CM durchgesetzt. Dieses noch nicht flächendeckend umgesetzte innovative Konzept verfolgt das Ziel, eine koordinierende Unterstützung für verschiedene Versorgungsleistungen zu bieten, Motivationshilfe für Betroffene zu sein und durch intensivere Abstimmung zu einer Verbesserung der Kooperation zu führen (Miehe et al. 2004).

Assertive Community Treatment

- Zu einer optimalen Versorgung führt die Verknüpfung des CM-Ansatzes mit einer aufsuchenden Betreuung (ACT), durch die ein kontinuierlicher und direkter Kontakt gewährleistet wird (Weinmann und Gaebel 2005; Weinmann et al. 2009). Ambulante psychiatrische Bezugspflegekräfte (p-BP) suchen den Patienten, je nach Bedarf z. T. mehrmals wöchentlich, in seiner häuslichen Umgebung auf. Durch diese Form der aufsuchenden Betreuung sollen die Behandlungszufriedenheit und -akzeptanz erhöht, Einweisungen in eine psychiatrische Klinik reduziert sowie Suizide vermieden werden. Zudem stellt dieses Angebot eine Möglichkeit dar, eine sektorenübergreifende Behandlungskontinuität sicherzustellen (Melchinger et al. 2004; Malone et al. 2009). Diese ist v. a. bei der Versorgung von an Schizophrenie erkrankten Menschen essentiell (Berghofer et al. 2000; Kaiser et al. 2001).

Der BHP gliedert sich in fünf Abschnitte (Vermittlung, Aufnahme, Behandlung, Notfall- und Krisenintervention sowie Kooperation und Koordination) mit insgesamt 33 Modulen, die für den Behandlungs- und Versorgungsablauf wichtig sind. Die Behandlungsmodule sind Leistungseinheiten, die gemäß den in Tabelle 1 aufgeführten Kriterien definiert sind. Beschriebene Aufgaben in den Modulen können teilweise oder vollständig durch andere als die genannten Berufsgruppen durchgeführt werden. Generell wird angeraten, sich vor der Implementierung des im Folgenden beschriebenen Versorgungsmodells einen Überblick über regionale Angebote und Leistungserbringer zu verschaffen. Diese können je nach aktueller Phase und Verarbeitung der Erkrankung eines Patienten ausgewählt und zu einem persönlichen Behandlungsplan kombiniert werden. Im Zentrum des BHP Schizophrenie steht der p-FA.

Hauptverantwortlichkeit des p FA

Dieser steht in engem Austausch mit einer p-BP. In Regionen, in denen es keinen ambulanten psychiatrischen Pflegedienst (APP) gibt, erscheint es ratsam, ein solches Angebot zu platzieren. Möglich ist, dass dort der Sozialpsychiatrische Dienst (SpDi) oder die Psychiatrische Institutsambulanz (PIA) die Aufgaben einer p-BP übernehmen.

Basis- und Ergänzungsmodule

Die Module sind hinter den jeweiligen Überschriften mit (B) oder (E) gekennzeichnet. Als Basismodule (B) werden Interventionen bezeichnet, die die Grundlage der ambulanten Diagnostik und Behandlung bilden. Sollten diese nicht ausreichen, müssen Ergänzungsmodule (E) in Betracht gezogen werden. Die Module sollen als Orientierungshilfe für das Agieren der Leistungsanbieter dienen. Sie stellen keine Einschränkung der ärztlichen Therapiefreiheit dar.

Die aufgeführten Module entbinden allerdings die Leistungsanbieter nicht von einer eigenver-
antwortlichen Einschätzung des Behandlungsbedarfs ihrer Patienten und der Veranlassung der
erforderlichen Maßnahmen entsprechend ihrer berufsgruppenspezifischen therapeutischen
Verantwortung.

Tab. 1:
Kriterien zur Definition der Behandlungsmodule

Nr. des Moduls	Name des Moduls (B/E)	Erkrankungsstadium[10]
Ziele	Was soll mithilfe des Moduls/der Intervention erreicht werden?	
Voraussetzungen	Unter welchen Bedingungen/Voraussetzungen kann bzw. muss das Modul begonnen und/oder beendet werden?	
verordnet/überwiesen durch:	Wer überweist zum Modul oder verordnet das Modul?	
Patienteneigenschaften:	Für wen ist das Modul gedacht/geeignet?	
Leistungserbringer	Wer ist bzw. welche Leistungserbringer/Fachkräfte sind beteiligt?	
Aufgaben p-FA/p-BP	Wer hat welche Aufgaben im Rahmen der IV-Versorgung?	
Ort	Wo findet die im Modul beschriebene Intervention statt?	
Aufwand	Mit welchem zeitlichen Aufwand ist bei den jeweiligen Akteuren zu rechnen?	
Ergebnisdokumentation	Welche Ergebnisindikatoren, Formulare o. Ä. sind zu dokumentieren?	
Anmerkungen	Welche für das Modul relevanten Informationen, die durch die anderen Punkte nicht abgedeckt wurden, sind wichtig?	
Implementierungshinweise	Welche Implementierungsbarrieren existieren bzw. was könnte die Implementierung erleichtern?	
Literatur (Leitlinien[11], weitere Literatur, Interviews)	Welche Hinweise aus der Literatur oder den Interviews bzw. welche Empfehlungen der Leitlinie wurden in das Modul eingearbeitet?	
Anknüpfende Module	Welche(s) Modul(e) schließt/schließen innerhalb des BHP an?	

Wichtige Pfadinhalte werden darüber hinaus in Form von Algorithmen visualisiert, die den Leistungserbringern als Praxishilfen dienen. Hierzu gehören beispielsweise die Algorithmen für die Differenzialdiagnostik, die Pharmakotherapie oder für die Versorgung im psychiatrischen Notfall und in Krisen (► **Anhang 4–11**). Durch die graphische Darstellung werden die entsprechenden Versorgungsabläufe übersichtlich skizziert, um so die Anwenderfreundlichkeit des BHP zu erhöhen.

---

10 A = Akutes Stadium, C = Chronisches Stadium, E = Ersterkrankung
11 Die ausführlichen Formulierungen der Empfehlungen und der Empfehlungsstärke der S3-Behandlungsleitlinie Schizophrenie und der S3-Leitlinie Psychosoziale Therapie befinden sich im *Anhang 12* und *13*. Die Empfehlungen der PORT-R werden im Modul schriftlich wiedergegeben. Auf die Empfehlungen der LL NICE wird verwiesen, indem vermerkt ist, in welchem Kapitel die Empfehlungen zu finden sind.

4   Ergebnisse der Versorgungsanalyse

Im Rahmen der Literaturrecherche wurden nach Ausschluss der Dubletten 3713 Abstracts gesichtet. In die weitere Literaturauswertung wurden dann 417 Volltexte eingeschlossen. Nach Durchsicht dieser Volltexte wurden 175 Publikationen als relevant eingestuft und anschließend gelesen (▶ **Anhang 2**). Die Interviewerhebung als zweiter Teil der Versorgungsanalyse erfolgte mit insgesamt 18 Personen (▶ **Anhang 14**). Im Zuge der 1. Konsentierungsrunde gaben 20 Experten eine schriftliche Rückmeldung zum BHP, wobei 98 % der Teilnehmer der Existenz der Module und 92 % der Teilnehmer deren Inhalten zustimmten. In der 2. Runde beurteilten 18 Experten die überarbeitete Fassung des BHP, dessen Module insgesamt eine Zustimmungsrate von 92 % erhielten (▶ **Anhang 15**).

Die im Folgenden dargestellten Ausführungen stellen die Zusammenführung der Ergebnisse der Versorgungsanalyse dar.[12]

Patienten

Betroffene leben – aufgrund der mit der Erkrankung einhergehenden Veränderungen des sozialen Netzwerkes und dem damit verbundenen Verlust von sozialen Kontakten – häufiger allein und isoliert (Klug 2005; Schmid et al. 2006; Wundsam et al. 2007; Schomerus et al. 2007; Roick et al. 2008; Hinz et al. 2010; Jungbauer et al. 2011a), [AE; PfP][13]. Zumeist sind – insbesondere junge – Betroffene dauerhaft auf die Unterstützung ihrer Eltern angewiesen (Jungbauer et al. 2004a; Jungbauer et al. 2006; Jungbauer et al. 2011a). Menschen mit Schizophrenie führen selten stabile Partnerschaften; vielfach kommt es zu Trennungen (Jungbauer und Angermayer 2002; Schulze und Angermayer 2003; Richter et al. 2006; Jungbauer et al. 2011a). **Betroffene**

Sollten Betroffene die Rolle eines Elternteils einnehmen, erleben sie ihre Elternschaft als schwierig, belastend und überfordernd, vor allem in akuten Phasen der Erkrankung (Jungbauer et al. 2010; Jungbauer et al. 2011a; Jungbauer et al. 2011b). In Zeiten der eingeschränkten Erziehungsfähigkeit bzw. beim Ausfall als Erziehungsperson kommt es häufig zu Vorwürfen und Gefühlen, eine schlechte Elternfigur zu sein und die eigenen Kinder zu vernachlässigen (Jungbauer et al. 2010). In der Literatur finden sich Hinweise auf den häufigen Verlust bzw. Entzug des Sorgerechts. Auch dies wird als verletzend und belastend empfunden (Howard und Underdown 2011; Jungbauer et al. 2011a). Psychisch erkrankte Eltern haben oft Bedenken, sich Hilfe zu suchen oder diese in Anspruch zu nehmen (Jungbauer et al. 2011b). Stigmatisierungen durch Berichte in den Medien, die das Thema Vernachlässigung oder Misshandlung seitens der erkrankten Eltern thematisieren, fördern diese Angst (Jungbauer et al. 2011a). **Psychisch erkrankte Eltern**

Das Thema Elternschaft und Schizophrenie sollte in der psychiatrischen Versorgung verstärkt Beachtung finden (Jungbauer et al. 2011b). Hier kann der behandelnde Arzt folgende

---

12 Zur besseren Lesbarkeit werden die Aussagen der Interviewpartner – statt wie methodisch korrekt im Konjunktiv – im Präsens verfasst.

13 Die in den eckigen Klammern wiedergegebenen Kürzel beziehen sich auf die interviewten Experten, die Tabelle B) des Abkürzungsverzeichnisses entnommen werden können.

Aufgaben übernehmen: Erfassen des Familienalltags und des aktuellen Hilfebedarfs, Informieren und Motivieren zu allgemeinen (niedrigschwelligen) Hilfe- oder Unterstützungsangeboten bzw. präventiven Hilfen für Kinder, Weiterleiten zu oder Durchführen von Beratungsgesprächen zur Stärkung der Partner- und Elternrolle. Verstärkt sollten Kooperationen zwischen den Anbietern der psychiatrischen Versorgung bzw. der Jugendhilfe und den betroffenen Eltern bzw. ihren Kindern stattfinden (Hinz et al. 2010; Jungbauer et al. 2010; Jungbauer et al. 2011b; Jungbauer et al. 2011a).

Menschen mit Schizophrenie sind größtenteils gesundheitlich stark eingeschränkt. Immer wieder finden sich Hinweise auf hohe psychische (1) und somatische (2) Komorbiditäten (Hinz et al. 2010).

Psychische und somatische Komorbiditäten

1. Neben der psychischen Komorbidität mit Depression wird als besondere Herausforderung die Doppeldiagnose Psychose und Sucht beschrieben (Bauer 2000; Bottlender et al. 2000; Haller et al. 2001; Bühler et al. 2002; Wobrock et al. 2005; Lambert 2006; Richter et al. 2006; Wobrock et al. 2007; Gouzoulis-Mayfrank 2008; Baldacchino et al. 2009; Gouzoulis-Mayfrank 2010; Schnell et al. 2010). Menschen mit Schizophrenie, bei denen im Laufe ihres Lebens Symptome eines Missbrauchs oder einer Abhängigkeit auftreten, sind häufig schlecht in Versorgungsstrukturen eingebunden (Haller et al. 2001). Sie werden als »schwer behandelbar« und als »Drehtür-Patienten« bezeichnet (Bauer 2000; Kallert et al. 2005; Gouzoulis-Mayfrank 2008; Gouzoulis-Mayfrank 2010). Infolge der Komorbidität kann sich der Erkrankungsverlauf verschlechtern bzw. zu oftmals ungünstigen Prognosen führen. Ursächlich hierfür sind eine geringe bis keine Adhärenz, wiederholte Rückfälle, extrapyramidalmotorische Störungen, langfristig schlechtere soziorehabilitative Ergebnisse, aber auch häufigere fremdaggressive und suizidale Verhaltensweisen (Haller et al. 2001; Wobrock et al. 2005; Lambert 2006; Wobrock et al. 2007; Gouzoulis-Mayfrank 2008; Gouzoulis-Mayfrank 2010).

2. In Bezug auf somatische Komorbiditäten haben Betroffene ein erhöhtes Risiko, an Übergewicht, Diabetes sowie Herz- und Kreislauferkrankungen zu leiden (Roick et al. 2007; Roick et al. 2008). Ursächlich hierfür können die Nebenwirkungen der medikamentösen Therapie, aber auch der ungesunde Lebensstil der Erkrankten, wie z. B. ungesunde Ernährung, Rauchen oder wenige körperliche Aktivitäten sein (Kallert et al. 2004a; Roick et al. 2008).

Patienten mit einer Doppeldiagnose Schizophrenie und Sucht sollten in einem speziellen, möglicherweise integrierten Behandlungsrahmen versorgt werden (Wobrock et al. 2005; Gouzoulis-Mayfrank 2008; Gouzoulis-Mayfrank 2010). Wesentlich sind frühzeitig einsetzende Interventionen bei Alkohol-Drogen-Abhängigkeit. Hier erscheint es ratsam, psychiatrische Versorgungskonzepte und Konzepte aus der Suchttherapie miteinander zu einem integrierten Therapieansatz zu verknüpfen (Bühler et al. 2002; Gouzoulis-Mayfrank 2010).

((Prävention))Zur Prävention von somatischen Komorbiditäten und zur Verbesserung des Gesundheitsverhaltens können folgende Angebote nützlich sein: Kurse zur gesunden Ernährung, Freizeitaktivitäten mit der Möglichkeit, soziale Kontakte zu knüpfen, und ein verstärkter Ausbau von Sportmöglichkeiten oder Angeboten zur körperlichen Aktivität (Roick et al. 2007; Roick et al. 2008).

Arbeit

Die Erwerbsbeteiligung von Menschen mit Schizophrenie in Deutschland beträgt ca. 30 % (Richter et al. 2006). Ein großer Teil davon arbeitet nur eingeschränkt, d. h. auf dem geschützten Arbeitsmarkt (Jungbauer et al. 2002b; Richter et al. 2006). Häufig bekommen sie Arbeitslosengeld II oder werden früh berentet (Jungbauer et al. 2002b; Richter et al. 2006; Bayer et al. 2008; Schnabel et al. 2008), [FA_t_P; AE; PTE; PTP; HAP; FA_a_E; GpsyP; PfP]. Aufgrund des zumeist frühen Beginns einer Schizophrenie-Erkrankung absolvieren insbesondere junge Betroffene keine Berufsausbildung und haben keine Möglichkeit, sich einen Rentenanspruch zu erarbeiten (Jungbauer et al. 2004a; Richter et al. 2006). Folgen können finanzielle Belastungen z. B. in Form von Schulden sein (Jungbauer et al. 2002b; Watzke et al. 2005; Hinz et al. 2010). Die Sicherstellung des Lebensunterhalts erfolgt bei Betroffenen deshalb zumeist durch den Bezug von Sozialhilfe und/oder die finanzielle Unterstützung durch Angehörige (Jungbauer et al. 2002b).

Gerade schwer und chronisch schizophren erkrankte Menschen sind weniger belastungs- und leistungsfähig (Kallert und Leiße 2000b; Watzke et al. 2005; Richter et al. 2006; Watzke et al. 2006b; Schennach-Wolff et al. 2011), [FA_a_P]. Die hohen Anforderungen an Flexibilität, Arbeitsfähigkeit und Qualifikation – insbesondere auf dem ersten Arbeitsmarkt – erschweren Betroffenen die Suche nach einem Arbeitsplatz (Schulze und Angermayer 2003; Watzke et al. 2006a), [PfP; FA_t_E; PP; ABP]. Infolgedessen nehmen diese eher Gelegenheitsjobs mit geringen Zuverdienstmöglichkeiten an oder werden vom Arbeitsamt in niedrigschwellige Arbeitsmöglichkeiten, z. B. in Behindertenwerkstätten, vermittelt. Zum Teil wird diese Arbeit jedoch von Betroffenen als Unterforderung wahrgenommen [GpsyP]. Schlechte Erfahrungen am Arbeitsplatz und der mit der Erwerbslosigkeit verbundene soziale Abstieg erschweren die Umsetzung von Maßnahmen der beruflichen Wiedereingliederung zusätzlich [ABP; PTE; FA_t_P].

Erschwerte Integration in den ersten Arbeitsmarkt

Nach Richter et al. (2006) kann die aktuelle Arbeitsintegration von Menschen mit Schizophrenie als schlecht beurteilt werden. Maßnahmen erreichen einen Großteil der Betroffenen nicht (Wiedl et al. 2006). So sind z. B. einige der Integrationsangebote Betroffenen nicht bekannt [PE]. Im ländlichen Bereich fehlt es an langfristig ausgerichteten und flexiblen Angeboten [HAE; FA_a_P; ABP]. Zugleich verweisen Bayer et al. (2008) darauf, dass vor allem kurze stationäre arbeits- und ergotherapeutische Maßnahmen keinen nachhaltigen Einfluss auf die berufliche Entwicklung haben.

Die Arbeitsbiografie von Menschen mit Schizophrenie ist häufig durch Stigmatisierungsprozesse geprägt [GpsyP]. Nach Ansicht des Angehörigen-Experten haben insbesondere Arbeitgeber Vorbehalte gegenüber dieser Patientengruppe [AE]. Die Bereitschaft, einen Betroffenen einzustellen, wird durch die Möglichkeit bzw. Gefahr langer Krankheitsphasen und den Eindruck aufseiten des Arbeitgebers, dass Menschen mit Schizophrenie nur wenig belastbar sind, eingeschränkt [FA_t_E; ABP]. Wenn Betroffene einer regulären Arbeit nachgehen, werden ihre Fähigkeiten häufig durch kritische Anmerkungen und Misstrauen seitens des Arbeitgebers und der Kollegen infrage gestellt (Schulze und Angermayer 2002/2003). Auch die Interviewpartner verweisen auf Stigmatisierungen und Schwierigkeiten im Umgang mit psychotischen Schüben am Arbeitsplatz [FA_s_E; HAE; PE; PTE; FA_t_E; PP].

Um stigmatisierende Haltungen im Bereich Arbeit zu vermeiden und eine Rehabilitation (Reha) erfolgreich umsetzen zu können, sind neben strukturellen auch gesetzliche Veränderungen, z. B. im Gesundheits- und Sozialrecht, notwendig (Holzinger et al. 2003; Schulze und Angermayer 2003; Matschnig et al. 2008), [ABP; HAP]. Weitere Forderungen beziehen sich vor allem auf flexiblere Arbeitszeiten und Teilzeitarbeit. Darüber hinaus sprechen sich der Patienten- und der Angehörigen-Experte für eine bessere Einbindung und Förderung begleitender Angebote am Arbeitsplatz aus, wie z. B. den Integrationsfachdienst oder den Besuch erfahrener psychiatrischen Fachpflegekräfte [PE; AE]. Diese können vor Ort beraten, unterstützen oder zur Vermeidung von Deeskalationen beitragen. Zusätzlich könnte durch mehr Aufklärungsarbeit zum Abbau von Stigmatisierung am Arbeitsplatz beigetragen werden [GpsyP; HAP]. Auch Schulungen von Firmen und deren Mitarbeiter sind nach Auffassung des Patienten-Experten hilfreich [PE].

Erforderlichkeit struktureller und gesetzlicher Veränderungen

Der arbeitsrehabilitative Ansatz des Supported Employment (SE) wird hinsichtlich der Integration in Arbeit als effektiv beurteilt (Kallert et al. 2005; Weinmann und Gaebel 2005; Richter et al. 2006; Matschnig et al. 2008; Weinmann et al. 2009; Becker et al. 2011), [FA_s_E; PTE; PE]. Ziel dieser Maßnahme ist, den Betroffenen zeitnah auf dem ersten Arbeitsmarkt zu platzieren und ihm dort verschiedene unterstützende Maßnahmen zur Verfügung zu stellen, durch die eine kontinuierliche Betreuung ermöglicht wird (Richter et al. 2006; Rössler und Theodoridou 2006). Zentral ist hier die engmaschige Betreuung durch einen Job-Coach. Um den Patienten adäquat begleiten und auch Kollegen oder Vorgesetzte bzgl. der Erkrankung aufklären zu können, ist eine Qualifizierung im Bereich Arbeit und psychische Erkrankung Voraussetzung [PTE; AE]. Die Akzeptanz des Job-Coachs seitens der

Supported Employment (SE)

an der Versorgung Beteiligten kann dem Betroffen helfen, mit diesen eine Zusammenarbeit anzustreben [PTE].

Angehörige

Belastungen der Angehörigen

Angehörige eines Menschen mit Schizophrenie fühlen sich stark belastet und überfordert, insbesondere in Krisen oder Notfällen (Jungbauer und Angermayer 2002; Bull et al. 2005), [PfP; FA_t_E; FA_t_P; GpsyP; GBP; PfE; AE].

Die auftretenden Belastungen unterscheiden sich nach Hoenig und Hamilton (1966) in subjektive (1) und objektive (2) Belastungen.

1. *Subjektive Belastungen* drücken wahrgenommene und empfundene Belastungen der Angehörigen infolge der Erkrankung aus, wie z. B. Trauer, Schuld-, Versagens- und Schamgefühle, Ohnmacht und Kontrollverlust (Jungbauer et al. 2001; Bull et al. 2005), [PTP]. Auch emotionale Instabilität und zunehmende Sensibilität sowie Gefühle der Angst sind keine Seltenheit (Jungbauer und Angermayer 2002), [AE]. Schuldgefühle entwickeln sich vor allem bei der Durchführung von Zwangsmaßnahmen und den oftmals damit verbundenen stationären Unterbringungen (Jungbauer et al. 2001; Jungbauer und Angermayer 2002), [FA_t_E]. Angehörige erleben das Eingreifen von Polizei oder Rettungsdiensten dabei häufig als peinlich und demütigend (Jungbauer und Angermayer 2002), sie fühlen sich hilflos und im Versorgungssystem alleingelassen [FA_t_E; FA_t_P; AE; HAP]. Auch zukunftsrelevante Themen, wie z. B. was bei eigener Krankheit, Pflegebedürftigkeit oder im Falle des Todes mit dem Betroffenen passiert, können belastend sein (Jungbauer et al. 2002b; Fischer et al. 2004; Jungbauer et al. 2006).
2. *Objektive Belastungen* lassen sich zusammenfassen als beobachtbare Bedingungen, die sich negativ auf Alltag, Freizeit, Beruf usw. auswirken (Ziegenbein et al. 2009). So kann es bspw. durch die schizophrene Erkrankung eines Angehörigen zu Einschränkungen im eigenen sozialen Leben kommen. Soziale Kontakte werden z. T. aufgrund der Furcht vor Stigmatisierung und einem möglichen Unverständnis vermieden (Jungbauer et al. 2003). Auf Freizeitaktivitäten oder Urlaub wird im Erkrankungsverlauf zunehmend verzichtet (Sibitz et al. 2002). Infolge der erlebten Dauerbelastung kommt es in vielen Fällen zu psychischen und psychosomatischen Beeinträchtigungen, bspw. in Form von Depressivität oder Erschöpfung. Symptome wie Angst, Grübeln, innere Unruhe, Reizbarkeit, Schlafstörungen, Mattigkeit sowie Nacken- und Schulterschmerzen sind entsprechend häufig anzutreffen bei Angehörigen von Schizophrenie-Patienten (Angermayer et al. 2001a; Jungbauer und Angermayer 2002; Jungbauer et al. 2002a; Jungbauer et al. 2003; Bull et al. 2005; Schützwohl et al. 2005; Angermayer et al. 2006a), [HAP]. Eine Folge ist die Einschränkung der eigenen Lebensqualität (Angermayer et al. 2001a; Fischer et al. 2004; Angermayer et al. 2006b), [FA_a_E; HAE; AE]. Finanzielle Einbußen, z. B. aufgrund des Verlustes des Arbeitsplatzes, können zu weiteren Veränderungen des Familienalltages führen (Jungbauer und Angermayer 2002; Jungbauer et al. 2002b; Bull et al. 2005).

Mangelnde Krankheitseinsicht

Mangelnde oder fehlende Krankheits- und Behandlungseinsicht auf Seiten der Betroffenen fördern die Entwicklung und Verstärkung von Belastungen der Angehörigen (Froböse et al. 2009). Auch der Umgang mit einem schwer schizophren Erkrankten stellt eine Herausforderung für die Angehörigen dar, nicht zuletzt wegen der mit der Erkrankung einhergehenden (persönlichen) Veränderungen des Betroffenen und der Übernahme eines höheren Maßes an Verantwortung seitens der Angehörigen. Sie erleben des Öfteren Enttäuschungen, insbesondere im Rahmen des Einbezugs in die ärztliche Behandlung (▶Kap. 4, Behandlung), [FA_t_P; PfP; FA_a_E; FA_s_P; PTP; HAE; AE; PTE]. Nach Jungbauer et al. (2006) kommt es aus Gründen des Selbstschutzes auch zu Kontaktabbrüchen.

Um Belastungen zu reduzieren und die Lebensqualität der Angehörigen zu verbessern, werden folgende Angebote bzw. Unterstützungsmöglichkeiten benannt:

Unterstützende Angebote

- *Angehörigengruppen* (auch für Minderjährige) mit dem Schwerpunkt auf der Vermittlung von krankheitsspezifischem Wissen und der Förderung von Bewältigungskompetenzen (Bull et al. 2005, Schützwohl et al. 2005; Krautgartner et al. 2007), [FA_t_E; PfE; FA_a_E],
- psychoedukative, professionell durchgeführte *Selbsthilfegruppen/-angebote* (Jungbauer et al. 2001; Fischer et al. 2004; Angermayer et al. 2006a; Angermayer et al. 2006b), [PTP],
- *Informationsabende* [ABP], *Angehörigeninformationstage* (Rothbauer et al. 2001), *Psychoseseminare* [PE; PfE; PfP],
- *Beratungsstellen* [PTP; FA_a_E; PE],
- *trialogische Gespräche* (Amering et al. 2012), [PfE; FA_s_E; HAP; ABP],
- *Beratungsangebote* durchgeführt mit Rechtsanwälten oder Notaren zu finanziellen Themen (Jungbauer und Angermayer 2002),
- *Psychoedukationsprogramme* mit leicht verständlichen bzw. auch kindgerechten Psychoedukationsmaterialien (Jungbauer und Angermayer 2003; Lambert 2006), [FA_t_P; FA_a_E; PfP; PFE],
- *Sprechstunden* für Angehörige (Jungbauer und Angermayer 2002; Jungbauer et al. 2004a), [FA_s_P],
- *Patientenclubs* (Angermayer et al. 2000) und
- *Trainingskonzepte* zur Stressbewältigung und zur Durchführung von entspannenden Aktivitäten (Sport) bzw. gezielte *Angebote* der Prävention und der Gesundheitsförderung (Jungbauer et al. 2002a; Jungbauer und Angermayer 2003).

Zudem werden speziell für die (Lebens-/Ehe-)Partner von Erkrankten entwickelte Unterstützungs- oder Gruppenangebote gefordert (Jungbauer et al. 2001; Jungbauer et al. 2004b). Hilfreich wären auch Informationsmaterialien in Form von Büchern, Broschüren oder Faltblättern. Informative Webseiten, die z. B. über Kliniken betrieben und vermarktet werden, können eine gute Ergänzung zur Vermittlung von Wissen sein [FA_s_P]. All diese Angebote sollten in einem Gesamtkonzept eines sektorenübergreifenden Netzwerkes vorhanden sein (Bröcheler et al. 2009; Jungbauer et al. 2011a).

Aufsuchende niedrigschwellige Hilfen, die eine kontinuierliche Betreuung und damit einen Beziehungsaufbau fördern sowie in psychiatrischen Notfällen zur Verfügung stehen, sollten im Rahmen der allgemeinen Versorgung bereitgestellt werden (Fischer et al. 2004; Jungbauer et al. 2004a; Kallert et al. 2004a), [PfP; AE]. Der Hausarzt-Experte unterstützt diese Form der Angebote und betont, wie wichtig es ist, dabei feste und flexible Ansprechpartner zu haben [HAE]. Zu berücksichtigen sind auch alltagsnahe Möglichkeiten einer kurzfristigen Entlastung, wie z. B. Angebote zur Betreuung während des Urlaubs (Angermayer et al. 2000). Die benannten Angebote sollten zeitnah, d. h. nach dem Diagnostizieren der Erkrankung, und bedürfnisangepasst erfolgen (Jungbauer et al. 2001; Jungbauer et al. 2004b).

Implementierung aufsuchender Angebote

Defizite in der Versorgung von Menschen mit Schizophrenie

Die allgemeine Versorgungslage von Menschen mit Schizophrenie wird von einem Großteil der befragten Experten als unzureichend bis schlecht eingeschätzt [FA_t_E; PTP; PfE; PE; PTE; GpsyP]. Zu dieser negativen Einschätzung führt vor allem die schlechte Akutversorgung in der Klinik und die Unterversorgung in ländlichen Gebieten (Kluge et al. 2007), [AE; HAP; HAE; ABP; FAE; GBP; GpsyP].

Von der aktuellen Versorgungslage besonders beeinträchtigt sind nach Kallert et al. (2005) männliche, geschiedene, (wieder) bei den Eltern lebende, erwerbslose oder (früh-)berentete

Versorgungsdefizite

Ungenügende Bedarfsplanung

Klienten. Auch Schwererkrankte bzw. Patienten mit Doppeldiagnose Schizophrenie und Sucht werden aktuell als schlecht versorgt bezeichnet (Bauer 2000), [PTE; FA_a_P; FA_t_E]. Eine intensive, kontinuierliche, psychosozial und medikamentös am Bedarf ausgerichtete Versorgung kann derzeit aufgrund des stark fragmentierten Gesundheitssystems und der damit verbundenen finanziellen und sozialrechtlichen Trennung nicht gewährleistet werden (Watzke et al. 2006b; Spießl et al. 2007; Bröcheler et al. 2009; Weinmann et al. 2009), [PTP; FA_s_P; AE; PfE]. Deren Folgen sind sichtbare Tendenzen der Transinstitutionalisierung[14], Fokussierung der einzelnen Sektoren auf sich selbst, Verschiebung der finanziellen Lasten auf andere Anbieter und damit die Verhinderung einer integrierten und patientenorientierten Versorgung (Weinmann und Gaebel 2005; Weinmann et al. 2009). Dem ambulanten Facharzt-Praktiker zu Folge zeigt sich zudem eine Tendenz hin zur bevorzugten Behandlung von eher »leichter« erkrankten Patienten [FA_a_P]. Zur negativen Beurteilung des deutschen Versorgungssystems tragen darüber hinaus die langen Wartezeiten sowohl beim niedergelassenen Psychiater (besonders in ländlichen Regionen) als auch beim Psychotherapeuten (PT) (Sielk 2003; Rogausch et al. 2008), [PTE; PfE; FA_s_P; FA_a_E; HAE; FA_t_P; HAP; ABP; PTP; GpsyP] sowie der Mangel an ambulant-tätigen Psychiatern und (psychologischen) PT bei [FA_t_E; FA_t_P; FA_s_P; PfP]. Zurückzuführen ist dieser personelle Mangel auf falsche Berechnungen der Bedarfsplanung der Kassenärztlichen Vereinigungen [PTE].

Nicht rechtzeitige Inanspruchnahme von Leistungen

Ein weiteres Problem ist die späte Inanspruchnahme von Versorgungsleistungen durch Schizophrenie-Patienten (Fuchs und Steinert 2002), [PTE; AE; FA_a_P], was auf unterschiedliche Ursachen zurückzuführen ist. Zunächst wird häufig die Notwendigkeit einer Behandlung nicht oder erst in akuten Situationen gesehen (Fuchs und Steinert 2002; Köhn et al. 2004; Lambert 2006). Darüber hinaus beeinflussen Krankheitssymptome wie Antriebsarmut, Entscheidungsschwäche, Einbußen im sozialen Bereich usw. das Inanspruchnahmeverhalten (Kallert und Leiße 2000b; Rössler und Theodoridou 2006). Zusätzlich hindern die mit der Erkrankung verbundenen Stigmatisierungen und Diskriminierungen den Betroffenen, Angebote zu nutzen (Gaebel et al. 2002a; Gaebel et al. 2002b; Baumann et al. 2003), zumal viele Angebote nicht bekannt genug, zum Teil schwer erreichbar oder teilweise nicht vorhanden sind, wie z. B. Ergotherapie im ambulanten Bereich (Lambert 2006; Kluge et al. 2007), [FA_a_E; FA_t_P; PE; ABP; PfE]. Häufig fehlt es auch an Wissen, um benötigte Leistungen zu beantragen und sich in den als unübersichtlich empfundenen Zugangsstrukturen zum Hilfesystem zurechtzufinden (Fuchs und Steinert 2004b), [PE; FA_t_P].

Es wird davon ausgegangen, dass die Dauer der unbehandelten Psychose (DUP) und damit die Nicht-Inanspruchnahme professioneller Hilfe im Durchschnitt bei etwa sechs Jahren liegt (Gaebel et al. 2002b; Lambert 2006; Rössler und Theodoridou 2006; Sahlmann et al. 2010; Olafsdottir und Pescosolido 2011), [PTE]. Da zum Zeitpunkt des ersten Kontakts die Betroffenen zumeist bereits stark in ihrer sozialen und beruflichen Leistungsfähigkeit eingeschränkt sind, kann es infolgedessen zu einem ungünstigen Erkrankungsverlauf kommen (Bailer und Rey 2001; Fuchs und Steinert 2004a; Köhn et al. 2004; Klug 2005; Rittmannsberger 2009; Sahlmann et al. 2010).

Zur allgemeinen Verbesserung der Versorgungslage bedarf es einer Analyse der verschiedenen Zugangswege in die Behandlung (Köhn et al. 2004). Aus Sicht des Facharzt-Praktikers aus dem teilstationären Bereich können diese Wegweiser, in denen der Versorgungsablauf je nach Erkrankungsschwere und Behandlungsverlauf skizziert ist, zu einer leichteren Koordination beitragen und sind daher wünschenswert [FA_t_P]. Auch sollten Angebote der niedrigschwelligen aufsuchenden Betreuung ausgebaut werden (Lambert 2006). Diese können einen direkten Einbezug des Lebensumfelds bewirken, einen kontinuierlichen Beziehungsaufbau fördern und Hemmungen, z. B. gegenüber Behandlungsmaßnahmen oder gar dem Besuch eines Arztes, abbauen (Rössler und Theodoridou 2006), [PfE; PE; AE].

Der Psychotherapeuten-Experte favorisiert ein zielgruppenspezifisches Definieren von Komplexleistungen in Absprache mit Vertretern der Krankenkassen [PTE]. Im Rahmen dieser

---

14 Transinstitutionalisierung bezeichnet einen Verlagerungsprozess im Rahmen der Deinstitutionalisierung, z. B. durch die Reduktion der psychiatrischen Langzeitbetten hin zu ambulanten teilweise kostengünstigeren Wohnformen (Becker et al. 2008).

Festlegungen sollten Fragen der Verantwortlichkeit, der Aufgabenverteilung und der Koordination geklärt und dokumentiert werden [PTP; PfP; FA_a_P; PE]. In diesem Zusammenhang wird der Ansatz des CM zur Optimierung der Versorgung des Einzelfalls hervorgehoben (Weinmann et al. 2009). CM wird allerdings derzeit noch nicht flächendeckend in Deutschland umgesetzt [PfE; GBP]; um es umsetzen zu können, bedarf es der Erstellung von Versorgungsplänen unter Leitung eines Case-Managers, z. B. in einem BHP [PfE]. Die koordinierende Rolle des Case-Managers kann hierbei z. B. durch den SpDi oder den APP übernommen werden (Kluge et al. 2007), [PfE].

Vermehrte und kontinuierliche Aufklärungskampagnen zu den Themen Früherkennung schizophrener Psychosen, Erkrankung und Behandlung können die DUP reduzieren, die Früherkennung verbessern und die gesellschaftliche Akzeptanz gegenüber der Erkrankung fördern (Fuchs und Steinert 2002; Köhn et al. 2004; Lambert 2006). Auch die Implementierung von Programmen zur Früherkennung und -behandlung von schizophrenen Psychosen sowie das Schaffen von spezialisierten Früherkennungsteams oder Erst-Erkrankten-Zentren können zur weiteren Optimierung der Versorgungssituation beitragen (Köhn et al. 2004; Lambert 2006; Rössler und Theodoridou 2006).

Früherkennung und -behandlung

Diagnostik

In zwei der eingeschlossenen Studien wird auf verspätete oder ungenaue (Differential-)Diagnosen sowie häufige Fehldiagnosen bei Erstmanifestationen, bei Menschen mit multiplen, komorbiden psychischen Störungen und bei Menschen mit Migrationshintergrund verwiesen (Lambert 2006; Bachmann et al. 2008), [HAE; PfP; FA_t_P]. Letztere sind oftmals auf kulturspezifische Aspekte (z. B. religöse Ausübungsriten) und damit zusammenhängend das Verkennen von auf Schizophrenie hinweisenden Symptomen wie Halluzinationen oder Wahn zurückzuführen (Haasen et al. 2000). Insbesondere junge FÄ mit wenig Erfahrung und HÄ haben Schwierigkeiten oder sind unsicher bei der Diagnostik (Fuchs und Steinert 2004b), [FA_s_P; FA_t_P; HAE]. Darüber hinaus findet auch die Vermittlung der Diagnose eher zurückhaltend statt, was mit den einhergehenden stigmatisierenden Prozessen begründet wird [HAE; FA_t_P].

Verspätete und ungenaue sowie Fehldiagnosen

Zur Verbesserung der Beurteilung von schizophrenen Störungen werden eine leitlinienorientierte Diagnostik sowie der Einsatz von Diagnostikinstrumenten zur genaueren Abschätzung von Risikosymptomen und zum Erfassen des Gesamtkontextes (z. B. PANSS, MINI-ICF) vorgeschlagen (Sahlmann et al. 2010), [FA_s_P; PfE]. Bei Menschen mit Migrationshintergrund ist eine gezielte Anamneseerhebung, die sowohl kultur- als auch migrationsspezifische Aspekte mit einschließt, notwendig (Haasen et al. 2000).

Zentral in der Diagnostik ist die Bedeutung der Entwicklung von Strategien zur Früherkennung der Schizophrenie (Klug 2005), [FA_t_E; ABP]. Voraussetzung hierfür ist neben dem Erlangen von Wissen über psychotischen Erkrankungen, z. B. über strukturierte, an Fallbeispielen orientierte Aus-, Fort- und Weiterbildungsangebote für Ärzte [FA_s_P; FA_a_P; HAE; PTE], die Verfügbarkeit von niedrigschwelligen Angeboten, wie z. B. Früherkennungszentren (Sahlmann et al. 2010), [GpsyP].

Behandlung

Ambulante ärztliche Versorgung

Ein Mangel an psychiatrischer Expertise und Erfahrung bei der Behandlung von Schizophrenie-Patienten wird speziell bei Hausärzten ohne psychologische Zusatzqualifikation gesehen.

Auswirkungen hat dies vor allem auf das Erkennen der Erkrankung und deren weitere medikamentöse und psychosoziale Behandlung. Auch der Umgang mit psychotischen Patienten ist zum Teil schwierig (Sielk 2003; Klug 2005), [FA_t_P; PTE; PE; HAP]. Allerdings fehlt es nicht nur Hausärzten an Erfahrung, auch PT scheinen eine schlechte bis gar keine Ausbildung im Bereich Psychose zu erhalten [FA_s_P; PTE; ABP; FA_s_E].

Ressourceneinsatz Eingeschränkte zeitliche Ressourcen sowohl auf Seiten der Haus- als auch der FÄ erschweren vor allem die Versorgung von schwer und chronisch schizophren erkrankten Patienten [PTE; FA_a_E; FA_t_E; PE; HAP]. Zudem fehlt es an einer dem Krankheitsbild und der damit verbundenen Krankheitsschwere entsprechenden finanziellen Vergütung. Der teilstationäre Facharzt-Experte spricht von einem »Verlustgeschäft« im Rahmen der Versorgung von schizophrenen Patienten [FA_t_E].

HÄ werden oft als erste Ansprechpartner in Bezug auf körperliche Beschwerden und deren Behandlung kontaktiert (Nordt et al. 2002, Rogausch et al. 2008), [PE; PTE]. Da insbesondere die Nebenwirkungen der medikamentösen Therapie zu körperlichen Beschwerden führen können, ist es sinnvoll, HÄ auch in die anschließende psychiatrische Behandlung einzubinden. Der HA könnte bspw. im Rahmen der Pharmakotherapie unterstützend Verlaufskontrollen durchführen und so auf die Medikamenten-Adhärenz achten (Rogausch et al. 2008), [HAE]. Wünschenswert wären für HÄ in diesem Zusammenhang Möglichkeiten zum schnellen kollegialen, patientenbezogenen Informationsaustausch zwischen den an der Versorgung beteiligten Akteuren sowie eine generelle Mitbetreuung durch einen niedergelassenen Psychiater (Sielk 2003; Rogausch et al. 2008), [HAP]. Nach Aussage des Psychotherapeuten-Experten können Aus- und Fortbildungsmaßnahmen zum besseren Umgang im Erkennen von psychotischen Problemen und mit deren Behandlung beitragen [PTE].

Leitliniengerechte Behandlung

Leitliniengerechte Interventionen Neue Erkenntnisse im Bereich »evidenzbasierte Behandlungsmöglichkeiten« erreichen den Patienten oftmals nicht (Janssen et al. 2004; Janssen et al. 2006). Wobrock et al. (2010) berichten in diesem Zusammenhang, dass es dem einzelnen Arzt aufgrund der Fülle an Informationen heute nahezu unmöglich sei, selbstständig zu spezifischen Erkrankungen umfassendes Wissen zu erlangen. Leitlinien können daher als gute »Sammelwerke« der effektivsten Behandlungsmethoden dienen. Innerhalb der Ärzteschaft bestehen jedoch Widerstände gegenüber Leitlinien. Zurückgeführt wird dies auf die erlebte Überforderung der wahrgenommenen Menge an Leitlinien oder die Befürchtung des Verlusts eigener Autonomie (Janssen et al. 2004). Eine skeptische Haltung der Ärzte hinsichtlich der methodischen Aufbereitung und Schlüsse der erarbeiteten Empfehlungen spielt hierbei ebenfalls eine wichtige Rolle, u. a., da es unterschiedliche Auffassungen der (Fach-)Öffentlichkeit in Bezug auf die Wirksamkeit von medikamentösen und psychotherapeutischen Behandlungsoptionen gibt (Seemann und Kissling 2000; Nordt et al. 2002; Rittmannsberger 2009; Wolff-Menzler et al. 2010). Dementsprechend weisen einige Interviewpartner darauf hin, dass eine leitlinienkonforme psychotherapeutische Behandlung nur selten stattfindet bzw. angeboten wird [PTP; PE]. Schizophren Erkrankte werden in diesem Zusammenhang als »zu schwierig« zu betreuen und die Dauer der Erkrankung und der Behandlungserfolg als »nicht planbar« beschrieben [AE; FA_a_E; FA_t_E].

Dennoch kann der verstärkte Einsatz einer leitliniengerechten Psychotherapie die Behandlungskontinuität, die Lebensqualität und die Einstellung gegenüber der Erkrankung positiv beeinflussen (Bechdolf et al. 2003), [PTE; FA_t_E; FA_s_E; PTP]. Zur Einschätzung, ob ein Patient für psychotherapeutische Maßnahmen geeignet ist, eignen sich nach Auffassung einiger befragter Praktiker Gruppentherapien oder Gesprächsgruppen [ABP; HAP; PTP].

Ärztliche Entscheidungen auf Basis aktueller Leitlinien zu treffen, erscheint angesichts der zu erwartenden Verbesserung von Behandlungsprozess und -ergebnis sowie der Minimierung von (Folge-)Kosten sinnvoll (Janssen et al. 2004), [FA_t_E]. Auch Über- und Fehlversorgungen könnten so abgebaut werden (Janssen et al. 2004; Janssen et al. 2010; Wobrock et al. 2010). Zudem merken Janssen et al. (2010) an, dass eine leitlinienkonforme Behandlung zu einer Verkürzung der Dauer des Behandlungsprozesses führen kann.

Behandlungsabbrüche

Wiederholt kommt es zu Behandlungsabbrüchen, z. B. aufgrund der Psychose-Symptome (wie Denk- und Kognitionsstörungen, Misstrauen und wahnhafte Ängste), äußerer Belastungsfaktoren, langer Wartezeiten zwischen der stationären Entlassung und der ambulanten Weiterbehandlung oder einer schlechten Arzt-Patienten-Beziehung. Letzteres beruht u. a. auf der hohen Fluktuation von Assistenzärzten im stationären Bereich und dem zum Teil mehrfachen Wechsel zwischen ambulanten und stationären Behandlern im Versorgungsverlauf (Berghofer et al. 2000; Riesbeck et al. 2004; Lambert 2006), [HAE; FA_s_P; PTP]. Darüber hinaus erschwert die sektorale, finanzielle und organisatorische Trennung des deutschen Versorgungssystems, die für einen schizophren erkrankten Menschen benötigte Kontinuität aufrechtzuerhalten (Weinmann et al. 2009), [FA_s_P].

Zur Optimierung der Behandlungskontinuität, d. h. dem Vermeiden von häufigen Wechseln von Behandlern, bedarf es – sowohl ambulant als auch stationär – enger Absprachen und einer guten Kommunikation mit den weiterbehandelnden Ärzten (Berghofer et al. 2000; Kaiser et al. 2001), [FA_t_P; FA_t_E]. Vorgeschlagen wird zudem die Implementierung einer sektorenübergreifend arbeitenden Facharztstelle. In diesem Modell erhält der FA im ambulanten wie im stationären Rahmen ein gewisses Stundenkontingent [FA_t_E].

Pharmakotherapie

Kritisch betrachtet werden häufige Fehlverschreibungen und große Informationsdefizite bezüglich der medikamentösen Verordnungen bei Hausärzten (Seemann und Kissling 2000), [PTE; HAP]. Sowohl der HA als auch der p-FA verordnet stark eingeschränkten Patienten zum Teil keine Medikamente oder gibt eine verfrühte Empfehlung, prophylaktische Maßnahmen abzusetzen (Seemann und Kissling 2000; Sibitz et al. 2002; Hübner-Liebermann et al. 2007). Auch wird die ambulante Weiterverordnung von teuren Medikamenten, die stationär verordnet wurden, nicht forciert (Hübner-Liebermann et al. 2007, siehe auch Versorgung bei psychiatrischen Notfällen). *Häufige Fehlverschreibungen*

Von Seiten der Betroffen sind z. B. Verweigerungen, eine geringe Bereitschaft zur Medikamenteneinnahme, das eigenständige Absetzen der Medikamente sowie das Abweichen von der verordneten Medikamentenmenge problematisch (Seemann und Kissling 2000; Angermayer und Matschinger 2004; Gießler et al. 2005; Rogausch et al. 2008), [FA_s_E; FA_s_P; HAE; FA_a_P]. Subsummiert werden diese Probleme unter dem Begriff der Non-Adhärenz. Ursächlich hierfür kann das aktuelle Erkrankungsstadium oder die Komorbidität mit einer Suchterkrankung sein. Darüber hinaus kann die Medikamenteneinnahme die Lebensqualität einschränken, weshalb der Patient seine Medikamente womöglich unregelmäßig oder gar nicht nimmt. Auch eine schlechte Arzt-Patienten-Beziehung, mangelnde Aufklärung zu Nebenwirkungen, eine fehlende Krankheitseinsicht oder ein unzureichender Behandlungserfolg können zur Non-Adhärenz führen bzw. diese verstärken. Zusätzlich kann die öffentliche Haltung bzw. fehlende Aufklärungsarbeit zu Medikamenten und deren (Neben-)Wirkungen zu einer verzerrten Wahrnehmung seitens des Patienten oder der Angehörigen beitragen (Kilian et al. 2001a; Angermayer und Matschinger 2004), [HAP]. Auch Nebenwirkungen in Form von körperlichen Begleiterscheinungen, z. B. Gewichtszunahme, Adipositas, Stoffwechsel-Störungen oder Herz-Kreislauferkrankungen, minimieren die Bereitschaft, eine medikamentöse Behandlung fortzusetzen (Haller et al. 2001; Kilian et al. 2003; Löffler et al. 2003; Gießler et al. 2005; Lambert 2006; Wehmeier et al. 2007; Rogausch et al. 2008; Roick et al. 2008; Gebhardt et al. 2009), [FA_t_P; PTE]. Betroffene erleben gerade diese Nebenwirkungen als stigmatisierend (Schulze und Angermayer 2002). Da non-adhärentes Verhalten das Rückfallrisiko erhöht und es dadurch nicht selten zu Wiedereinweisungen in die Klinik kommt, sollte dieses möglichst reduziert bzw. vermieden werden (Löffler et al. 2003; Gießler et al. 2005; Hamann et al. 2007). *Adhärenz*

Zur Förderung einer positiven Einstellung gegenüber Medikamenten können bspw. öffentliche Aufklärungskampagnen durchgeführt werden (Löffler et al. 2003; Angermayer und Matschinger 2004). Es ist Aufgabe des Arztes den Patienten von der Einnahme von Medikamenten zu überzeugen, (Kilian et al. 2001b), [HAP; FA_s_P]. Eine gute Arzt-Patienten-

Beziehung und der Einsatz von SDM-Ansätzen können hierbei helfen (Löffler et al. 2003; Gießler et al. 2005; Hamann et al. 2005; Lambert 2006; Hamann et al. 2007). Während der Pharmakotherapie sollten begleitende Angebote, wie z. B. ein engmaschiger Kontakt zum HA oder p-FA in Form eines regelmäßigen (computergestützten) Monitorings sowie Hausbesuche von Fachkräften unterstützend bereitgestellt werden (Sielk 2003; Gießler et al. 2005; Lambert 2006; Rogausch et al. 2008; Weinmann et al. 2009; Janssen et al. 2010), [HAE]. Zudem sollten Angehörige zur Abklärung der (Neben-)Wirkungen der Medikamente in die Beratung einbezogen werden (Angermayer et al. 2001b; Löffler et al. 2003; Gießler et al. 2005). Weitere Optimierungsmöglichkeiten sind zum einen die Durchführung von Teambesprechungen oder die Möglichkeit, sich niedrigschwellig mit einem ambulant tätigen Psychiater auszutauschen, um z. B. Behandlungsoptionen im medikamentösen Bereich zu besprechen. Zum anderen können Handlungsleitlinien zur Vergabe von Psychopharmaka hilfreich sein [PTP; FA_t_P; FA_s_P]. Generell und vor allem bei fehlender Behandlungs-/Krankheitseinsicht sollten psychoedukative Gespräche oder Psychotherapie unterstützend angeboten oder verordnet werden (Löffler et al. 2003; Gießler et al. 2005), [FA_t_P].

Zur Verbesserung der Lebensqualität von Betroffenen und Angehörigen sollten psychoedukative Programme in bestehende ambulante Versorgungssysteme integriert werden (Berghofer et al. 2000; Kilian et al. 2001a; Kilian et al. 2001b, Rothbauer et al. 2001), [PTE; PTP]. Sinnvoll erscheint dies insbesondere, wenn der Betroffene bereits während eines stationären oder teilstationären Aufenthalts bzw. im Anschluss die Möglichkeit hat, ein psychoedukatives Angebot in Anspruch zu nehmen (Kilian et al. 2001a).

Einbezug von Angehörigen in die Behandlung

Barrieren in der Angehörigenarbeit

Angehörige fühlen sich nur teilweise bis schlecht eingebunden in den Behandlungsverlauf (Fröböse et al. 2009), [FA_s_E; FA_t_E; KB; FA_s_P; HAP; FA_a_E; FA_t_P; PfE], obgleich nicht bei allen Angehörigen der Wunsch besteht, in diesen mit einbezogen zu werden. Zum Teil erhalten Angehörige nur wenige bis gar keine Informationen und erleben die ärztliche Informationsvermittlung als unverständlich. Wichtige Auskünfte werden mitunter verschwiegen (Jungbauer et al. 2001; Jungbauer und Angermayer 2002; Jungbauer et al. 2002c; Jungbauer et al. 2003). Auch trauen sich einige Angehörige nicht, Nachfragen zu stellen, z. B. aufgrund der überfüllten Wartezimmer (Jungbauer et al. 2002c), [FA_s_E]. Fehlende Informationen und wenig Wissen über die Erkrankung sowie mögliche Hilfeangebote erschweren den Angehörigen den Umgang mit der Erkrankung (Kallert und Leiße 2000b; Jungbauer und Angermayer 2002; Jungbauer et al. 2002c), [ABP; FA_s_E].

Im ärztlichen Vergütungssystem wird Angehörigenarbeit derzeit nicht finanziert (Jungbauer et al. 2002c). An dieser Stelle verweisen vor allem Ärzte auf den vorhandenen Mangel an Zeit und personellen Kapazitäten, um diese durchzuführen (Jungbauer und Angermayer 2002; Jungbauer et al. 2002c), [PfP; FA_s_E; FA_t_E; GpsyP]. Auch erlauben gesetzliche Bestimmungen des Datenschutzes Auskünfte gegenüber Angehörigen lediglich nach vorheriger Absprache mit und auf Wunsch des Patienten [AE; ABP; FA_a_E; GpsyP].

Eine gute Einbindung der Angehörigen kann der Optimierung des Versorgungsablaufs dienen (Jungbauer und Angermayer 2002; Jungbauer et al. 2002c), [FA_t_E; HAP; PfP; FA_s_E]. Zeitnahe Aufklärungsgespräche gemeinsam mit Betroffenen und Angehörigen vor Beginn der Behandlung können förderlich sein, um negative Gefühle abzubauen und das Verhalten des Erkrankten erklärbar zu machen (Jungbauer et al. 2001), [PE]. Es erscheint ratsam, dass Ärzte die Familiensituation in jedem Fall explorieren, Beratungsgespräche mit den Angehörigen führen und den Hilfebedarf abklären (Jungbauer et al. 2011a), [PE]. Um Angehörige zu entlasten und mögliche Rückfälle zu reduzieren, werden regelmäßige Treffen zwischen Angehörigen und an der Behandlung Beteiligter sowie das »Verfügbar-Sein« von festen Ansprechpartnern neben einer ärztlichen Betreuung gefordert (Jungbauer und Angermayer 2002; Jungbauer et al. 2002c), [HAE; AE]. Zudem sollte der Einbezug von Angehörigen nicht nur entsprechend vergütet, sondern auch prinzipiell festgeschrieben werden, z. B. in einem BHP oder in Richtlinien für Psychoseerkrankte [PTE; FA_s_P; PfP]. Weitere Möglichkeiten, wie Angehörige besser in den Versorgungsprozess mit einbezogen werden können, werden im Kapitel »Angehörige« erörtert.

Versorgung bei psychiatrischen Krisen und Notfällen

Ambulante Krisen- und Notfallversorgung

Ein Notfall erfordert im Unterschied zur Krise unverzügliches Handeln, um Schäden zu vermeiden. Dennoch unterliegt auch dem Umgang mit einer Krise eine gewisse Dringlichkeit (Kawohl und Krämer, 2013). Die Versorgung von psychiatrischen Notfällen wird vor allem aufgrund fehlender ambulanter Strukturen als schwierig beschrieben [PfP; PE; FA_s_E]. Insbesondere für den HA stellen akute psychotische Phasen eine organisatorische Herausforderung im Praxisalltag dar [FA_s_P; HAP]. Kleine bis gar keine Budgets und der Mangel an Zeit für Gespräche erschweren es Psychiatern, eine adäquate ambulante Krisenbetreuung zu gewährleisten [PTP; AE; FA_a_E]. Auch Anbieter wie z. B. der SpDi können aufgrund personeller Engpässe und einer massiven Ausweitung der zu betreuenden Gebiete die Versorgung von psychiatrischen Notfällen nicht mehr sicherstellen [GBP; AE; PE].

Ein großes Problem im Rahmen der ambulanten Versorgung von psychiatrischen Krisen sind Zwangseinweisungen. Zwangseinweisungen werden mit traumatisierenden, entwürdigenden Erfahrungen in Verbindung gebracht, führen zu einer Störung der Arzt-Patienten-Beziehung und verringern die Inanspruchnahme von Hilfemaßnahmen bei der nächsten Erkrankungsphase (Steinert 2007; Borbé et al. 2009). Trotz dieses Wissens sind Fachkräfte vermehrt dazu bereit, Zwangseinweisungen vorzunehmen (Arens et al. 2009; Jäger und Rössler 2009). Auch für Angehörige stellt nach Auffassung des Pflege-Praktikers die stationäre Einweisung ein Mittel dar, um mit der vorherrschenden Krisensituation umzugehen [PfP]. Weitere Gründe für Zwangseinweisung sind Hilflosigkeit, das Fehlen von Informationen über Anlaufstellen und die Nicht-Verfügbarkeit von niedergelassenen Psychiatern [AE; FA_t_P; HAP; FA_a_E,]. Zwangseinweisungen

Schnittstellenprobleme bei der Versorgung von Krisen und Notfällen

Weinmann und Gaebel (2005) berichten von hohen Mortalitäts- und Wiederaufnahmeraten. Vier Faktoren, die zur Wiedereinweisung führen, konnten herausgearbeitet werden:

1. Kurze Verweildauern und zumeist übereilte Entlassungen sobald der Patient nicht mehr akut erkrankt ist beeinflussen nach Meinung einiger Experten den »Drehtüreffekt« [FA_s_E; PTE; PE; FA_s_P; AE]. Vielfach wird von Problemen im Überleitungsmanagement berichtet [PfE; PTE; FA_s_P]. Darüber hinaus fehlt es neben einer kompetenten und dem Bedarf entsprechenden Nachsorge auch an vorbereitenden Maßnahmen für die Rückkehr in Alltagsstrukturen [PE; AE].
2. Es kommt zu langen Wartezeiten zwischen der stationären Entlassung und der ambulanten Weiterbetreuung beim niedergelassenen Psychiater oder in den teilstationären Bereichen [PfE; AE; FA_a_E]. Dies begünstigt Behandlungsabbrüche und trägt zur Verschlechterung des Gesundheitszustandes bei (Berghofer et al. 2000), [AE; PTE]. Derzeit gibt es nach Ansicht des Pflege-Experten keine Anreize, um lange Wartezeiten, z. B. in Form von Adhärenz-Interventionstherapien, zu verhindern [PfE].
3. Die medikamentöse Weiterbehandlung im ambulanten Bereich ist zumeist schwierig. Der steigende Budgetdruck und die Angst vor Regressforderungen beeinflussen das ärztliche Vergabeverhalten. Vielfach setzen p-FÄ die stationär verordneten Medikamente ab und verordnen neue [FA_a_E; FA_s_E; FA_t_P; PfE]. Eine Medikamenten-Adhärenz kann aufgrund dessen zumeist nicht gewährleistet werden.
4. Kommunikation zwischen den Sektoren findet fast gar nicht statt [PfE; FA_a_E]. Der niedrigschwellige Austausch über Entlassungsbriefe/-berichte erscheint auch schwierig, da diese nicht gelesen werden oder nicht beim weiterbehandelnden Arzt ankommen [FA_s_E; FA_a_E]. Eine Kontrolle seitens der Klinik, ob ambulante Nachsorgetermine wahrgenommen wurden, ist nach Auffassung des Psychotherapeuten-Experten nicht vorgesehen [PTE]. Entsprechende Anreize, dies zu ändern, fehlen.

Home-Treatment und Kriseninterventionsteams

Zur Begleitung von akut psychisch erkrankten Menschen im ambulanten Versorgungsrahmen und zur Vermeidung von stationären Aufenthalten werden häufig die Modelle »Home-Treatment« und »Kriseninterventionsteams« genannt (Bottlender et al. 2000; Jungbauer und Angermayer 2002; Kallert et al. 2004a; Klug 2005; Weinmann und Gaebel 2005; Lambert 2006; Weinmann et al. 2009; Gühne et al. 2011; Munz et al. 2011), [GpsyP; GBP; HAE; FA_a_E; AE; PE; PP; PfE].

Zusätzliche Angebote für Patienten oder Angehörige, wie z. B. stimulationsarme Übernachtungsmöglichkeiten in Krisenpensionen/Kriseninterventionszentren oder Rückzugsräumen und Familienangebote für Krisenzeiten, werden benötigt (Klug 2005), [FA_a_E]. Angehörige können durch die Teilnahme an Deeskalationstrainings den Umgang mit psychotischen Phasen erlernen [FA_s_E; GpsyP; FA_s_P]. Auch das Wahrnehmen erster Frühwarnsignale durch den Betroffenen selbst und sein Lebensumfeld kann zu einer Verbesserung des Krisenmanagements führen. Hierdurch ist ein frühzeitiger Kontakt zum behandelnden Psychiater oder zum APP möglich. Die Aufnahme in eine Klinik kann so ggf. verhindert werden (Kilian et al. 2001a), [PfP; PP].

Als Möglichkeiten der Handlungsvereinbarung mit festgeschriebenen Sofortmaßnahmen für die Versorgung von psychiatrischen Krisen und Notfällen werden mehrheitlich Krisenpläne, Patientenverfügungen und Behandlungsvereinbarungen genannt (Jungbauer und Angermayer 2003), [FA_a_E; FA_t_E; PfP; FA_t_P; PTE; PP]. Leider werden diese Instrumente im ambulanten Rahmen gegenwärtig zu selten eingesetzt. Kritisch betrachtet wird der Umgang mit den im gesunden Zustand festgeschriebenen Maßnahmen und deren Nicht-Akzeptanz in der Krise [FA_a_E]. Zur Veranschaulichung und einer schnellen Implementierung dieser Instrumente sollten Vorlagen der Krisenpläne erstellt und bereitgestellt werden [FA_s_E].

Zur Verbesserung des Überleitungsmanagements kann ein gut integriertes, ambulantes Nachsorgeangebot beitragen (Spießl et al. 2007). Eine rechtzeitige, der Erkrankungsschwere und den Bedürfnissen des Patienten angepasste sowie alle Sektoren einbeziehende und umfassende Planung der stationären Entlassung muss dabei im Vordergrund stehen (Berghofer et al. 2000), [FA_a_E; FA_s_P; PP; PfE; ABP; PTE]. Um eine optimale Nachsorge sowie Interventionen im Notfall zu bewerkstelligen, bedarf es einer intensiveren Kommunikation zwischen den Sektoren. Hilfreich wären z. B. Telefonate bei Aufnahme und Entlassung mit dem verantwortlichen niedergelassenen Psychiater bzw. der p-BP oder Vorstellungstermine beim weiterbehandelnden Arzt noch während des stationären Aufenthalts (Spießl et al. 2007), [FA_a_E]. Weitere Möglichkeiten zur Sicherung der Behandlungskontinuität liegen in der Vernetzung von ambulanten und stationären Strukturen, z. B. über gemeinsame Treffen in Form von Fallkonferenzen oder Qualitätszirkeln [PE; FA_a_E].

Sicherung der Behandlungskontinuität

Kooperation der an der Behandlung beteiligten Akteure

Die starke Zersplitterung und Fragmentierung des Systems, das Nicht-Vorhandensein einer steuernden Institution und der Mangel an Absprachen in Bezug auf die Übernahme von Verantwortungs- und Aufgabenbereichen erschweren Kooperationsbemühungen [GBP; PE; GpsyP]. An der Schnittstelle zwischen ambulanten und stationären Versorgungssektoren, bspw. im Rahmen des Überleitungsmanagements, findet nahezu kein Austausch statt. Entlassungen ohne Benachrichtigungen an den weiterbehandelnden niedergelassenen Arzt machen eine adäquate Nachsorge nahezu unmöglich [GpsyP; PfP]. Einige Interviewpartner weisen darauf hin, dass die Kooperationsbereitschaft abhängig von dem jeweiligen Versorgungsakteur und dessen Engagement ist [ABP; FA_s_P; PfP]. Schlechte Kooperationen resultieren z. B. aus nicht optimalen Behandlungsabsprachen in akuten oder medikamentösen Problemsituationen [FA_a_P; PfP].

Barrieren in der Kooperationsarbeit

Insgesamt konnten sechs Barrieren, die eine Kooperation zwischen den verschiedenen Leistungsanbietern ver- und/oder behindern, herausgearbeitet werden.

- *Barriere 1 »fehlende Zeit«:* Neben dem Praxisalltag bleibt zumeist wenig bis keine Zeit für Kooperationsgespräche [PE; GpsyP; FA_a_E; PTE; PfP; FA_s_P; HAP].
- *Barriere 2 »fehlende Vergütung«:* Es fehlt an Vergütungs- bzw. Anreizsystemen, die die erbrachte Kooperationsleistung und Schnittstellenarbeit honorieren [PE; AE; FA_s_P].
- *Barriere 3 »hoher Aufwand«:* Der subjektiv mit Kooperationsaufgaben in Zusammenhang gebrachte Mehraufwand wird vom Facharzt-Experten für den ambulanten Bereich als zu hoch eingeschätzt. Demzufolge geraten Kooperationsbemühungen eher in den Hintergrund [FA_a_E].
- *Barriere 4 »Nicht-Voneinander-Wissen«:* Das Nicht-Voneinander-Wissen und damit verbunden das Sich-Nicht-Kennen lässt Kooperationsstrukturen zumeist lediglich im persönlichen Bekanntenkreis entstehen [PTP; FA_t_E; PE; HAE].
- *Barriere 5 »Strukturelle Probleme«:* Der verstärkte und auch vom Staat geförderte Wettbewerb der ambulanten Anbieter führt zum Konkurrenzdenken und verhindert letztendlich einen produktiven Austausch [GpsyP; FA_a_P]. Nach Meinung des Psychotherapeuten-Experten ist das deutsche Versorgungssystem nicht darauf ausgelegt, Aspekte wie Koordination und Vernetzung zu fördern. Vielmehr geht es darum, den Patienten zu delegieren oder zu überweisen [PTE].
- *Barriere 6 »Verfolgen unterschiedlicher Interessen«:* Viele der an der Behandlung beteiligten Akteure verfolgen unterschiedliche Interessen. Der interviewte gesetzliche Betreuer (GB) spricht bspw. von einer »Verinselung« der Gesundheitsanbieter, da jeder nur für sich arbeitet [GBP].

Verbesserungen im Bereich Kooperation beruhen in erster Linie auf dem Finden von regionalen Lösungen [FA_t_E]. Zunächst sollten aktuelle regionale Anbieter der psychiatrischen Versorgung erfasst werden. Zu forcieren ist nach Ansicht des Psychotherapeuten-Praktikers ein Netzwerk bestehend aus niedergelassenen p-FÄ, ambulant tätigen psychiatrischen Pflegekräften und PT [PTP]. Aufgrund der oftmals mit der Erkrankung einhergehenden somatischen Beeinträchtigungen und des niedrigschwelligen Zugangs sollten auch HÄ mit in das Netzwerk aufgenommen werden (Fuchs und Steinert 2004b; Rogausch et al. 2008; Chaudhry et al. 2010). Im Rahmen der Behandlung von chronischen Verläufen und psychiatrischen Notfällen wäre die Einbindung weiterer Institutionen und Berufsgruppen, z. B. Klinik, Eingliederungshilfe oder gesetzliche Betreuung, in die Kooperationsstrukturen sinnvoll (Berghofer et al. 2000; Spießl et al. 2007). [PTP; GpsyP]. Zudem sollte die Öffentlichkeitsarbeit der verschiedenen im Gesundheitssektor arbeitenden Anbieter vorangetrieben werden, bspw. durch das Veranstalten von Informationsabenden oder untereinander organisierten Meetings [FA_s_P; ABP].

Zur Optimierung des Überleitungsmanagements zeigen die Interviewpartner drei Verbesserungsvorschläge auf: 1. Ambulante Anbieter (v.a. APP) könnten enger mit dem Sozialen Dienst der Klinik zusammenarbeiten [PfP]; 2. Es sollte darüber nachgedacht werden, ob niedergelassene Psychiater neben ihrer ambulanten Tätigkeit auch teil-/stundenweise in einer Klinik arbeiten könnten, um den Patienten eine personelle Kontinuität in der Behandlung zu ermöglichen und die Kooperation zu fördern, [PfP; FA_t_E]; 3. Sektorenübergreifende Fallkonferenzen könnten helfen, die Kommunikation und Koordination mit dem Patienten effektiver zu steuern [FA_s_P].

Enge Kooperationsstrukturen könnten sich nach Spießl et al. (2007) über interkollegial erarbeitete Kooperationsleitlinien entwickeln. Auch könnte das Implementieren von IV-Konzepten zu einer verstärkten Vernetzung führen (Spießl et al. 2007), [PTP]. Regelmäßige Treffen in Form von Fortbildungen, Seminaren, Qualitätszirkeln oder Fallkonferenzen in einem gleichberechtigten Versorgungssystem stellen hierbei ein Mittel zur Verbesserung der Kooperation und der Versorgung dar (Spießl et al. 2007), [FA_a_E; HAP]. Bewährte Instrumente einer multiprofessionellen Zusammenarbeit aus dem eher stationären Bereich, z. B. Fallbesprechungen oder Balintgruppen, Behandlungs- und/oder Hilfekonferenzen sowie Beratungsrunden, sollten im ambulanten Bereich implementiert und hinsichtlich ihrer Effektivität überprüft werden [FA_s_P; GpsyP; FA_a_P; PTE; FA_a_E; GBP]. Ein gesondert finanziertes Zeitbudget für Netzwerkarbeit kann zu Verbesserungen im Bereich Kooperation führen [GpsyP; FA_a_E; PTP; PfP; FA_t_E; Pe].

Regionale Lösungen sinnvoll

IV-Konzepte als Grundlage besserer Kooperationen

35

Eine weitere Verbesserungsmöglichkeit wird in der Nutzung von technischen Medien, z. B. Kommunikation per Skype, Videokonferenzen usw., gesehen. Dies könnte zur Überbrückung von Versorgungslücken oder schlechter Erreichbarkeit dienen und sollten daher entsprechend geprüft und weiterentwickelt werden [PTE; FA_a_E; AE].

Versorgungskonzepte

IV-Modelle Integrierte Versorgungskonzepte lassen sich derzeit aufgrund fehlender wissenschaftlicher Evidenz nur schwer hinsichtlich ihrer Effektivität und Qualität beurteilen (Weinmann und Gaebel 2005). Überdies konnten IV-Modelle aktuell noch nicht flächendeckend implementiert werden (Bröcheler et al. 2009), [HAE; GBP; PE]. Hinderlich hierbei ist u. a. die zögerliche Teilnahmebereitschaft der p-FÄ [PE; PfP]. Die zurückhaltende Einstellung hat, so der Patienten-Experte, neben der schleichenden Überalterung der Psychiater in bestimmten Regionen auch mit dem Verharren in »altbewährten« Strukturen und dem damit verbundenen scheinbar geringen Interesse an Innovationen zu tun [PE]. Wenig Aufklärung bzw. Vermittlungsarbeit in Bezug auf IV verstärken diese ablehnende Haltung [PfP].

Ein Großteil der interviewten Experten sieht in der Möglichkeit der Umsetzung integrierter Versorgungskonzepte eine positive Entwicklung [PTE; FA_t_E; PTP; HAP; FA_a_P; FA_s_E; FA_a_E; GpsyP; FA_s_P; HAE; PE]. Eher zurückhaltend äußerten sich drei Interviewpartner [GBP; PfE; FA_t_P]. Sie befürchten, dass es zum Aufbau von Parallelstrukturen kommen kann [FA_t_P] und kritisieren, dass derzeit wichtige Leistungserbringer, wie z. B. PT und der stationäre Bereich, in einigen IV-Modellen, wie bspw. im niedersächsischen Modell, nicht einbezogen werden [PfE; FA_t_E; FA_a_E; PTP]. Hier fehlt es insbesondere an Anreizen, um Kliniken in ein IV-Modell zu integrieren. Dennoch erscheint es nach Meinung des ambulanten Facharzt-Experten unrealistisch, die Versorgung von Menschen mit Schizophrenie ohne den stationären Bereich zu planen [FA_a_E]. Allgemein finden derzeit Elemente wie Empowerment, PE oder die Versorgung von Angehörigen nur wenig bis keine Beachtung in IV-Verträgen [PTP; PfP]. Zur Vermeidung des Aufbauens von Parallelstrukturen sollten IV-Verträge für alle Patienten zur Verfügung stehen und nicht nur für Patienten bestimmter Krankenkassen, wie dies gegenwärtig der Fall ist [AE].

Nach Gouzoulis-Mayfrank (2008) sind IV-Modelle vor allem für schwer und chronisch Erkrankte sowie für »Drehtür-Patienten« besonders hilfreich. Bröcheler et al. (2009) verdeutlichen, dass IV-Modelle darauf abzielen, die Qualität der Versorgung zu verbessern, Kosten zu senken und ein über die Sektoren hinweg implementiertes Netz zu schaffen. Das Senken der Kosten sollte nicht als primäres Ziel im Vordergrund stehen. Vielmehr ist es wichtig, gemeinsame Ziele in Bezug auf die Versorgung von an Schizophrenie erkrankten Menschen zu eruieren [HAE; FA_t_E].

Ein optimal gestaltetes IV-System sollte multidisziplinär, d. h. medizinisch, psychologisch und psychosozial aufgestellt sein [PTE; PTP]. Daher sind folgende Akteure mit einzubeziehen: niedergelassene p-FÄ, HÄ, Psychologen, PT, psychiatrische Pflegekräfte sowie psychiatrische Kliniken zur Gewährleistung der Versorgung im Not-/Krisenfall (Bröcheler et al. 2009), [PE; FA_t_E; PTP; PfE; FA_s_E]. Berücksichtigt werden sollten zudem weitere Akteure aus den Bereichen des SGB V und XII [AE]. Ein fester Ansprechpartner in den kooperierenden Krankenkassen ist für alle Beteiligten wünschenswert [FA_s_P].

Im Rahmen der IV-Zusammenarbeit ist ein gleichberechtigter Umgang der unterschiedlichen Berufsgruppen und eine klare Abgrenzung der einzelnen Aufgabenbereiche unabdingbar [PTP; PTE; PfP]. Erste positive Erfahrungen konnten mit dem Netzwerk »Integrierte Versorgung Seelische Gesundheit« in Aachen und dem »Hamburger Modell« für Psychose-Betroffene gemacht werden (Lambert 2006), [FA_t_E]. Bei der Implementierung neuer Konzepte ist eine Orientierung an diesen und anderen Modellversuchen sinnvoll [FA_a_E; PfP; PTP]. Um jene Konzepte bekannter zu machen und möglichst breit zu streuen, könnten folgende Maßnahmen greifen: Informieren der Betroffenen und ihrer Angehörigen über das IV-Angebot und Durchführen von Informationsveranstaltungen (z. B. bei regionalen Treffen) durch die Krankenkasse oder den Anbieter des IV-Modells, Implementieren von zugehenden Strukturen zu möglichen Vertragspartnern, wie z. B. Psychiater oder HÄ. Um insbesondere letztgenannte in ein IV-System einzubinden, sind Informationsmaterialien sowie Musterverträge zur Ansicht zu konzipieren [PfP; PE].

5 Module

Vermittlung (V)

	Vermittlung des Patienten in das IV-System (E)	A, C, E
Ziele	<ul><li>Ein niedrigschwelliger Zugang ins IV-System wird gesichert.</li><li>Die Betroffenen, Angehörigen und/oder GB und die Telefonseelsorge sind über das IV-Angebot informiert.</li><li>Die Einbindung regional tätiger gemeindepsychiatrischer Organisationen – mit ihren Angeboten im Bereich Behandlung, Wohnen, Arbeit, Freizeit und Bürgerengagement – als Netzwerkpartner wird aktiv betrieben.</li><li>Schritte zur Weiterleitung des Patienten in das IV-System werden initiiert.</li></ul>	
Voraussetzungen	<ul><li>Ein IV-Angebot wird in der Versorgungsregion vorgehalten.</li><li>Der Patient ist psychisch erkrankt oder es besteht Verdacht auf eine psychische Erkrankung.</li></ul>	
Patienteneigen-schaften	Verdachtsmomente können sein: Veränderungen des Erlebens und Verhaltensauffälligkeiten, Verlust sozialer Fähigkeiten, Störung des Affektes oder Leistungsabfall. Der Vermittler (z. B. p-FA, HA, PT) oder die Angehörigen wissen oder vermuten, dass die Person an Schizophrenie erkrankt ist.	
Potenzielle Vermittler ins IV-System	Ärzte und Rettungsdienste, (p-)FÄ, HÄ, Polizei, somatische und psychiatrische Kliniken, SpDi, APP, GB, Patienten und deren Angehörige, soziales Umfeld (z. B. Vermieter, Wohnungsbaugesellschaften), Krankenkassen, Selbsthilfegruppen, gemeindepsychiatrische Trägerorganisationen (die regionale Netzwerke und Angebote für psychisch erkrankte Menschen vorhalten), Mitarbeiter des Gesundheitsamts oder des Jobcenters, weitere Leistungserbringer des SGB V, IX, XII.	
Aufgaben	Die im Folgenden beschriebenen Aufgaben sind stets abhängig von der vorgefundenen Situation auszuführen. Bei fehlender Geschäfts- und Einwilligungsfähigkeit der Person sollten diese in Absprache mit den Angehörigen/einem GB oder dem behandelnden Arzt erfolgen.	
Vermittler	*Wenn keine akute Selbst- und/oder Fremdgefährdung vorliegt* <ul><li>Abklären, ob Person über Erkrankung informiert ist</li><li>Vermitteln der Person zur Diagnostik bzw. an einen Arzt zur Abklärung der Symptomatik (wenn möglich *Modul A2*, ggf. *Modul A1*)</li><li>Weiterreichen eines Terminzettels, auf welchem der Termin beim Arzt und der Name sowie Adresse und Telefonnummer des Arztes vermerkt sind</li><li>Förderung der Freiwilligkeit zur Behandlung durch motivierende Gespräche</li></ul>	

	Vermittlung des Patienten in das IV-System (E)	A, C, E	V
	Wenn akute Selbst- und/oder Fremdgefährdung vorliegt		
	• Durchführen einer Notfallbetreuung (► *N-Module*) • im Rahmen fürsorgerischer Leistungen: ggf. Einweisungen nach länderspezifischen PsychKG bzw. §1906 BGB[15]		
Ort	variabel		
Aufwand	richtet sich nach der aktuellen Situation vor Ort		
p-FA/HA	im Rahmen der *Module A1, A2*, ggf. *Modul N3*		
p-BP	im Rahmen der *Module I4*, ggf. *N2*		
Ergebnisdokumentation			
Keine Selbst- und/oder Fremdgefährdung	• Vorliegen eines Termins beim p-FA oder falls kein zeitnaher Termin beim p-FA möglich ist, entweder Weiterleiten zu HA, PT oder – falls in der Region vorhanden – PIA • ggf. Weiterleiten der Patientendaten (Name, Tel.) an p-FA oder HA oder PT		
Bei akuter Selbst- und/ oder Fremdgefährdung	je nach vorliegender Notfallsituation: Einleiten der *N-Module*		
Anmerkungen	• Der Termin beim p-FA (ggf. HA, PT oder PIA) sollte nach Möglichkeit spätestens eine Woche nach der Vermittlung vorliegen. • Um zeitnahe Termine gewährleisten zu können, sollte in der Arztpraxis, wie auch beim PT oder in der PIA, ein zeitliches Kontingent für Notfälle freigehalten werden. • Um eine zeitnahe Krisenintervention und Beratung sicherzustellen, ist eine Hotline vom Anbieter vorzuhalten.		
Implementierungshinweise	• Betroffene und Angehörige sowie Verbände, (Betreuungs-) Vereine und der Sozialpsychiatrische Verbund werden von den Krankenkassen oder der im Vertrag eingebundenen Managementgesellschaft über das IV-Angebot informiert (z. B. über Informationsveranstaltungen, Informationsmaterial). Ein regionaler »Wegweiser« mit allen Angeboten und Adressen der Institutionen sollte erstellt werden. • Das Einrichten eines telefonischen Angebots zur Vermittlung von erkrankungsspezifischen Informationen und Ansprechpartnern ist sinnvoll. • Regional tätige gemeindepsychiatrische Trägerorganisationen und der Gemeindepsychiatrische Verbund werden in das IV-Netzwerk aktiv einbezogen.		
Leitlinien	LL BLS 2006: • Empfehlungen 86, 106 LL PST 2012: • Gewährleisten einer ambulanten gemeindepsychiatrischen und wohnortnahen Versorgung: Empfehlungen 4, 5		

---

15 Eine Zwangseinweisung nach §1906 BGB ist nur im Rahmen fürsorgerischer Leistungen möglich, nicht jedoch bei Fremdgefährdung: hier kommt ausschließlich die Einweisung gemäß PsychKG der Länder in Betracht.

V	Vermittlung des Patienten in das IV-System (E)	A, C, E
	LL NICE 2010: • Frühzeitiges Vermitteln von Hilfen: Kapitel 10.1.3.1, 10.1.6.1	
Empfehlung aus den Experteninterviews	*Vorhandensein von festen Ansprechpartnern*	
Weitere Literatur	• Implementieren von Wegweisern zur Übersichtlichkeit im Versorgungssystem: Köhn et al. 2004 • Einrichten einer Telefon-Hotline: Weßling et al. 2006 • Vorhandensein von festen Ansprechpartnern: Jungbauer et al. 2002c; Jungbauer und Angermayer 2002	
Anknüpfende Module	• *A-Module* • in Notfallsituationen und Krisen: *N-Module*	

Aufnahme (A)

A1	Screening (B)	C, E
Ziele	• Der Verdacht auf eine Störung aus dem schizophrenen Formenkreis kann frühzeitig bestätigt oder widerlegt werden. • Der Patient wird zur Sicherung der Diagnose an einen p-FA weitergeleitet.	
Voraussetzungen	Der Patient wird beim HA vorstellig: • ggf. spätestens eine Woche nach der Vermittlung (*Modul V*) • ggf. aufgrund einer Wiederaufnahme ins IV-System	
Patienteneigen-schaften	Verdacht auf Störung aus dem schizophrenen Formenkreis	
Leistungserbringer	• primär: HA • sekundär: nicht-psychiatrischer FA	
Aufgaben		
HA oder nicht-psychiatrischer FA	*Verdacht auf Störung aus dem schizophrenen Formenkreis:* • zur Verdachtsbestätigung: Durchführen eines Screenings[16], ggf. Weiterleiten an einen p-FA oder ein Früherkennungszentrum • Durchführen und Auswerten der Fragebogendiagnostik • Überprüfen der Selbst- und/oder Fremdgefährdung, ggf. Einleiten der *N-Module*	

---

16 Screeninginstrumente könnten z. B. die folgenden sein: Bonner Skala für die Beurteilung von Basis-symptomen (BSABS), Scale of Prodromal Symptoms (SOPS), Basel Screening Instrument für Psy-chosen (BSIP), Early Recognition Inventory for the Retrospective Assessment of the Onset of Schi-zophrenia (ERIraos), Comprehensive Assessment of At-Risk Mental States (CAARMS). Diese Instrumente müssen im Rahmen des hier beschriebenen Systems hinsichtlich ihrer Anwendbarkeit in der ambulanten ärztlichen Praxis geprüft werden. In dringenden Verdachtsfällen sollte der Arzt an Früherkennungszentren verweisen.

	Screening (B) C, E	A1

	• Ausstellen einer Überweisung an einen p-FA (*Modul A2*), u. a. bei:
	– unklarem Befund, zur eindeutigen Diagnosestellung,
	– krankheitswertigem Ausmaß und Progredienz von Prodromalsymptomen wie Depression, Angst, zunehmender Schizophrenie-Negativsymptomatik und von sozialen Dysfunktionen begleiteten funktionellen Beeinträchtigungen,
	– psychotischen Symptomen wie Beeinträchtigungserleben, überwertigen Ideen und Wahn,
	– akuten Formen einer Psychose-Entwicklung/psychotischer Symptomatik (nur, wenn kein Notfall vorliegt)
	• Erstellen eines Arztbriefs
	Bei Wiedererkrankung/chronischer Schizophrenie:
	• ggf. Ausstellen einer Überweisung an einen p-FA zur Diagnosesicherung (*Modul A2*)
p-BP oder GB oder andere Leistungsträger	• ggf. Vermitteln eines HA-Termins
	• ggf. Begleiten des Patienten zum HA
	• weitere Aufgaben siehe *Modul I4*
Ort	• HA-Praxis
	• ggf. beim Hausbesuch
Aufwand	
HA oder nicht-psychiatrischer FA	• Fragebogendiagnostik/Auswertung: je nach Instrument (15–60 Min.)
	• Aufklärung: 5–10 Min.
	• Ausstellen einer Überweisung an einen p-FA mit Terminvereinbarung
	• Schreiben eines Arztbriefs
	• Teilnahme an Schulungen zum Screening
Ergebnisdokumentation	
HA oder nicht-psychiatrischer FA	• Arztbrief mit dem Ergebnis der Fragebogendiagnostik
	• Überweisung an p-FA
	• Abklärung Selbst- und/oder Fremdgefährdung (ja/nein)?
	• Fragebogenergebnisse
Anmerkungen	• HÄ sind nicht nur wichtige Ansprechpartner im Bereich der Früherkennung und anschließenden Überweisung an einen p-FA, sondern zudem unerlässlich für die Weiterbehandlung nach der Diagnosesicherung (*Modul I2*).
	• Bei akut schizophrenen Patienten ist die Untersuchungssituation oft emotionsgeladen, was ein Screening zeitintensiv und problematisch werden lässt. In diesem Fall sollte die Expertise eines p-FA hinzugezogen werden. Ggf. könnte das Screening durch eine geschulte MFA erfolgen.
	• Da Schizophreniepatienten in der HA-Praxis eher selten sind und HÄ dementsprechend wenig Erfahrung mit diesem Krankheitsbild haben, kann es dort zu verspäteten oder ungenauen Diagnosen kommen. Daher sollte der Betroffene in jedem begründet erscheinenden Verdachtsfall zur umfänglichen Diagnostik an einen p-FA überwiesen werden.

A1

	Screening (B)	C, E
	<ul><li>In der Versorgungspraxis haben sich Schwierigkeiten bei der Informationsübermittlung zwischen HA/nicht-psychiatrischem FA und p-FA gezeigt. Ggf. müssen die Ergebnisse der Untersuchungen vom p-FA eingefordert werden. Alternativ kann im Rahmen des IV-Netzwerks ein elektronisches Informations- und Dokumentationssystem aufgebaut werden, welches eine schnellere Weiterleitung von Informationen ermöglicht. Hierbei wären die Bestimmungen des Datenschutzes zu berücksichtigen.</li><li>Manchmal scheitern Möglichkeiten der Frühinterventionen an der Krankheitseinsicht und Behandlungsmotivation.</li></ul>	
Implementierungshinweise	<ul><li>Zur Verkürzung der DUP und zur Verhinderung von Zwangsmaßnahmen sollte ein Früherkennungszentrum in der Versorgungsregion implementiert werden. Früherkennungszentren haben das Ziel, Frühzeichen einer psychischen Erkrankung oder ein erhöhtes Risiko hierfür zu erkennen, Patienten und Angehörige aufzuklären und erste Hilfen anzubieten. Zugangswege können sich über Ärzte und Kliniken sowie über Beratungsstellen oder gemeindepsychiatrische Einrichtungen ergeben. Neben Früherkennungszentren sollte ein Aufenthalt in einem geschützten Raum wie einer Krisenpension/einem Kriseninterventionszentrum als Alternative zur direkten Klinikeinweisung in jeder Region vorhanden und allen Akteuren bekannt gemacht sein.</li><li>Eine rasche direkte Klinikeinweisung (*Modul N6*) für akut psychotische Patienten sollte gewährleistet sein.</li><li>Ein patientenbezogener Austausch zwischen den an der Behandlung Beteiligten wird in jedem Fall angeraten (ggf. *Module KQ1–KQ6*).</li><li>Ärzte – insbesondere HÄ und nicht-psychiatrische FÄ – sollten sich an Leitlinien orientieren und an Fort- und Weiterbildungen zu Kernsymptomen und Frühzeichen einer Schizophrenie teilnehmen. Dies kann zu einer höheren Erkennungsrate führen.</li><li>Konsiliarische Beziehungen zu einem p-FA sind für HÄ insbesondere im Rahmen der Einschätzung von Fremd- und/oder Selbstgefährdung wichtig. Daher sollte die Verfügbarkeit eines verlässlichen Ansprechpartners in Form eines p-FA gewährleistet sein.</li></ul>	
Leitlinie	LL BLS 2006: <ul><li>Empfehlungen 92, 93</li></ul>	
Empfehlungen aus den Experteninterviews	<ul><li>Ungenaue Diagnostik</li><li>Fort- und Weiterbildung</li><li>Früherkennung</li><li>Konsiliarische Beziehungen</li></ul>	
Weitere Literatur	<ul><li>Fuchs und Steinert 2002; Sielk 2003; Fuchs und Steinert 2004b; Fuchs und Steinert 2004a; Köhn et al. 2004; Hübner-Liebermann et al. 2005; Rogausch et al. 2008; Marshall und Rathbone 2011; Morriss et al. 2013</li><li>*Früherkennungszentren:* Sahlmann et al. 2010</li><li>*Screeninginstrumente: BSAPS:* Gross et al. 1987; *SOPS:* Miller et al. 2003, Lemos et al. 2006; *BSIP:* Albers 1998; *ERIraos:* Häfner et al. 2004; *CAARMS:* Yung et al. 2005</li></ul>	
Anknüpfende Module	<ul><li>Module A2–A4</li><li>in Notfallsituationen und Krisen: N-Module</li></ul>	

Fachärztliche Diagnostik[17] (B)	A, C, E	A2

Ziele
- Eine gesicherte Diagnose nach ICD-10 ist dokumentiert.
- Der p-FA hat sich einen ersten Überblick über Risiko- und prognostische Faktoren sowie über krankheitsbedingte Einschränkungen in den Alltagsfunktionen verschafft.

Voraussetzungen

Der Patient wird beim p-FA vorstellig:

- ggf. Vermittlung durch *Modul V*
- ggf. bei der Wiederaufnahme
- ggf. nach Überweisung im Rahmen von *Modul A1*

verordnet/überwiesen durch

ggf. HA

Patienteneigen-schaften

Verdacht auf Störung aus dem schizophrenen Formenkreis

Leistungserbringer

p-FA

Aufgaben

p-FA

Basisaufgaben:

- Durchführen einer (Differential-)Diagnostik (► *Anhang 5, 6*)
- Erheben der Eigenanamnese inkl. Suchtanamnese (u. a. Verlaufsmuster, Schweregrad bisheriger Episoden, Suizidversuche)
- Erheben der Fremdanamnese (z. B. durch Angehörigengespräche)
- Erheben des psychosozialen und beruflichen Funktionsniveaus mithilfe des Global Assessment of Functioning (GAF)
- Erfassen des Ganzkörperstatus, der somatischen und psychischen Komorbiditäten (ggf. internistische/neurologische Untersuchungen, Erfassen von Vitalzeichen, EKG, Erheben des BMI-Wertes, Diabetes-Test)
- Erfassen der sozialen Situation (Familie, Wohnen, Arbeit etc.) und der persönlichen Ziele der Patienten
- bei Frauen: Abklären von gynäkologischen Themen (wie z. B. (geplante) Schwangerschaft)
- Erfassen von Risiko- und prognostischen Faktoren
- Durchführen einer detaillierten Medikamentenanamnese
- Überprüfen der Selbst- und/oder Fremdgefährdung, ggf. Einleiten der *N-Module*
- Klären der Einwilligungsfähigkeit des Patienten, ggf. Anregen einer GB beim zuständigen Betreuungsgericht oder Herstellen eines Kontaktes zum Betreuungsverein[18]
- Überprüfen, ob rehabilitative Maßnahmen angebracht sind
- Aufklären des Patienten bzgl. der Diagnose

Bei Ersterkrankung oder Indikation:

- Durchführen eines EEG, einer zerebralen CT oder einer MRT

---

17 Die Aufgaben des p-FA können in Ausnahmefällen (z. B. lange Wartezeiten beim p-FA, regionale Gegebenheiten) eingeschränkt von einem HA oder ggf. von einem PT mit Kassenzulassung übernommen werden. Bedacht werden sollte an dieser Stelle, dass der PT die pharmakotherapeutische Behandlung an einen p-FA delegiert.

18 Die Anregung, einen GB einzusetzen, kann auch von anderen Ärzten, vom Patienten selbst sowie von dessen Angehörigen unterbreitet werden.

A2

	Fachärztliche Diagnostik (B)	A, C, E

Ergänzung:

- Durchführen einer Alkohol- und Drogenanamnese sowie eines Alkohol- und Drogenscreenings (ggf. toxikologische Untersuchung)
- ggf. Ausstellen einer Überweisung an somatische FÄ zur Weiterbehandlung somatischer Beschwerden
- ggf. Einbeziehen eines muttersprachlichen Dolmetschers bei Patienten mit Migrationshintergrund

Aufgaben nach einer akuten Erkrankungsphase (Module N3–N6):

- gemeinsam mit dem Patienten: Abschätzen und Erörtern der Fahrtauglichkeit unter Berücksichtigung der individuellen Krankheitsgeschichte, der festgeschriebenen medikamentösen Behandlung und der Adhärenz; bei Vorliegen einer Nicht-Fahrtauglichkeit sollten die Angehörigen/der GB darüber informiert werden und alternative Fortbewegungsmöglichkeiten diskutiert werden

p-BP oder GB oder andere Leistungsträger
- ggf. Vermitteln eines p-FA-Termins
- ggf. Begleiten des Patienten zum p-FA
- weitere Aufgaben siehe *Modul I4*

Ort
- p-FA-Praxis, p-FA in der PIA oder in einem Früherkennungszentrum
- ggf. beim Hausbesuch[19]

Aufwand
- Das Modul sollte innerhalb einer Woche nach Übermittlung der Patientendaten an den p-FA, z. B. nach der Durchführung des *Moduls V* oder nach Überweisung durch den HA (*Modul A1*), erfolgen.
- Im Rahmen eines Notfalls sollte dieses Modul mehrmals ausgeführt werden.

p-FA
- bei jeder neuen Krankheitsepisode: 40–60 Min.
- bei Wiederaufnahme: 40 Min.
- im Notfall: 20 Min.

p-BP oder GB oder andere Leistungsträger
im Rahmen von *Modul I4*

Ergebnisdokumentation

p-FA:
- Ergebnisse der durchgeführten Untersuchungen (psychopathologische Befunde, EEG, CT, usw.)
- ICD-10 Code
- Ergebnis der Prüfung der Betreuungsbedürftigkeit
- Notwendige Reha-Maßnahmen
- Liegt eine Selbst- und/oder Fremdgefährdung vor (ja/nein)?
- Arztbrief an HA
- ggf. Überweisung an FÄ
- Fahrtauglichkeit

p-BP oder GB oder andere Leistungsträger
im Rahmen von *Modul I4*

---

19 Generell indiziert bei z. B. nicht-adhärenten Patienten, die auch durch p-BP nicht zur Wahrnehmung ihrer Arzttermine zu bewegen sind.

Fachärztliche Diagnostik (B)	A, C, E

A2

Anmerkungen	• Patienten mit einer psychotischen Ersterkrankung sollten regelmäßig diagnostisch (nach)untersucht werden. Erschwert wird der Prozess durch die möglicherweise vorliegenden komorbiden psychischen Störungen. • Verspätete oder ungenaue (Differential-)Diagnostiken sowie Fehldiagnosen kommen gehäuft bei Erstmanifestationen, bei Menschen mit multiplen, komorbiden psychischen Störungen oder bei Menschen mit Migrationshintergund vor. Bei letzteren sollte auf sprachliche und kulturelle Barrieren geachtet werden. • Sollte die Facharztdichte im niedergelassenen Bereich nicht ausreichend sein, kann die Diagnostik von einer PIA durchgeführt werden. Falls dies scheitert, kann die Diagnostik alternativ im stationären Bereich erfolgen. Hier ist eine enge Zusammenarbeit von APP und Klinik wichtig.
Implementierungshinweise	• Bei Ersterkrankungen und unklaren Diagnosen sollten eine detaillierte Behandlungsplanung mit dem Patienten und eine IV-Teilnahme erst nach endgültiger Sicherung der Diagnose erfolgen. Hierzu ist ggf. ein erneuter Termin des Patienten beim p-FA erforderlich. Hilfreich für den p-FA könnte auch ein Austausch mit einem Früherkennungszentrum zur Abklärung der Diagnose sein. • Im Rahmen der Diagnosevermittlung sollte sich der p-FA ausreichend Zeit für die Bedürfnisse des Patienten nehmen. Außerdem sind leicht-verständliche Psychoedukationsmaterialien hilfreich für die Befundbesprechung. • Um zeitnahe Termine für akut Erkrankte anbieten zu können, empfiehlt es sich für die p-FA-Praxis, ein zeitliches Kontingent für Notfälle frei zu halten. Um zeitnahe Unterstützung anbieten zu können, hält das IV-System eine 24-Stunden-Hotline vor.
Leitlinie	LL BLS 2006: • *Diagnostik:* Empfehlung 1 • *Erstmanifestation:* Empfehlung 2
Empfehlung aus den Experteninterviews	*Verspätete, ungenaue oder Fehldiagnostiken*
Weitere Literatur	• Fuchs und Steinert 2002; Fuchs und Steinert 2004a; Fuchs und Steinert 2004b; Köhn et al. 2004; Lambert und Huber 2007 • *Fahrtauglichkeit:* Brunnauer und Laux 2011 • *Verspätete, ungenaue oder Fehldiagnostiken:* Bachmann et al. 2008; Lambert 2006 • Menschen mit Migrationshintergrund: Haasen et al. 2000 • *GAF:* Wolter et al. 2010
Anknüpfende Module	• Module A3, A4 • in Notfallsituationen und Krisen: N-Module

Einschreiben in das IV-System (B)	A, C, E

A3

Ziele	• Der Patient ist über die IV aufgeklärt. • Der Patient ist in das IV-System eingeschrieben.
Voraussetzungen	• Die Diagnosesicherung ist erfolgt (Module A1–A2).

A3

Einschreiben in das IV-System (B) A, C, E	
Patienteneigen-schaften	*Voraussetzungen für die Teilnahme an der IV:* • Eine Störung aus dem schizophrenen Formenkreis konnte im Rahmen der fachärztlichen Diagnostik (*Modul A2*) festgestellt werden. • Der Patient bedarf einer kontinuierlichen Begleitung aufgrund ausgeprägter krankheitsbedingter Einschränkungen in seiner Alltagsfunktionalität. • Der Patient gehört einer Krankenkasse an, mit der ein IV-Vertrag abgeschlossen wurde. • Der Patient ist noch kein IV-Teilnehmer. • Weitere Einschlusskriterien sind zu prüfen (s. Krankenkassen-vertrag). • Die Zustimmung des Patienten liegt vor oder die des GB, sofern ein Einwilligungsvorbehalt gemäß §1903 BGB vorliegt oder beantragt wird. • Der Patient ist über das Angebot informiert.
Leistungserbringer	• primär: p-FA • sekundär: HA
Aufgaben	
p-FA oder HA oder ggf. MFA	• Abklären der IV-Voraussetzungen • ggf. Vereinbaren eines Termins mit Angehörigen und/oder GB zur Aufklärung über IV • Aufklären des Patienten (und ggf. der Angehörigen und/oder des GB) über Ziele/Bedingungen der IV • Anbieten von Informationsmaterialien zur IV
p-FA oder HA	• ggf. Einholen der Einverständniserklärung zur Teilnahme an der IV vom GB • Einschließen des Patienten in das IV-System • Einholen einer Einverständniserklärung zur Möglichkeit des patientenbezogenen Austauschs zwischen den Behandlungsak-teuren (z. B. HA, p-BP, PT) • Bestimmen eines festen Ansprechpartners bzw. Koordinators des zu erstellenden Behandlungsplans (z. B. p-FA oder HA oder PT) • Rückmelden der Aufnahme des Patienten und seines verant-wortlichen Behandlers in das IV-System an die anderen Be-handlungsakteure (z. B. HA oder p-FA, p-BP, PT)
p-BP	• ggf. Klären von Fragen zur IV (im Rahmen von *Modul I4*)
Ort	• Praxis von p-FA oder HA • ggf. beim Hausbesuch
Aufwand	
p-FA oder HA oder ggf. MFA	• 1–2 Termine (1. Termin: Informieren des Patienten, 2. Termin: Einschreibung in das IV-System) • abhängig von den Besonderheiten des IV-Vertrags • ggf. erneutes Informieren des Patienten über die IV bei Wie-deraufnahme
p-BP	• im Rahmen von *Modul I4*
Ergebnisdokumentation	
p-FA/HA	• Dokumentation des Informationsgesprächs zur IV • Einverständniserklärung zur IV-Teilnahme • Einverständniserklärung zum patientenbezogenen Austausch zwischen den IV-Behandlern

Einschreiben in das IV-System (B) A, C, E	A3

- Aufnahme des Patienten in das IV-System
- Bezugspersonen (z. B. Angehörige oder GB)
- Arzt, der für die weitere Versorgung verantwortlich ist

Anmerkungen	- Die Teilnahme der Patienten an der IV ist freiwillig; die Patienten können ihr Einverständnis innerhalb von 2 Wochen bei der Krankenkasse ohne Nennung von Gründen widerrufen. - Die Leistungserbringer dürfen die Befunde und Daten der Patienten nur dann einsehen, wenn der Patient seine Einwilligung hierzu erteilt hat. Die datenschutzrechtlichen Bestimmungen sind zu beachten und zu dokumentieren. - In einer akuten Erkrankungsphase kann ein schriftliches Einverständnis des Patienten zur Teilnahme an der IV innerhalb des nächsten Quartals nachgereicht werden. - Sollte der Patient trotz vorausgegangener Aufklärung über die IV keine eigene Entscheidung bzgl. eines Eintritts treffen können, so muss der GB zum Wohl des Patienten entscheiden. Stets sind die Selbstbestimmung und Einwilligungsfähigkeit des Patienten zu berücksichtigen. Der Patient ist zu einem späteren Zeitpunkt bei wiedererlangter Einwilligungsfähigkeit aktiv über das Unterstützungsangebot der IV zu informieren. - Sollte der Patient nicht an einer IV-Betreuung interessiert sein, wird dieser weiter im Rahmen der Regelversorgung betreut. Bei einem komplexen Krankheitsverlauf sollte ein Patient über die Betreuung im Rahmen einer PIA informiert werden. Zur Sicherstellung einer multiprofessionellen Versorgung, und wenn der Patient es wünscht, kann hiernach eine Vermittlung in die PIA erfolgen.
Implementierungshinweise	Ein ambulantes Versorgungssystem sollte eine kontinuierliche Betreuung von mindestens fünf Jahren und die Möglichkeit der fortlaufenden PE gewährleisten, ein strukturiertes Kriseninterventionsteam vorhalten, Zugang zu stimulationsarmen Übernachtungsmöglichkeiten stellen (*Modul N4*), fortlaufende PE (*Modul I14*) sowie die Möglichkeit zur kognitiven behavioralen Therapie (*Modul I6*) und Familieninterventionen (*Modul I15*) gewährleisten. Derzeit sehen einige IV-Verträge (z. B. TK) kürzere Einschreibezeiten für die Patienten vor; ferner ist die Laufzeit der Verträge dergestalt, dass den Patienten eine kontinuierliche Betreuung nicht angeboten werden kann.
Leitlinien	LL BLS 2006: - Empfehlung 66
Empfehlung aus den Experteninterviews	*Vermeiden einer neuen Fragmentierung*
Weitere Literatur	Klug 2005
Anknüpfende Module	*Modul A4*

A4	Erstellen eines Behandlungsplans[20] (B) C, E	
Ziele	• Ein Behandlungsplan unter Partizipation des Patienten und aller maßgeblich am Behandlungsprozess Beteiligten (z. B. p-FA, HA, p-BP, ggf. Angehörige) wird erstellt.	
	• Alle Behandlungsschritte werden in den Behandlungsplan integriert, wobei diese gemeinsam mit dem Patienten und den Angehörigen hierarchisch festgelegt werden. Eine störungsspezifische Psychotherapie sowie eine entsprechende Familienintervention sollte berücksichtigt werden. Die Behandlungsschritte finden phasenspezifisch im Rahmen einer multiprofessionellen und möglichst wohnortnahen Behandlung statt.	
	• Zwangsbehandlungen können so verringert bzw. vermieden werden. Die Selbstbestimmung im Rahmen der psychiatrischen Behandlung wird durch den Einsatz der Patientenverfügung gewahrt.	
	• Eine kontinuierliche Behandlung wird sichergestellt.	
Voraussetzungen	• *Module A1–A2* sind erfolgt.	
	• Die Auswahl des Interventionssettings ist abhängig von folgenden Aspekten:	
	– Aktualität der Störung	
	– Psychopathologie auf Syndromebene und Verlaufsform	
	– Stadium der Erkrankung	
	– Selbst- und/oder Fremdgefährdung	
	– Möglichkeiten und Bereitschaft des Patienten zur verlässlichen Behandlungskooperation (Adhärenz)	
	– Möglichkeit der Einbeziehung der jeweiligen Umgebung in die Behandlung (Ressourcenaktivierung)	
	• Das Setting kann innerhalb der Behandlung auch wechseln.	
Patienteneigen-schaften	Der Patient ist in angemessener körperlicher und psychischer Verfassung und kann sich am Entscheidungsprozess beteiligen. Falls dies nicht möglich ist, gilt es den Patienten darüber umfassend zu informieren bzw. Informationen ggf. im Behandlungsverlauf zu wiederholen.	
Leistungserbringer	p-FA	
Aufgaben		
p-FA:	• Erfassen des individuellen Behandlungsbedarfs, ggf. unter Beachtung einer Therapie von Entzugssymptomen (z. B. mit dem CAN-EU oder dem IBRP)	
	• Erfassen des Unterstützungsbedarfs von Angehörigen (insbesondere Kinder, ► *Modul I15*)	
	• Informieren über mögliche Behandlungsangebote	
	• Erstellen eines Behandlungsplans bestehend aus ggf. medikamentösen (auch Medikamentenkunde und Anleitung zur Selbstmedikation), psychotherapeutischen (auch Stressmanagement und Umgang mit starken Gefühlen (HEE)), ergotherapeutischen, psychosozialen (z. B. soziales Kompetenztraining) und weiteren Interventionen; evtl. Beratung zu Aspekten der Familienplanung	

---

20 Die Aufgaben des p-FA können in Ausnahmefällen (z. B. lange Wartezeiten beim p-FA, regionale Gegebenheiten) eingeschränkt von einem HA oder ggf. von einem PT mit Kassenzulassung übernommen werden. Bedacht werden sollte an dieser Stelle, dass der PT die pharmako-therapeutische Behandlung an einen p-FA delegiert.

Erstellen eines Behandlungsplans (B) C, E	**A4**

	• immer in den Behandlungsplan mit aufzunehmen: Vermitteln von PEI (insbesondere zu Sucht und Drogen) (*Modul I14*) und Angeboten für Angehörige (insbesondere Kinder) und das Umfeld des Betroffenen (*Modul I15*)
	• bei weiblichen Patienten: Informieren zum Thema Schwangerschaft und Schizophrenie, z. B. Medikation, Risikofaktoren
	• Zusammenstellen von Vorsorgemaßnahmen im Rahmen von Notfällen bzw. drohenden Rückfällen:
	  – Vorbereitungsmaßnahmen für Notfallsituationen: Erstellen eines schriftlichen Notfallplans oder einer Behandlungsvereinbarung für den Notfall (Patientenverfügung), ggf. unter Einbeziehung der Angehörigen und/oder des GB, ggf. Vermerken einer Notfallmedikation
	  – Weiterleiten des Notfallplans an HA
	  – Erarbeiten von Bewältigungsstrategien bei Selbst- und/oder Fremdgefährdung
	  – Suizidprävention: Bei jedem Termin aktives und gezieltes Abklären der Selbst- und/oder Fremdgefährdung
	  – ggf. Verordnen von Psychotherapie (*Modul I6*)
	  – ggf. Verordnen von EKT (*Modul I8*)
	  – ggf. Anpassen der Behandlungsfrequenz in Absprache mit dem Patienten und der verantwortlichen p-BP
	  – ggf. Durchführen der Notfallmodule (*N Module*)
	• Weiterleiten des Behandlungsplans an HA, PT, p-BP
	• Abstimmen mit dem HA und/oder der p-BP
	• Ausstellen der APP-Verordnung (*Modul I4*)
	• Ausstellen von Verordnungen/Überweisungen der im Behandlungsplan festgeschriebenen Interventionen oder Akteuren (z. B. Ergotherapie, Psychotherapie)
	• ggf. Erstellen von Arztbriefen

p-BP oder Sozialarbeiter	• Sicherstellen der und Motivieren zur ärztlichen Behandlung (► *Modul I4*) • ggf. Übernehmen des CM
Ort	• p-FA-Praxis • ggf. beim Hausbesuch, ggf. PIA
Aufwand	Der Aufwand ist in den jeweiligen Interventionen festgeschrieben (*Module I1-I4*).
Einmalig (Aufnahme) p-FA:	• innerhalb der ersten 2–3 Gespräche und zu Beginn einer neuen akuten Episode bzw. Krise • Weiterleiten des Behandlungs- und Notfallplans an die anderen Kooperationspartner im Team
Regelmäßig p-FA:	• regelmäßiges Überprüfen der Fähigkeiten zum eigenständigen Leben, des weiteren Bedarfs im Bereich Wohnen und der Arbeitssituation bzw. -fähigkeit • Ausstellen von Verordnungen/Überweisungen • Ausstellen von Rezepten
Ergebnisdokumentation	
p-FA	• Behandlungsplan • Auswertung der Bedarfserfassung • Notfallplan • Verordnungen • Rezepte • ggf. Arztbrief • Befund

A4		Erstellen eines Behandlungsplans (B)	C, E

- Abklärung Suizidalität (ja/nein?)
- Überweisungen entsprechend den im Behandlungsplan festgeschriebenen Interventionen (z. B. PT)

Anmerkungen	- Die Schizophrenie-Therapie ist grundsätzlich mehrdimensional orientiert. In allen Therapie- und Versorgungsangeboten sollten biologisch-somatische, psychotherapeutische und soziotherapeutisch-rehabilitative Aspekte gleichermaßen – wenngleich phasenspezifisch mit unterschiedlichen Akzenten – berücksichtigt werden. Insbesondere für Ersterkrankte ist eine langfristige, setting-, sektoren- und altersübergreifende, multimodale Behandlung notwendig. - Häufig besteht eine mangelnde Krankheits- und Behandlungseinsicht bzw. Krankheitsakzeptanz bei den Betroffenen. Diese fühlen sich ggf. nicht krank und lehnen daher therapeutische Maßnahmen oder Medikamente ab. Mangelnde Krankheitseinsicht hat zum Teil weitreichende Auswirkungen auf den Behandlungsverlauf – insbesondere auf die Adhärenz – und kann eine starke Belastung für Angehörige darstellen. Ziel sollte deshalb sein, dem Betroffenen ein Verständnis für und einen für ihn akzeptablen Umgang mit der Erkrankung zu vermitteln (*Modul I14*). - Die Patientenverfügung beinhaltet Wünsche bzgl. der Therapie im Rahmen eines Notfalls.
Implementierungshinweise	- Grundlage jeder Therapie ist eine vertrauensvolle therapeutische Beziehung. Die Kontinuität des Behandlungsablaufs sollte vom APP gewährleistet werden. - FA und APP sollten in einem kooperativen Prozessmanagement agieren. Die Kommunikation läuft im Rahmen von Behandlungskonferenzen (*Modul KQ1*) ab. - Die aktuelle Wohn- und Lebenssituation der Betroffenen sollte vor allem auch in der Behandlungsplanung berücksichtigt werden. - Notfallpläne sollten mit dem Patienten und seinen Angehörigen verfasst und in Notfallsituationen eingesetzt werden. - Bereits bei der Behandlungsplanung sollten Angehörige und deren Belastungen berücksichtigt werden. Bei einer Erstdiagnose sollten Angehörigengruppen verpflichtend durch den IV-Träger in Kooperation mit den Landesverbänden des BAPK angeboten werden. Generell sollte das Prinzip des SDM angewandt werden, da es durch ein aktives Einbeziehen von Betroffenen und Angehörigen in die Planung der Behandlung zu einem besseren Verständnis und damit zu einer höheren Behandlungsbereitschaft und Zufriedenheit kommen kann. Das Prinzip dient der Stärkung des Patientenwillens und kann zur Verbesserung der Versorgungsqualität beitragen. - Wünscht der Patient, dass seine Angehörigen nicht in die Behandlungsplanung und die weitere Versorgung einbezogen werden, sollten diese zumindest allgemein über das Krankheitsbild informiert werden und PEI erhalten (*Modul I15*). In behandlungs- und krankheitsspezifische Aspekte, die den Patienten betreffen, können die Angehörigen in diesem Fall nicht eingebunden werden. - Zum Erfassen der persönlichen Bedeutung von Psychosen sollten auch Instrumente wie z. B. der Fragebogen zum subjektiven Sinn (SuSi-Fragebogen) eingesetzt werden. Dieses Vorgehen unterstützt die Recovery-Arbeit. - Bei Patienten mit Migrationshintergrund sollten sprachliche und kulturelle Barrieren berücksichtigt werden, ggf. sollte eine Vermittlungsperson einbezogen werden.

Erstellen eines Behandlungsplans (B)	C, E	**A4**

- Bei der Anamnese sollten die Anzahl der Kinder, der Betreuungsstatus und ggf. Auffälligkeiten der Kinder erfragt werden.
- Niedrigschwellige und mit der Jugendhilfe vernetzte Angebote für Kinder psychisch erkrankter Eltern müssen implementiert werden und Teil des ambulanten Behandlungsnetzes sein.
- Falls der Patient bereits im Rahmen des SGB XII (Eingliederungshilfe) Leistungen erhält, besteht hier ein Gesamtplan, den der Sozialhilfeträger mit allen am Hilfeprozess Beteiligten erstellt und abstimmt. In diesen Fällen muss eine Abstimmung zwischen den Akteuren der unterschiedlichen Leistungssysteme und dem Patienten herbeigeführt werden. Es ist außerdem zu beachten, dass es in diesen Hilfeprozessen ebenfalls vertrauensvolle therapeutische Beziehungen geben kann.

Leitlinien

LL BLS 2006:

- *Behandlungsablauf/-ziel*: Empfehlungen 3, 5, 94
- *Informationsverfügbarkeit für Patienten*: Empfehlung 66
- *Durchführen einer suchtmedizinischen Behandlung:* Empfehlungen 129, 130, 139-141
- *kontinuierliche Einschätzung suizidaler Gedanken:* Empfehlung 121
- *im Rahmen der Patientenaufklärung:* Empfehlung 123

LL NICE 2010:

- Herstellen einer kontinuierlichen und vertrauensvollen Beziehung: Kapitel 10.1.1.1
- Behandlungsplanung: Kapitel 10.2.1.1-3, 10.2.2.2.2

Empfehlungen aus den Experteninterviews

- Einsatz von lebensorientierten Assessmentinstrumenten/ Behandlungskontinuität
- Einbezug von Angehörigen
- Erstellen einer Patientenvereinbarung
- Notfallplan
- Behandlungsvereinbarungen/Patientenverfügungen
- Menschen mit Migrationshintergrund

Weitere Literatur

- Lambert 2006; Rössler und Theodoridou 2006; Froböse et al. 2009; Wobrock et al. 2009; Remschmidt und Theodoridou 2011
- *Mangelnde Krankheits- und Behandlungseinsicht:* Froböse et al. 2009
- *Einbezug von Angehörigen und Vermittlung von Angeboten:* Jungbauer et al. 2001; Jungbauer et al. 2002c; Jungbauer et al. 2004b; Jungbauer et al. 2006
- *SDM als Ansatz der partizipativen Entscheidungsfindung:* Lambert 2006; Sibitz et al. 2008; Hamann et al. 2008; Hamann et al. 2009
- *Behandlungsvereinbarungen:* Borbé et al. 2009
- *IBRP:* Kallert und Leiße 2000a; Leiße und Kallert 2003
- *Schwangerschaftsberatung:* Howard und Underdown 2011
- *Notfallplan:* Jungbauer et al. 2011b
- *Versorgung von Menschen mit Migrationshintergrund:* Hartkamp 2004

Anknüpfende Module

- im Behandlungsplan festgeschriebene *I-Module*
- in Notfallsituationen und Krisen: *N-Module*

Intervention (I)

I1

Fachärztliche Behandlung[21] (B)[22]   C, E

Ziele	• Der Patient ist langfristig kontinuierlich psychiatrisch versorgt. • Auf den schwankenden Bedarf in Akut- und Intervallphasen wird flexibel reagiert. • Der p-FA koordiniert den Behandlungsplan in Absprache mit dem HA und der p-BP.
Voraussetzungen	erfolgt nach *Modul A4*
verordnet/überwiesen durch	• HA; ggf. nach Weiterleitung durch eine Klinik (*Modul N6*)
Patienteneigen-schaften	• Der Patient ist an einer Störung aus dem schizophrenen Formenkreis erkrankt. • Der Patient befindet sich in der Phase der Remission[23].
Leistungserbringer	• p-FA • wenn kein p-FA-Kontakt möglich oder seitens des Patienten gewünscht: Koordinieren des Moduls über einen PT oder einen HA
Aufgaben	

p-FA	• Aufbauen einer tragfähigen Arzt-Patienten-Beziehung
	  – Informieren und Beraten im Hinblick auf die Erkrankung und ihre Behandlung, Wecken von Verständnis für die psychosozialen Konsequenzen der Erkrankung und deren Überwindung
	• Suizidprävention: bei jedem Termin/routinemäßig aktives und gezieltes Abklären der Selbst- und/oder Fremdgefährdung, ggf. Einleiten der *N-Module*
	
	Aufgaben im Rahmen der Umsetzung des Behandlungsplans:
	
	• Überprüfen und ggf. Anpassen des Behandlungsplans:
	  – regelmäßiges Aktualisieren des psychopathologischen und somatischen Befunds (ggf. mit Hilfe von Angehörigen)
	  – regelmäßiges Überprüfen und ggf. Anpassen des Behandlungsplans sowie Erfassen des Behandlungserfolgs (Einsatz GAF), ggf. Überleiten in das *Modul I16*
	  – Weiterleiten des aktuellen Behandlungsstands und der Behandlungsergebnisse an die p-BP und weitere Beteiligte (PT, HA)
	  – ggf. Anpassen der pharmakologischen Behandlung (► *Modul I7*)
	• frühzeitiges Erkennen und Behandeln von neuen Krankheitsepisoden sowie von Medikamentennebenwirkungen (EPMS, metabolisches Syndrom u.ä.)

---

21 Die psychiatrische Behandlung in Notfall- oder Krisensituationen erfolgt über das *Modul N3*.

22 Die Aufgaben des p-FA können in Ausnahmefällen (z. B. lange Wartezeiten beim p-FA, regionale Gegebenheiten) eingeschränkt von einem HA oder ggf. von einem PT mit Kassenzulassung übernommen werden. Bedacht werden sollte an dieser Stelle, dass der PT die pharmako-therapeutische Behandlung an einen p-FA delegiert.

23 Remission wird im Behandlungspfad entsprechend dem Versorgungsalltag definiert. Der GAF beschreibt psychosoziale und berufliche Funktionsbereiche und zeigt Bedarf an Behandlung und Fürsorge an. Ab einem GAF-Wert von über 80 kann von einer Remission ausgegangen werden.

Fachärztliche Behandlung (B)	C, E	**I1**

- Fördern der Medikamentenadhärenz
- bei weiblichen Patienten: Erinnern an Besuche beim Frauenarzt und ggf. regelmäßiges Ausstellen von Überweisungen zum Frauenarzt durch den p-FA, Beraten zur Pharmakotherapie bei Schwangerschaft (*Modul I7*)
- regelmäßiges Führen von Gesprächen zur Empfängnisverhütung
- Unterstützen der Angehörigen und Schaffen eines günstigen Familienklimas im Rahmen von Angehörigengesprächen
- Durchführen von Konsultationsdiensten (z. B. im Rahmen der *Module I2, I5, I6*)
- ggf. Ausstellen von Krankschreibungen
- ggf. Koordinieren des Behandlungsplans:
  - Abstimmen mit den an der Behandlung beteiligten Akteuren zu weiteren Behandlungsabläufen
  - Schreiben von Arztbriefen und/oder Antragstellungen (u. a. für soziotherapeutische Maßnahmen, stationäre Aufenthalte/ Reha-Maßnahmen (*Module I9–I12*))
- ggf. Durchführen von Behandlungskonferenzen und Teilnehmen an anderen Veranstaltungen zur Qualitätssicherung (*Modul KQ1–KQ6*)
- Weiterleiten des Patienten zu PEI (*Modul I14*)

MFA
- bei Bedarf (z. B. wenn der Patient den Arzttermin versäumt hat): Kontaktieren der p-BP
- ggf. Koordinieren und Notieren weiterer p-FA-Termine

p-BP
- ggf. Vermitteln eines p-FA-Termins
- ggf. Begleiten des Patienten zum p-FA

Ort
- p-FA-Praxis, PIA, Tagesklinik oder andere ambulante Einrichtungen
- ggf. beim Hausbesuch

Aufwand

p-FA
- zu Beginn der Behandlung: Gesprächskontakte alle 2–3 Wochen (Dauer ca. 15–30 Min.)
- danach (Monitoring): mindestens einen Kontakt alle 3 Monate
- Konsultationsdienst: niedrigschwellig über Telefonate oder im Rahmen von Behandlungskonferenzen (*Modul KQ1*)
- bei HA-Weiterbehandlung (*Modul I2*): zusätzlich Intervisionsaufgaben durch p-FA (bei leichter erkrankten Patienten nur auf Wunsch des HA, bei schwerer Erkrankten sollte der p-FA den Patienten einmal im Quartal sehen)
- Dokumentationsarbeit (z. B. Abweichungen vom BHP) sowie Ausstellen von Arztbriefen und Anträgen

Ergebnisdokumentation

p-FA
- aktueller Befund
- aktueller Behandlungsplan (ggf. Erfassen der Anpassungen im Behandlungsplan, Erfassen der unter *Modul A4* festgeschriebenen Zielvereinbarungen)
- Arztbrief(e) und Überweisung(en)
- Verordnungen
- Monitoring-Ergebnisse
- Konsultationsdienste und patientenbezogene Absprachen/ Rückmeldungen
- Abklärung Suizidalität (ja/nein?)
- Arbeit/Einbezug der Angehörigen

I1

Fachärztliche Behandlung (B)   C, E

Anmerkungen	• Besonders wichtig bei der Behandlung von an Schizophrenie erkrankten Menschen ist neben der Behandlungskontinuität die therapeutische Beziehung, da vor allem in den ersten 12 Monaten eine hohe Gefahr des Behandlungsabbruchs besteht. Zu Beginn der Behandlung sollte deshalb mehr Zeit aufgebracht werden, um eine vertrauensvolle Beziehung aufzubauen. Hilfreich in diesem Zusammenhang kann die Zusammenarbeit mit der PIA sein. • In strukturschwachen Regionen, wo es einen Mangel an p-FÄ gibt bzw. die psychiatrische Behandlung mit unverhältnismäßig langen Anfahrtswegen/-zeiten zum p-FA verbunden ist, oder wenn Patienten nicht vom HA zum FA wechseln wollen, kann darüber nachgedacht werden, ob ein HA die Weiterbehandlung übernehmen kann. Voraussetzung sollte eine Intervision durch einen p-FA oder einen PT sein. Eine konsiliarische Beziehung zu einem p-FA oder einem PT wäre ebenfalls sinnvoll. Der HA würde in diesem Fall die im Modul beschriebenen Aufgaben des p-FA in Absprache mit selbigem übernehmen. • Instabile Patienten oder Patienten nach einem stationären Aufenthalt sollten den Arzt mehrmals im Monat aufsuchen. Eine kontinuierliche Begleitung des Patienten wird über die p-BP gewährleistet. • Ein kurzfristiger Austausch, insbesondere im Rahmen der Medikationsabstimmung zwischen p-FA und HA, sollte grundsätzlich möglich sein (z. B. über mediale Techniken). Der p-BP muss stets ein aktueller Medikamentenplan vorliegen.
Implementierungshinweise	• Wenn vor Ort kein p-FA zur Verfügung steht, könnte die Versorgung über einen HA oder einen PT, in enger Kooperation mit einem p-FA aus einer anderen Region, erfolgen. Der p-FA sollte stets über die Diagnose und die gegenwärtige Behandlung informiert sein. • Wenn ein Patient die Behandlung beim p-FA ablehnt, ist er trotzdem weiterhin beim HA psychiatrisch zu behandeln. • Sollte sich nach 6–8 Wochen kein oder lediglich ein unzureichender Behandlungserfolg einstellen, wird empfohlen, den Behandlungsplan anzupassen.
Leitlinie	LL BLS 2006: • Empfehlung 94 • *Behandlungsresistenz*: Empfehlung 47
Weitere Literatur	Lambert 2006; Lambert und Huber 2007; Spengler 2012
Anknüpfende Module	• im Behandlungsplan festgeschriebene *I-Module* • in Notfallsituatione und Krisen: *N-Module* • Patienten ohne IV-Zugehörigkeit, Patienten nach akuten Erkrankungsphasen, chronisch Erkrankte: *Module A2–A4* • im Rahmen der Kooperation und Qualitätssicherung: *KQ-Module*

I2

Hausärztliche Weiterbehandlung (B)   A, C, E

Ziele	• Somatische Erkrankungen und Beschwerden bei Schizophrenie, einschließlich der Nebenwirkungen der Psychopharmakotherapie, werden adäquat behandelt. • Somatische Risikofaktoren werden reduziert. • Einer Chronifizierung von somatischen Erkrankungen kann entgegengewirkt werden.

	Hausärztliche Weiterbehandlung (B) A, C, E	I2

Voraussetzungen

verordnet/überwiesen durch

ggf. durch p-FA (im Rahmen der *Module A4, I1*)

Patienteneigenschaften

- Der Patient hat somatische Beschwerden.
- Die Weiterbehandlung des Patienten im Rahmen des Behandlungsplans wird über den HA koordiniert.

Leistungserbringer

- primär: HA
- sekundär: anderer FA (z. B. Internist)

Aufgaben

HA

Aufgaben im Rahmen der somatischen Behandlung:

- Durchführen einer somatischen Untersuchung und eine entsprechende Behandlung
- frühzeitiges Erkennen von Medikamentennebenwirkungen wie metabolisches Syndrom, EPMS u. Ä.
- Stellen einer medizinischen Indikation und ggf. Ausstellen einer Überweisung an Spezialisten (z. B. Internist, Kardiologe)
- bei Überweisung an einen anderen FA: Weiterleiten der Untersuchungsergebnisse und Diagnosen

Aufgaben im Rahmen der Umsetzung des Behandlungsplans:

- Überprüfen und ggf. Anpassen des Behandlungsplans
- regelmäßiges Aktualisieren des psychopathologischen und somatischen Befunds, ggf. mit Hilfe des p-FA oder von Angehörigen
- Weiterleiten der Befunde an den p-FA
- Erfassen des Behandlungserfolgs, Überprüfen und ggf. Anpassen des Behandlungsplans in Absprache mit dem p-FA, ggf. Überleiten in das *Modul I16*
- Weiterleiten des aktuellen Behandlungsplans und der Behandlungsergebnisse an die p-BP, ggf. p-FA
- ggf. Anpassen der pharmakologischen Behandlung (► *Modul I7*)
- Verordnen von Medikamenten unter Berücksichtigung der Nebenwirkungen und ihrer Interaktionen mit anderen, bereits verordneten Medikamenten (*Modul I7*): bei komplexer Pharmakotherapie oder schweren körperlichen Begleiterkrankungen Absprache mit p-FA bezüglich Wechselwirkungen zwischen Medikamenten und Nebenwirkungen, hiernach Abstimmen der Behandlungsstrategie zwischen HA und p-FA
- frühzeitiges Erkennen und Behandeln von neuen Krankheitsepisoden (Rezidive)
- bei weiblichen Patienten: Erinnern an Besuche beim Frauenarzt, regelmäßiges Ausstellen von Überweisungen, Beraten zur Pharmakotherapie bei Schwangerschaft (*Modul I7*)
- regelmäßiges Führen von Gesprächen zur Empfängnisverhütung
- Suizidprävention: bei jedem Termin aktives und gezieltes Abklären der Selbst- und/oder Fremdgefährdung, ggf. Einleiten der *N-Module*
- Unterstützen der Angehörigen und Schaffen eines günstigen Familienklimas im Rahmen von Angehörigengesprächen
- ggf. Ausstellen von Krankschreibungen
- ggf. Überweisen in eine Tagesklinik zur Weiterbehandlung (*Modul I3*)
- ggf. Teilnehmen an Behandlungskonferenzen und anderen Veranstaltungen zur Qualitätssicherung (*Module KQ1–KQ6*)

I2

	Hausärztliche Weiterbehandlung (B)	A, C, E
	• ggf. Koordinieren des Behandlungsplans: – Abstimmen mit den an der Behandlung beteiligten Akteuren zu weiteren Behandlungsabläufen – Schreiben von Arztbriefen und/oder Antragstellungen (u. a. für soziotherapeutische Maßnahmen, stationäre Aufenthalte/ Reha-Maßnahmen (*Module I9–I12*))	
MFA	• bei Bedarf (z. B. wenn der Patient den Arzttermin versäumt hat): Kontaktieren der p-BP • ggf. Koordinieren und Notieren weiterer HA-Termine	
p-BP	• ggf. Vermitteln eines HA-Termins • ggf. Begleiten des Patienten zum HA	
Ort	• HA-Praxis • ggf. beim Hausbesuch	
Aufwand		
HA	• variabel: Anzahl und Umfang der Untersuchungen pro Jahr sind z. B. abhängig vom Gesundheitszustand des Patienten • einmal im Jahr Ganzkörperuntersuchung (einschl. Diabetes-Test) • ggf. Dokumentationsarbeit (z. B. Abweichungen vom BHP) sowie Ausstellen von Arztbriefen und Anträgen • ggf. Monitoring: mindestens einen Kontakt alle 3 Monate	
Ergebnisdokumentation		
HA	• aktueller Befund • aktueller Behandlungsplan (ggf. Erfassen der Anpassungen im Behandlungsplan) • Arztbrief(e) und Überweisung(en) • Monitoring-Ergebnisse • patientenbezogene Absprachen/Rückmeldungen • Verordnungen • Abklärung Suizidalität (ja/nein?)	
Anmerkungen	• Als besonders zeitintensiv werden die Gesprächsleistungen, u. a. mit Angehörigen, beschrieben. Eine Vermittlung in Angebote, die im *Modul I15* beschrieben werden, könnte zu einer Entlastung des HA beitragen.	
Implementierungshinweise	• Da der Zugang zum HA aus Sicht der Betroffenen niedrigschwellig ist, sollten HÄ in ein IV-System integriert werden. • Angehörige, insbesondere Partner und Kinder von schizophren erkrankten Menschen, sind vielfach psychischen, psychosozialen und psychosomatischen Beeinträchtigungen ausgesetzt. Daher ist es empfehlenswert, in der Versorgung auch die gesundheitlichen Beeinträchtigungen des/der Angehörigen zu berücksichtigen. Hierfür sollte der HA Kenntnisse über regional vernetzte Angebote oder regionale Präventions- und Hilfsangebote für Angehörige und Kinder schizophren Erkrankter haben. • Eine Weiterbildung kann ein Grundverständnis für die Belastung der Angehörigen und vor allem der Kinder ermöglichen sowie weitere Weiterbildungsmöglichkeiten bei Zeit und Interesse aufzeigen. • Eine Überforderung der HÄ im Rahmen von Schulungsmaßnahmen sollte vermieden werden. Hier bieten sich vorherige Abfragen zum individuellen Schulungsbedarf an (▶ *Modul KQ 4*). • Das Einführen von Gesprächssprechstunden könnte ein nützliches Angebot für Betroffene und Angehörige sein, um sich über die Erkrankung zu informieren.	

Hausärztliche Weiterbehandlung (B)	A, C, E
Leitlinien	LL BLS 2006: • Empfehlungen 144, 162, 165 LL NICE 2010: • *Versorgung beim HA:* Kapitel 10.4.1.1-2
Empfehlungen aus den Experteninterviews	• *Niedrigschwelliger Zugang* • *Konsiliarischer Austausch durch einen p-FA* • *Gesprächs-Sprechstunden*
Weitere Literatur	Nordt et al. 2002; Sielk 2003; Rogausch et al. 2008
Anknüpfende Module	• im Behandlungsplan festgeschriebene *I-Module* • in Notfallsituationen und Krisen: *N-Module* • Patienten ohne IV-Zugehörigkeit, Patienten nach akuten Erkrankungsphasen, chronisch Erkrankte: *Module A2–A4* • im Rahmen der Kooperation und Qualitätssicherung: *KQ-Module*

I3

Tagesklinische Versorgung (E)	A, C, E
Ziele	• Die Beschwerden werden gelindert, wobei der Bezug zum Alltag erhalten bleibt und Probleme zeitnah gelöst werden können. • Eine intensive Behandlung wird gewährleistet. • Angehörige werden ausreichend beraten. • Der Tagesablauf wird strukturiert; soziale Kontakte sowie kognitive und (Alltags-)Fähigkeiten werden gefördert. • Eine vollstationäre Versorgung wird vermieden. • Der Betroffene kann weiter im gewohnten Umfeld leben.
Voraussetzungen	
verordnet/überwiesen durch	• primär: HA • sekundär: p-FA, PT
Patienteneigen-schaften	*Ausschluss:* • Bei einer Selbst- und/oder Fremdgefährdung sowie akuter Suizidalität erscheint eine Notfallbehandlung angezeigt (weiter mit *N-Modulen*). *Einschluss:* • Eine vollstationäre Behandlung ist nicht notwendig, eine ambulante Betreuung jedoch nicht ausreichend. • Der Patient ist kooperationsbereit, absprachefähig und hinreichend belastbar. • Der tägliche Transport von der eigenen Wohnung und zurück ist gesichert. • Der Patient benötigt eine interdisziplinäre Therapie mit Elementen der Tagesstrukturierung, da die Behandlung beim niedergelassenen p-FA oder PT nicht ausreicht.
Leistungserbringer	primär: Tagesklinik
Aufgaben	
Tagesklinik	• Durchführen einer fachärztlichen Diagnostik (Aufgabenbeschreibung ▸ *Modul A2*)

57

I3

Tagesklinische Versorgung (E)	A, C, E

- Durchführen einer am Patienten und seinen Bedürfnissen orientierten Therapie (Aufgabenbeschreibung ▸ *Modul A4*)
- Durchführen eines strukturierten Behandlungsprogramms mit regelmäßigen Terminen (Visiten)
- Durchführen eines Monitorings zum Erheben des Behandlungserfolgs (Aufgabenbeschreibung ▸ *Modul I1, I2*)
- ggf. Vorbereiten auf eine stationäre Behandlung (z. B. wenn diese zunächst abgelehnt wurde, aber zu einem späteren Zeitpunkt erfolgen soll)
- Durchführen von Behandlungskonferenzen
- ggf. Durchführen von Hilfeplankonferenzen unter Teilnahme aller relevanten Versorgungsakteure
- Durchführen von Beratungsgesprächen mit Angehörigen
- Informieren von HA, GB, Angehörigen und ggf. p-BP über tagesklinische Behandlung

Ort

Tagesklinik

Aufwand

- Die Fahrtkosten werden ggf. von der Krankenkasse übernommen.
- Der Aufwand ist abhängig vom Krankheitsbild, der Schwere der Erkrankung und individuellen Faktoren.
- Der Patient ist 5 Tage die Woche 8 Stunden in der Tagesklinik.

Ergebnisdokumentation

Tagesklinik

- aktueller Befund (inkl. Ergebnisse und ICD-10 Code)
- Behandlungsplan
- Auswertung der Bedarfserfassung
- Notfallplan
- Überweisungen
- Verordnungen
- Rezepte
- Arztbrief
- Überweisungen entsprechend den im Behandlungsplan festgeschriebenen Interventionen (z. B. PT)
- Liegt eine Selbst- und/oder Fremdgefährdung vor (ja/nein)?

Anmerkungen

- Die Tagesklinik sollte in 30–45 Min. durch den Patienten erreichbar sein.
- Die Zusammenarbeit bzw. der Austausch zwischen p-FA und störungserfahrenen PT findet eher selten statt. Abstimmungsszenarien und Nutzen sollten daher im Rahmen der Versorgungspraxis geprüft werden.

Implementierungshinweise

- Tageskliniken können als Möglichkeit für eine frühere Entlassung aus dem stationären Setting in Betracht gezogen werden.
- Tageskliniken sollten insbesondere im Rahmen der Notfallbehandlung mit bedacht und mit einbezogen werden. Im Rahmen der Anschlussbehandlung wäre eine Vernetzung (z. B. zum Austausch von Informationen) zwischen der Tagesklinik und den Akteuren – niedergelassenen p-FA, HA, oder PT wie auch der p-BP – sinnvoll. In jedem Fall sind diese Akteure im Rahmen der Entlassungsvorbereitung über die tagesklinische Behandlung des Patienten zu informieren.
- Aufnahme- und Entlassungsmanagement sind mitunter problematische Schnittstellen, die ggf. in den Regionen durch Kooperationsvereinbarungen zwischen den Akteuren verbessert werden können.
- Sofern eine gesetzliche Betreuung besteht oder angeregt wurde, kann diese in den Versorgungsprozess eingebunden werden. Im Prozess sind Hilfeplangespräche unter Teilnahme aller relevanten Akteure sehr nützlich.

Tagesklinische Versorgung (E) A, C, E	I3

Leitlinien:	LL BLS 2006: • Alternative zur stationären Behandlung: Empfehlung 96 LL NICE 2010: • Einbezug von Tageskliniken in die Notfallbehandlung: Kapitel 10.3.1.4
Empfehlung aus den Experteninterviews	*Betreuung von schwer Erkrankten*
Weitere Literatur	• Kallert et al. 2005; Shek et al. 2010; Ziegenbein et al. 2009; Remschmidt und Theodoridou 2011 • Ambulante und nicht stationäre Krankenhausbehandlung: §39 SGB V
Anknüpfende Module	• im Behandlungsplan festgeschriebene *I-Module* • in Notfallsituationen und Krisen: *N4-N6* • im Rahmen der Kooperation und Qualitätssicherung: *KQ-Module*

Ambulante psychiatrische Pflege (B) C, E Kontinuierliche Betreuung über eine p-BP[24]	I4

Ziele	• Die Versorgung nach dem erstellten Behandlungsplan ist sichergestellt. • Eine kontinuierliche Aufrechterhaltung der Beziehung zum Patienten ist gewährleistet. • In Zusammenarbeit mit dem Patienten wird ein Hilfenetz implementiert, über das der Patient Kontakt zum Versorgungssystem erhält. • Der Patient kann dauerhaft in seiner häuslichen Umgebung bleiben und ein möglichst selbstständiges Leben außerhalb von psychiatrischen stationären Institutionen führen. • Krankheitsverläufe werden verbessert, insbesondere hinsichtlich sozialer Funktionen und Lebensqualität. • Die Fähigkeiten des Patienten und der Angehörigen zum Selbstmanagement werden verbessert.
Voraussetzungen	generell im Behandlungsplan festzuschreibendes Modul
verordnet/überwiesen durch	• primär: p-FA • sekundär: HA
Patienteneigen- schaften	• primär: Der Patient hat ein erhöhtes Risiko bzgl. Krankenhauseinweisung, Obdachlosigkeit, Suizidalität, Drogenmissbrauch, Aggressivität usw. • sekundär: Der APP steht als niedrigschwelliger Ansprechpartner für die psychiatrische Versorgung allen eingeschriebenen Patienten zur Verfügung.
Leistungserbringer	p-BP bzw. (Fach-)Krankenpflegekräfte mit langjähriger Pflegeerfahrung psychisch erkrankter Menschen

---

24 In Notfall- oder Krisensituationen erfolgt die Betreuung im Rahmen der ambulanten psychiatrischen Pflege über das *Modul N2*.

I4	Ambulante psychiatrische Pflege (B)	C, E
	Kontinuierliche Betreuung über eine p-BP	

Aufgaben

p-FA oder HA Ausstellen der APP-Verordnung, ggf. Vermitteln an den APP vor Ort

p-BP
- Führen eines Aufnahmegesprächs
- Durchführen einer Erstanamnese

In Anlehnung an den Behandlungsplan:

- Formulieren von Pflegeressourcen und -problemen
- Erstellen einer Pflegediagnose
- Erstellen und Umsetzen einer pflegerischen Maßnahmenplanung
- Durchführen der Pflegeinterventionen
- Unterstützen des Patienten:
  - bei der Aktivierung und Förderung der vorhandenen Ressourcen
  - bei der Umsetzung des Behandlungsplans
  - bei der Bewältigung der Alltagsorganisation, bspw. finanzielle Angelegenheiten, Arbeitssuche, Beschäftigung, Wohnungssuche, Essen zubereiten, persönliche Hygiene etc. (*Module I9–I12*)
  - beim Umgang mit Nebenwirkungen und dem allgemeinen Gesundheitsverhalten (z. B. Organisation einer Ernährungsberatung, Diabetikerschulung etc.)
- Koordinieren von Unterstützungsangeboten (Vermittlung von Beratungsangeboten: Sozial-, Schuldner-, Berufsberatung, Job-Coaching, Migrations- oder Familienberatung, ggf. Anregen zur Einrichtung einer gesetzlichen Betreuung)
- motivationales Unterstützen zur Teilnahme an der Behandlung, insbesondere der psychotherapeutischen Maßnahmen
- Unterstützen des Selbstmanagements des Patienten
- Informieren von Dritten (z. B. Angehörige, GB) über die APP-Betreuung des Patienten
- ggf., wenn gesetzliche Betreuung vorhanden ist: Abstimmen mit dem GB im Betreuungsprozess
- Suizidprävention: bei jedem Termin aktives und gezieltes Abklären der Selbst- und/oder Fremdgefährdung, ggf. Einleiten der *N-Module*
- Evaluieren der eigenen Arbeit, ggf. mit Unterstützung der fachlichen Leitung

Leistungen im Rahmen anderer Module, z. B.:

- Koordinieren und ggf. Begleiten der Termine des Patienten im Rahmen der Versorgung
- kontinuierliches Abstimmen mit p-FA/HA, ggf. PT (*Modul KQ1*, z. B. im Rahmen der Anpassung des Behandlungsplans)
- Durchführen von Aufgaben im Rahmen der Angehörigenarbeit und Umfeldbegleitung (*Modul I15*)
- Durchführen von Aufgaben im Rahmen der *N-Module*

Ort
- aufsuchend (insbesondere in akuten Krankheitsphasen und wenn Behandlungsabbrüche drohen)
- Räume der p-BP
- telefonisch

Aufwand

p-BP
- variabel, allerdings hochfrequente Betreuung im Rahmen der *N-Module*
- übernimmt vermittelnde, begleitende und unterstützende Aufgaben (z. B. im Rahmen der *Module I1, I2, I5, I6*, usw.)
- in Krisensituationen hochverdichtete Behandlung (tägliche Kontakte) bis hin zu niederfrequenten telefonischen Kontakten; je nach Dringlichkeit und Schweregrad ist eine Krisen- oder Notfallintervention indiziert (z. B. im Rahmen der *Module N1-N6*)

Ambulante psychiatrische Pflege (B) Kontinuierliche Betreuung über eine p-BP	C, E	I4

- bei Remission: Ausschleichen der Behandlung (Festlegung durch p-FA und Patienten) auf anfangs 2-wöchentliche, dann 4-wöchentliche, spätestens nach einem halben Jahr nach Remission 6-wöchentliche Kontakte und anschließende Initiierung von *Modul I16*

Ergebnisdokumen-tation

p-BP

- Pflegediagnose, Pflegeplan, Pflegebedarf
- nächster Termin
- Pflegevisite
- Abklärung Suizidalität (ja/nein?)
- vorgenommene Aktualisierungen, z. B. Pflegeplan
- Abweichungen vom BHP

Anmerkungen

- Der APP begleitet den Patienten während des gesamten Behandlungsverlaufs. So erhält sie einen institutions- und schnittstellenübergreifenden Überblick über die installierten Hilfen und übernimmt eine Lotsenfunktion.
- Patienten, die erneut in die IV aufgenommen werden, werden nach Möglichkeit von derselben p-BP betreut.
- Die Unterstützung der eigenen Lebensgestaltung und Krankheitsbewältigung sowie die Verbesserung sozialer Aktivitäten haben in der Versorgung von an Schizophrenie erkrankten Menschen einen hohen Stellenwert. Sie sollten bei jeder Therapie angestrebt werden.
- Das hier beschriebene Modul weicht leicht von den Empfehlungen der Leitlinie Psychosoziale Therapien ab. Darin wird ein multiprofessioneller, teambasierter Ansatz der Bezugspflege bevorzugt. In der PIA und in den IV- Modellen der Gemeindepsychiatrie ist ein solches Vorgehen Standard. Die Arbeit in multiprofessionellen Teams unter Einbeziehung psychotherapeutischer Kompetenz ist die Basis der Unterstützung im Rahmen integrierter Behandlungsnetzwerke. In dem vorliegenden BHP wird der teambasierte Ansatz durch regelmäßige Kontakte zu p-FÄ sowie ggf. zu PT und/oder weiteren Leistungserbringern gewährleistet (*Modul I11*). Die Kooperation und Zusammenarbeit zwischen diesen Leistungserbringern ist klar definiert und kann vor allem durch die Behandlungskonferenzen gesichert werden (*Modul KQ1*).

Implementierungs-hinweise

- Spezielle Programmkomponenten sind der hohe Betreuungsschlüssel, die Erreichbarkeit der Teammitarbeiter und die Möglichkeit täglicher Fallbesprechungen im Team.
- Es ist wichtig, den Patienten in seinem privaten Lebensumfeld zu erleben.
- Eine regelmäßige Supervision sollte den p-BP zur Verfügung stehen, z. B. durch einen psychologischen PT oder einen p-FA.
- Eine flächendeckende Implementierung des APP wird empfohlen. In Regionen, wo ein gemeindepsychiatrischer Verbund, ein gemeindepsychiatrisches IV-Netzwerk oder eine PIA implementiert wurde, können die hier beschriebenen Aufgaben von Pflegekräften im Rahmen multiprofessioneller Teams übernommen werden.
- Sollte der Patient in einer PIA behandelt werden, ist zu beachten, dass die Leistungen der PIA nach §118 SGB V und die der APP nicht quartalsgleich abgerechnet werden können. Um einen Übergang aus der PIA in die ambulante ärztliche Versorgung zu ermöglichen, ist im Einzelfall eine einmalige quartalsgleiche Abrechnung zulässig. Voraussetzung ist, dass der Versicherte bereits mehrere Quartale vorab in der PIA behandelt wurde oder mehrere Behandlungstermine im selben Quartal dort stattgefunden haben. Eine PIA kann nur mit Ermächtigung APP verordnen.

I4

Ambulante psychiatrische Pflege (B) C, E Kontinuierliche Betreuung über eine p-BP	
	• Eine detailliertere Darstellung der Tätigkeit einer p-BP findet sich u. a. hier: http://www.bapp.info/texte/taetigkeiten.pdf • APP ist derzeit ein noch recht unerforschtes Gebiet im Rahmen der Versorgungsforschung. Hier bedarf es z. B. Studien zur Effektivität und zu evidenzbasierten Pflegeinterventionen.
Leitlinien	LL BLS 2006: • Empfehlungen 90, 91 LL PST 2012: • Aufsuchende (nachgehende) Behandlung durch multiprofessionelle gemeindepsychiatrische Teams: Empfehlung 10 PORT-R 2009: • *Assertive Community Treatment*: Systems of care serving persons with schizophrenia should include a program of assertive community treatment (ACT). This intervention should be provided to individuals who are at risk for repeated hospitalizations or have recent homelessness. The key elements of ACT include a multidisciplinary team including a medication prescriber, a shared caseload among team members, direct service provision by team members, a high frequency of patient contact, low patient-to-staff ratios, and outreach to patients in the community. ACT has been found to significantly reduce hospitalizations and homelessness among individuals with schizophrenia (S. 49).
Empfehlungen aus den Experteninterviews	• *Bedarf an verbindlichen Pflegestandards für den APP* • *Flächendeckende Implementierung*
Weitere Literatur	• Albers 1998; Angermayer et al. 2006a; Rössler und Theodoridou 2006; Berhe et al. 2005 • *Konzept zur Umsetzung von ambulanter psychiatrischer Pflege:* Tschinke et al. 2012 • http://www.aok-gesundheitspartner.de/imperia/md/gpp/nds/pflege/hkp/vertrag.pdf
Anknüpfende Module	• im Behandlungsplan festgeschriebene *I-Module* (vor allem die *Module I1, I2*) • in Notfallsituationen und Krisen: *N-Module* (vor allem *Modul N1–N4*) • im Rahmen der Kooperation und Qualitätssicherung: *KQ-Module* • ggf. *Module V, A-Module*

I5

Ambulante Eingliederungshilfe (E) C, E	
Ziele	• Die Selbstständigkeit des an Schizophrenie erkrankten Menschen wird aufrechterhalten. • Eine gesellschaftliche Ausgrenzung wird vermieden. • Eine drohende Behinderung wird vermieden. • Die Folgen einer Behinderung werden vermindert. • Der Patient ist in der Lage, ein weitestgehend selbstständiges Leben zu führen.
Voraussetzungen	Die Fähigkeit zur Teilhabe am gesellschaftlichen Leben ist durch die mit der Erkrankung einhergehende oder drohende Behinderung wesentlich eingeschränkt.
Leistungserbringer	gemeindepsychiatrische und private Trägerorganisationen

Ambulante Eingliederungshilfe (E) C, E	**I5**

Aufgaben

p-FA (ggf. HA, PT)   Schreiben einer Stellungnahme zum Erfolg der Eingliederungshilfe

GB oder Patient   Stellen eines Antrags

Sozialhilfeträger   *Sofern ein GB bestellt ist:*

- Prüfen, ob der GB anwesend sein muss, ggf. enge Zusammen-arbeit mit dem GB
- gemeinsamer Austausch der primären Versorger im Rahmen der Eingliederungshilfe zur Erhebung des Bedarfs
- ggf. Anregen zur Einrichtung einer gesetzlichen Betreuung
- Durchführen eines Assessments und einer Hilfedokumentation zusammen mit p-BP:
  - Führen eines Eingangsgesprächs
  - Prüfen der sachlichen und örtlichen Zuständigkeit
  - Prüfen der vorliegenden Behinderung nach ICF
  - Klären des Einsatzes von Einkommen und Vermögen
  - ggf. Anfordern von Gutachten
  - Feststellen des ganzheitlichen und individuellen Hilfebedarfs
  - Erstellen eines Gesamtplans[25] (z. B. mit Hilfe des IBRP) sowie Erarbeiten einer Zielplanung mit dem Betroffenen
  - ggf. Durchführen einer Hilfekonferenz
  - Dokumentieren des Assessment-Ergebnisses in einem Gesamtplan
- Evaluieren des Gesamtplans:
  - Abgleichen und Überprüfen der Hilfe
  - Überprüfen des Erreichens der gemeinsam erstellten Ziele mit dem Leistungsberechtigten und dem Leistungserbringer
  - Anpassen und Fortschreiben der Ziele und Leistungen im Gesamtplan
- Durchführen von unterstützenden Aufgaben im Rahmen von SGB XII, z. B. bei:
  - der persönlichen Entwicklung, insbesondere bei der Entwick-lung sozialer Fertigkeiten, einer gesunden Mobilität sowie einer stabilen Lebenssituation
  - der Bewältigung von Problemen im Alltag
  - der gesundheitlichen Vorsorge und gesundheitlichen Problemen
  - Wohnproblemen und der Haushaltsführung
  - finanziellen Problemen
  - der schulischen und beruflichen Qualifizierung
  - der Suche nach einem Arbeitsplatz, der Erhaltung des Arbeitsplatzes sowie der Vermittlung ergänzender Hilfen
- Abstimmen mit p-FA oder HA und p-BP

p-BP
- ggf. Unterstützen im Rahmen der Beantragung
- Abstimmen mit den durchführenden Fachkräften des Sozialhil-feträgers

---

25 Der Gesamtplan definiert sich nach §58 SGB XII. Inhalte des Gesamtplans sind eine Zielplanung und eine mit dem Betroffenen abgeschlossene Zielvereinbarung. Der erarbeitete Plan und die Zielver-einbarung stellen die Grundlage für die vom Leistungserbringer zu erbringenden Leistungen dar.

I5

Ambulante Eingliederungshilfe (E) C, E	
Aufwand	
Patient oder GB	• Antragstellung
Fachkraft	• Monitoring des Gesamthilfeplans • Gesamtdauer der Eingliederungshilfe ist abhängig vom Erfolg der Maßnahme • Austausch mit p-FA oder HA und p-BP, ggf. PT
Ergebnisdokumentation	
Patient oder GB	• Antrag
Fachkraft	• Gesamtplan sowie dessen regelmäßige Anpassung • vereinbarte Maßnahmen mit dem Betroffenen • vereinbarte Maßnahmen mit dem Leistungserbringer • Austausch mit p-FA oder HA und p-BP, ggf. PT

Anmerkungen	• Alle am Prozess der Erstellung und Fortschreibung des Gesamtplans (z. B. unter Zuhilfenahme des Instruments IBRP) beteiligten Akteure werden mit einbezogen:
	  – Betroffener als Leistungsberechtigter
	  – Angehörige bzw. das familiäre Umfeld
	  – Träger und Einrichtungen als Leistungserbringer
	  – Fachplaner und Fachkräfte aus dem Gesundheitsdienst
	  – Vertreter aus Selbsthilfegruppen, ggf. Psychiatrieerfahrene.
	• Die Steuerungsfunktion im Rahmen des Gesamtplans nach §58 SGB XII kommt dem Sozialhilfeträger zu.
	• Ärzte sind teilweise nicht über regionale Angebote informiert.

Implementierungshinweise	• Eine unkoordinierte, nicht ineinandergreifende Leistungsverteilung sollte zum Wohl des Patienten vermieden werden. Nützlich zur Koordination ist hier, neben einer Hilfeplankonferenz, auch z. B. der Einsatz des Instruments IBRP im Rahmen von Hilfeplankonferenzen. Je nach Bundesland werden derzeit unterschiedliche Instrumente eingesetzt. • In der PIA ist über dort arbeitende Sozialarbeiter eine gute Zusammenarbeit mit den gemeindepsychiatrischen Trägerorganisationen möglich.
Weitere Literatur	SGB XII • *Einsatz des Integrierten Behandlungs- und Reha-Plans:* Dokument: http://www.berlin.de/imperia/md/content/lb-psychiatrie/veroeffentlichungen/ges_100_11_v12sp.pdf?start&ts=1299160079&file=ges_100_11_v12sp.pdf • *Leitfaden zur Zielplanung:* http://www.soziales.niedersachsen.de/startseite/behinderte_menschen/eingliederungshilfe_behinderte_menschen/367.html
Anknüpfende Module	• im BHP festgeschriebene *I-Module* • in Notfallsituationen und Krisen: *N-Module* • Patienten ohne IV-Zugehörigkeit, Patienten nach akuten Erkrankungsphasen, chronisch Erkrankte: *V- und A-Module* • im Rahmen der Kooperation und Qualitätssicherung: *KQ-Module*

Psychotherapie (B)	A[26], C, E	I6

Ziele	• Eine Verschlechterung des Zustands, eine Reduktion von Rezidiven und ggf. eine Chronifizierung der Erkrankung sollten vermieden werden. • Der Patient kann wieder ein selbstbestimmtes Leben führen. • Der Patient kann seine Erkrankung annehmen. • Die Adhärenz kann verbessert werden. • Symptome werden kontrolliert bzw. reduziert (insbesondere Suizidalität). • Die Funktionsfähigkeit und Lebensqualität kann erhalten, wiederhergestellt oder verbessert werden. • Der Patient erlernt Strategien zum Umgang mit der Erkrankung und den Folgen der Erkrankung.
Voraussetzungen	• Es bestehen schwere familiäre Konflikte, Probleme bei der Lebensführung/Krankheitsbewältigung, ausgeprägte kognitive Störungen sowie begleitende Abhängigkeitserkrankungen, Persönlichkeitsstörungen, Angsterkrankungen oder depressive Störungen, bei denen eine Psychotherapie indiziert und effektiv ist. • Eine psychotherapeutische störungsspezifische Therapie der Grunderkrankung sollte für alle Patienten, die diese benötigen und nutzen wollen, gewährleistet werden.
verordnet/überwiesen durch	• primär: p-FA • sekundär: HA
Patienteneigen-schaften	*Der Patient sollte* • ausreichende psychische Stabilität für einen psychotherapeutischen Behandlungsverlauf aufweisen. • 18 Jahre oder älter sein. *Ausnahme:* • Der Patient lehnt eine Psychotherapie ab oder ist schwer beeinträchtigt.
Leistungserbringer	PT[27]
Aufgaben	
p-FA (ggf. HA)	• Aufklären des Patienten bzgl. der Leistung (z. B. über Umfang, Ablauf, Psychotherapieverfahren, Wirklatenz) • ggf. Beraten und Unterstützen beim Finden eines Therapieplatzes und einer Therapieform • Überweisen an einen PT • mit Zustimmung des Patienten oder des GB: Weiterleiten wichtiger patientenbezogener Informationen an einen PT • Vermitteln eines Therapieplatzes, ggf. in Zusammenarbeit mit der KV
PT (ärztliche und psychologische)	• Aufklären über das psychotherapeutische Verfahren[28] (z. B. bzgl. Umfang, Ablauf, Wirklatenz und Nebenwirkungen)

---

26 Psychotherapeutische Interventionen sind ggf. nur eingeschränkt möglich.

27 Besonders geeignet erscheinen hier Psychologische Psychotherapeuten mit fachlicher Expertise und mit Erfahrung in der Behandlung von Menschen mit Schizophrenie.

28 Gängige Verfahren in der Versorgung von Menschen mit Schizophrenie sind die folgenden: kognitive Verhaltenstherapie (LL BLS, Empfehlung 71), ggf. psychoanalytische und psychodynamische PT (LL NICE 2010, 8.8.7 Recommendation)

I6

Psychotherapie (B)	A, C, E

- Durchführen der PT als Einzel- oder Gruppentherapie mit Fokus auf das Training sozialer Fertigkeiten
- Erarbeiten einer Krankheitsakzeptanz der Schizophrenie
- Durchführen einer kognitiven Verhaltenstherapie mit Fokus auf die belastenden Hauptsymptome
- Vorliegen einer Abhängigkeitsproblematik: Ergreifen von Maßnahmen zur Förderung von Abstinenzzuversicht bzw. -motivation, zur Rückfallprophylaxe und zum Rückfallmanagement sowie Vermitteln von »gesunden« Alternativen zum Substanzmissbrauch
- regelmäßiges Überprüfen der Fortschritte im Rahmen der Therapie mit genauer Wirkungsprüfung, ggf. Anpassen der Therapie oder Entscheidung über Fortführung der Therapie
- Suizidprävention: bei jedem Termin aktives und gezieltes Abklären der Selbst- und/oder Fremdgefährdung, Erkennen von präsuizidalen Syndromen und Erarbeiten von Bewältigungsstrategien bei beginnender Suizidalität, ggf. Einleiten von *N-Modulen*
- ggf. Einbeziehen der Angehörigen (► *Modul I15*)

Aufgaben im Rahmen des Austauschs im IV-System:

- Einholen einer Einverständniserklärung zur Möglichkeit des patientenbezogenen Austauschs zwischen den an der Behandlung beteiligten Akteuren (z. B. p-FA, HA, p-BP)
- Weiterleiten von Therapiezielen und den Ergebnissen nach Abschluss der Therapie an p-FA/HA (ggf. p-BP)
- Teilnehmen an Behandlungskonferenzen (*Modul KQ1*)

p-BP
- ggf. Vermitteln eines PT-Termins
- ggf. Begleiten des Patienten zum PT
- ggf. Abstimmen mit PT

Ort Räume des PT

Aufwand

p-FA *im Rahmen der Module A4 und I1*

p-BP ggf. Begleiten des Patienten zum Termin; Monitoring-Prüfung

PT:
- zeitlicher Aufwand: abhängig vom Zustand und den Bedürfnissen der Betroffenen sowie den Zielen der Behandlung und vom Setting (einzeln, Gruppe)
- Kognitive Verhaltenstherapie: mindestens 12 Sitzungen in mindestens 9 Monaten
- Training sozialer Kompetenzen (Social-Skill-Training): 7 Sitzungen zu 2,5 Std. im Gruppenprozess

Ergebnisdokumentation
- Therapieform
- Therapieziele
- Monitoring des Therapieerfolgs (Evaluation)
- Arztbrief für p-FA (nach Festlegung der Therapieziele und bei Beendigung der Therapie)
- Einverständniserklärung (zum Austausch mit p-FA und ggf. HA bzw. p-BP sowie zur Teilnahme an Behandlungskonferenzen)
- Abklärung Suizidalität (ja/nein?)

Anmerkungen
- Psychotherapeutische Vorgehensweisen sind in jeder Behandlungsphase von Bedeutung.
- Im ambulanten Bereich bekommen akut-psychotische Patienten aufgrund ihrer Symptomatik häufig keine Psychotherapie oder müssen sehr lange Wartezeiten überbrücken.

Psychotherapie (B)	A, C, E	I6

- Bereits in der Akutphase sollte die Behandlungssituation für den Betroffenen so gestaltet werden, dass potenzielle Stressoren identifiziert und vermindert werden.
- Wesentliche psychotherapeutische Behandlungsschritte sollten nach einsetzender Stabilisierung erfolgen.
- Eine kognitive Verhaltenstherapie empfiehlt sich bei medikamentös behandlungsresistenten Patienten mit persistierenden psychotischen Symptomen und zur Verbesserung der Adhärenz.
- Psychotherapeutische Interventionen werden immer als Ergänzung zu Pharmakotherapie empfohlen.
- Elemente einer psychotherapeutischen Intervention können u. a. sein: PE, Selbstbeobachtungsschulung (Frühwarnzeichen), Unterstützung der Alltagsstrukturierung und des Stressmanagements, Bearbeitung interpersoneller Konflikte, soziales Training, Aufarbeitung vergangener Krankheitsphasen.
- Kognitive behaviorale Therapie und Familieninterventionen in allen Phasen sollten Bestandteil der Interventionen im Bereich der Früherkennungszentren und in der Krisenintervention sein.

Implementierungshinweise

- Die regionale Verfügbarkeit von PT muss gewährleistet sein.
- PT sollte vertraglich in ein IV-System mit eingebunden werden.
- Leider bestehen derzeit noch immer hohe Zugangsschwierigkeiten zu psychotherapeutischen Interventionen, insbesondere für schwer Erkrankte. Spezielle Anreizsysteme für die Aufnahme schwer erkrankter Personen, für Abend- und Wochenendtermine sowie ggf. für Angehörigengespräche und Gruppentherapien sind evtl. erforderlich.
- Da Wissenslücken seitens des PT über die Erkrankung als Barriere identifiziert wurden, könnten Weiterbildungen, die auf Schizophrenie fokussieren, zu einer höheren Anzahl an Psychotherapieplätzen für diese Patientengruppe beitragen.
- Kooperation zwischen niedergelassenen Therapeuten, Gemeinschaftspraxen o.ä. Organisationsformen könnte das Angebot an Gruppentherapie sowie an flexibleren Terminen fördern.
- Um vorab einschätzen zu können, ob ein Patient zur Durchführung von psychotherapeutischen Maßnahmen geeignet ist, könnten Gruppentherapien oder Gesprächsgruppen durchgeführt werden.
- Im Rahmen der PT-Behandlung kann zur Unterstützung oder zur Organisation, wenn vorhanden, der GB einbezogen werden.
- Problematisch, speziell bei dem Krankheitsbild Schizophrenie, könnten auch unregelmäßige Terminwahrnehmungen sein.
- Neben der Möglichkeit zur Regelpsychotherapie sollte eine Möglichkeit zur psychotherapeutischen Intervention in Krisen sowie zur Motivation zur Psychotherapie durch das IV-Netzwerk realisiert werden.
- Niedrigschwellige Angebote sollten entwickelt werden, u. a. zur Überbrückung der langen Wartezeiten.
- Der Zugang zur PT sollte niedrigschwelliger gestaltet werden (z. B. über eine niedrigschwellige Verhaltenstherapie oder bewältigungsorientierte Therapie). Diese sollte jeder Patient erhalten.
- Zu beachten ist, dass eine Zustimmung zur Nutzung der Intervention seitens des GB noch nicht zu einer Zustimmung bzw. Mitarbeit des Patienten führt.
- Die PT muss der Schwere der Erkrankung angepasst werden.
- Bisher werden die Behandlungskonferenzen noch ohne die Teilnahme eines PT durchgeführt. Eine entsprechende Vergütung zur Honorierung der Teilnahme erscheint sinnvoll.
- Sollte eine gesetzliche Betreuung bestehen, kann der GB als Organisator des Moduls und als wichtige Stütze einbezogen werden.

I6

Psychotherapie (B)	A, C, E

Leitlinien:	LL BLS 2006:
	• Empfehlungen 70–74
	PORT-R 2009:
	• *Cognitive Behavioral Therapy:* Persons with schizophrenia who have persistent psychotic symptoms while receiving adequate pharmacotherapy should be offered adjunctive cognitive behaviorally oriented psychotherapy to reduce the severity of symptoms. The therapy may be provided in either a group or an individual format and should be approximately 4–9 months in duration (S. 52).
	LL NICE 2010:
	• Psychische und psychosoziale Interventionen: Kapitel 10.3.4.1–14
Empfehlungen aus den Experteninterviews	• *Stärkerer Einbezug von PT* • *Lange Wartezeiten vermeiden* • *Fehlende Erfahrungen in der Behandlung von F20* • *Fortbildungen* • *Vorherige Einschätzung zur PT-Eignung* • *Einbinden PT in das IV-System*
Weitere Literatur	• Wykes et al. 2007; Hinsch und Pfingsten 2007; Lincoln et al. 2008; Rittmannsberger 2009; Bröcheler et al. 2009 • *Psychodynamische Therapie von Patienten im schizophrenen Prodromalzustand:* Puhr und Schmoll 2004 • *Psychotherapierichtlinien:* http://www.g-ba.de/downloads/62-492-544/PT-RL_2011-04-14.pdf
Anknüpfende Module	• im Behandlungsplan festgeschriebene *I-Module* (vor allem *Module I1, I4, ggf. I7*) • in Notfallsituationen und Krisen: Einleiten von *N2–N6* • Patienten ohne IV-Zugehörigkeit, Patienten nach akuten Erkrankungsphasen, chronisch Erkrankte: *Module A2–A4* • im Rahmen der Kooperation und Qualitätssicherung: *KQ-Module*

I7

Pharmakotherapie/ Medikamentöse Behandlung (B)	A[29], C, E

Ziele	• Die Symptome der Erkrankung werden kontrolliert bzw. reduziert, sodass der Patient und sein soziales Umfeld entlastet sind. • Das Auftreten erneuter akuter Episoden wird verzögert bzw. verhindert. • Die soziale und berufliche Funktionsfähigkeit bleibt erhalten bzw. wird wiederhergestellt. • Das Risiko für unerwünschte Nebenwirkungen der Medikamente wird minimiert. • Das Risiko für Krisen, Notfälle und Suizid wird minimiert. • Eine Überdosierung bzw. Polypharmazie wird vermieden. • Das Abstimmen der Medikation zwischen HA und p-FA ist kurzfristig möglich. Der p-BP liegt stets ein aktueller Medikamentenplan vor.

---

29 In Notfall- oder Krisensituationen erfolgt die medikamentöse Behandlung über das *Modul N3*.

I7

Pharmakotherapie/ Medikamentöse Behandlung (B)	A, C, E
Voraussetzungen	• Eine körperliche Untersuchung wurde durchgeführt. • Es wurden eine laborchemische Routineuntersuchung und eine EKG-Untersuchung[30] durchgeführt. Individuelle Risikofaktoren wurden erfasst. • Das Modul wurde im Behandlungsplan festgeschrieben. • Die Pharmakotherapie ist nicht die alleinige therapeutische Maßnahme, zudem werden z. B. Psychotherapie, Ergotherapie oder ST angeboten. • Der Patient sowie seine Angehörigen und/oder ggf. sein GB sind über die Nebenwirkungen der Behandlung aufgeklärt und über andere Therapiemöglichkeiten informiert.
verordnet/überwiesen durch	• primär: p-FA • sekundär (in Absprache mit dem p-FA): HA
Patienteneigenschaften	Patienten mit einer Störung aus dem schizophrenen Formenkreis
Leistungserbringer	• primär: p-FA[31] • sekundär (in Absprache mit dem p-FA): HA
Aufgaben	

p-FA	• Durchführen eines EKG, regelmäßige Laborkontrollen
	• Aufklären über mögliche zu verordnende Medikamente und deren (Neben-)Wirkungen
	• Treffen einer Entscheidung bzgl. der Medikation gemeinsam mit dem Patienten und ggf. den Angehörigen
	• Durchführen einer medikamentösen Behandlung[32], s. auch Vorgehen:
	  – bei Ersterkrankung: *Anhang 7*
	  – bei medikamentöser Behandlungsresistenz: *Anhang 8*
	  – bei extrapyramidal-motorischen Nebenwirkungen: *Anhang 9*
	  – bei sonstigen Nebenwirkungen: *Anhang 10*
	• Verordnen der Medikation, ggf. Ausstellen einer Verordnung zur Ausgabe der Medikation über einen APP
	• Überprüfen (Monitoring):
	  – des Behandlungserfolges (anhand des klinischen Eindrucks (z. B. Nachweis der Symptomreduktion mit Hilfe des PANSS), ggf. mit der Unterstützung der p-BP oder der Angehörigen)
	  – der (Neben-)Wirkungen unter Beachtung der Komorbidität und spezieller Patientenmerkmale, Austausch hierzu im Rahmen von *Modul KQ1*
	  – der Wechselwirkungen mit weiterer Medikation, Absprache mit HA und anderen Ärzten (▶ *Modul I2*)
	  – der Adhärenz des Patienten
	• bei Nonresponse bzw. Behandlungsresistenz nach adäquater Therapie, ausreichender Dosis und Dauer: ggf. Indizieren von EKT (*Modul I8*)
	• bei Remission bzw. nach akuter Episode: Anpassen der Pharmakotherapie auf Langzeitprophylaxe

30 Eine EKG-Untersuchung ist teilweise bereits vor bzw. unmittelbar nach Beginn der Therapie notwendig.
31 Sollte ein PT die Koordination des Behandlungsplans übernommen haben, delegiert dieser das Modul an einen p-FA.
32 Die Auswahl der zu verordnenden Medikamente erfolgt stets gemäß den aktuellen Behandlungsleitlinien.

I7	**Pharmakotherapie/** **Medikamentöse Behandlung (B)**	**A, C, E**
	• ggf. Weiterleiten entsprechender Anpassungen an p-BP, HA (ggf. im Rahmen von *Modul KQ1*) • ggf. Vermitteln von Angeboten zur Stärkung der Adhärenz (*Module I14, I15*) • Vermerken der Anpassungen im Behandlungsplan	
HA	• Verordnen einer Depotmedikation *In Absprache mit dem p-FA:* • Verordnen der Medikation • Überprüfen der Ansprache auf die Therapie (Aufgabenbeschreibung s. p-FA)	
p-BP	• Unterstützen und Begleiten des Patienten (insbesondere in Bezug auf Nebenwirkungen und Adhärenz) • Intensivieren der Unterstützung nach Veränderungen im Medikamentenplan • ggf. Übernehmen von Monitoring-Aufgaben (z. B. hinsichtlich der Adhärenz) • engmaschiges Betreuen (insbesondere bei einem Versuch, die Dosis der Medikamente zu reduzieren oder abzusetzen)	
Ort	• p-FA-Praxis • ggf. HA-Praxis oder aufsuchend durch die p-BP	
Aufwand		
p-FA oder HA oder **p-BP**	• Monitoring: nach 6–8 Wochen, 10–15 Min. • bei Erstmanifestation: Langzeit-Medikation über 12 Monate • weiterer Aufwand festgeschrieben in den *Modulen I1, I2, I4*	
p-FA oder HA	• ggf. alle 2–4 Wochen Verabreichen der Depotspritze	
Ergebnisdokumentation		
p-FA oder HA	• Behandlungsverlauf in Bezug auf die medikamentöse Therapie (z. B. Anspracheverhalten, Behandlungsresistenz, Anpassungen, (Neben-)Wirkung, engmaschige Verlaufskontrolle bei Adhärenzproblemen) • Arztbrief mit Informationen zu entsprechenden Anpassungen an HA • Verordnungen • ggf. Vermerk der Aktualisierungen im Behandlungsplan • Dokumentation der Patienten, die nach einer stationären Behandlung nicht über ein Jahr die empfohlene Dosierung verschrieben bekommen	
Anmerkungen	• Bei Adhärenzproblemen kann der Patient zu einer spezialisierten PE motiviert und ggf. vermittelt werden, in welcher der Fokus auf den patientenseitigen Faktoren der Adhärenz liegt (z. B. Krankheitseinsicht, subjektive Nutzen-/Schadensabwägung). Alternativ oder zusätzlich kann eine engmaschige Telefonbetreuung durch die p-BP in Erwägung gezogen werden. Es sollte auf Abwehreffekte geachtet werden. • Ein Problem in der medikamentösen (Langzeit-)Behandlung ist die Non-Adhärenz. Patienten setzen ihre Medikamente ab – häufig aufgrund der Nebenwirkungen –, nehmen sie unregelmäßig oder nicht wie vom Arzt verordnet ein. Um den Abbruchraten entgegenzuwirken, könnten Depot-Antipsychotika verschrieben werden.	

Pharmakotherapie/ Medikamentöse Behandlung (B)	A, C, E

- Eine medikamentöse Nichtbehandlung kann auf ausdrücklichen Wunsch des Patienten – nach entsprechender Aufklärung – erfolgen bzw. wenn zum einen Aussicht auf einen (Teil-)Erfolg durch andere Therapien besteht, und wenn zum anderen die Aussicht besteht, dass es im Verlauf zu einer Medikamenteneinnahme kommt, da durch die Nicht-Einnahme von Medikamenten eine motivierende und adhärente Haltung zur Einnahme gefördert und erreicht werden kann.
- Die Verschreibung einer antipsychotischen Polypharmazie kann unter folgenden klinischen Gründen erfolgen:
  - Der Patient spricht nach mehreren medikamentösen Therapien nicht auf verschiedene Antipsychotika an.
  - Ein zusätzlich vom klinischen p-FA verordnetes Antipsychotikum soll im Verlauf der ambulanten Behandlungszeit reduziert werden. Eine Monotherapie wird angestrebt.
  - Nebenwirkungen wie Akathisie, Rigor, Früh- und Spätdyskinesien können mittels einer Skala, z. B. der AIMS oder der modifizierten Simpson-Angus-Scale für EPS (SAS), eingeschätzt werden. Zusätzlich sind Nebenwirkungen, wie z. B. metabolisches Syndrom und Diabetes, Gewichtszunahme und Herz-Kreislauf-Probleme, zu prüfen.

Implementierungshinweise	

- Diagnostik vor und während der Pharmakotherapie wird in der Praxis in Zusammenarbeit mit entsprechenden FÄ und/oder dem HA geschehen. Das Vorliegen der notwendigen Befunde sollte jedoch vom p-FA geprüft werden.
- Hilfreich wäre es, Angehörige in Bezug auf die (Neben-) Wirkungen der verordneten Medikamente aufzuklären und sie ggf. in den Entscheidungsprozess bzgl. des zu verordnenden Medikaments einzubeziehen.
- HÄ können sowohl im Rahmen der Verlaufskontrolle der medikamentösen Behandlung als auch bei der (Weiter-)Verordnung von Medikamenten eine gute Unterstützung für den p-FA darstellen. Eine Anpassung der medikamentösen Behandlung sollte jedoch stets in Absprache mit einem p-FA erfolgen.
- Fortbildungsmaßnahmen zur strukturierten antipsychotischen Therapie und zum Umgang mit Nebenwirkungen müssen angeboten werden (Modul KQ3).
- Zur Förderung der Adhärenz können Programme mit Elementen der motivationalen Gesprächsführung sowie kognitiv-behaviorale Gesprächstechniken angewendet werden.
- Zudem können computergestützte Ansätze, z. B. einheitliche Monitoring-/Dokumentationssysteme, das regelmäßige Monitoring unterstützen. Das hier aufgeführte IV-Modell soll eine sektorenübergreifende Kontinuität der Medikation sicherstellen. Dies gestaltet sich derzeit in der Regelversorgung als schwierig. Eine Sicherstellung einer sektorenübergreifenden Behandlungsmedikation kann zumeist aufgrund der regressbelasteten ärztlichen Verordnungsbudgets nicht erfolgen. Dies führt zu einer Zunahme von nebenwirkungsbelasteten Krankheitsverläufen und sich verschlechternden Prognosen.

Leitlinien	

LL BLS 2006:

- Empfehlungen 29, 53
- Akutphase: Empfehlungen 30, 40, 46
- begleitende antipsychotikafreie Behandlung: Empfehlungen 43–45
- bei starkem und kontinuierlich erhöhtem Suizidrisiko: Empfehlungen 16, 20, 34, 124
- Behandlungsresistenz/Vorgehen: Empfehlung 47–52

I7

Pharmakotherapie/ Medikamentöse Behandlung (B)	A, C, E
	LL NICE 2010: • *Pharmakotherapie*: Kapitel 10.2.4.1–9, 10.4.4.1–3 • *Ansprache/Therapieresistenz*: Kapitel 10.4.6.1–3
Empfehlungen aus den Experteninterviews	• Non-Adhärenz • Aufklärung/Informationen zu Medikamenten/Psychoedukation
Weitere Literatur	• Hübner-Liebermann et al. 2007; Weinmann und Becker 2009; Wolff-Menzler et al. 2010 • *Ersterkrankung*: Riesbeck et al. 2004; Lambert 2006 • *Non-Adhärenz*: Sielk 2003; Gießler et al. 2005; Rogausch et al. 2008; Janssen et al. 2010 • *Nebenwirkungen*: Schulze und Angermayer 2002; Lambert 2006; Gebhardt et al. 2009 • *Informationsdefizite bei Betroffenen und Angehörigen*: Kilian et al. 2001a; Angermayer und Matschinger 2004 • *Rezidivprophylaxe*: Seemann und Kissling 2000
Anknüpfende Module	• im Behandlungsplan festgeschriebene *I-Module* (vor allem *Module I1–I4, I14*) • in Notfallsituationen und Krisen: *N-Module* • im Rahmen der Kooperation und Qualitätssicherung: *KQ-Module*

I8

Elektrokrampftherapie (EKT) (E)	A, C, E
Ziele	• Symptome werden reduziert bzw. kontrolliert. • Das Risiko für unerwünschte Nebenwirkungen wird minimiert.

Voraussetzungen	• Das Modul wurde im Behandlungsplan festgeschrieben.
	• Es besteht die Notwendigkeit einer schnellen Verbesserung aufgrund der Schwere der Erkrankung, wenn
	  – Eine akute, lebensbedrohliche perniziöse Katatonie vorliegt, die nicht auf Lorazepam intravenös, andere Benzodiazepine oder ggf. Barbiturate intravenös respondiert hat,
	  – die Risiken der EKT geringer sind als die anderer Behandlungen,
	  – aus der Vorgeschichte ein schlechtes Ansprechen auf einschlägige Psychopharmaka (Therapieresistenz) oder ein gutes Ansprechen auf EKT bei früheren Erkrankungsepisoden bekannt ist oder
	  – Unverträglichkeiten sowie erhebliche Nebenwirkungen der Pharmakotherapie aufgetreten sind.

verordnet/überwiesen durch	• primär: p-FA • sekundär: HA
Patienteneigenschaften	• Der Patient sollte die Bedeutung und Tragweite der Behandlung verstehen. Ist dies nicht der Fall, kann diese ggf. im Rahmen von §1903 BGB vom GB eingeholt werden. Falls der GB der EKT zustimmt, der Patient jedoch ausdrücklich keine EKT wünscht, wird im Regelfall auf die EKT verzichtet. • Der Patient ist therapieresistent.
Leistungserbringer	qualifizierte FÄ unter Beteiligung eines Anästhesisten

Elektrokrampftherapie (EKT) (E) A, C, E	I8

Aufgaben

p-FA oder HA
- Durchführen psychiatrischer und somatischer Voruntersuchungen (z. B. auf Pseudotherapieresistenz)
- Aufklären des Patienten und – wenn möglich – der Angehörigen über die Behandlung und mögliche Nebenwirkungen
- Verordnen der EKT
- Überprüfen des Behandlungserfolgs und der Nebenwirkungen

p-FA und Anästhesist
- Aufklären des Patienten zur Durchführung und zu (Neben-)Wirkungen der EKT
- Einholen einer schriftlichen Einverständniserklärung zur Durchführung der EKT
- Durchführen der EKT und anschließende Versorgung
- ggf. Durchführen von testpsychologischen Verlaufsdokumentationen der kognitiven Funktionen

p-BP
- Erinnern des Patienten an den Termin und ggf. Begleiten zum Termin

Ort
i. d. R. stationär (Klinik/KH)

Aufwand

FA und Anästhesist
i. d. R. 8–12 Behandlungen, meist im Abstand von 2–3 Tagen

Ergebnisdokumentation

FA und Anästhesist
- Dokumentation der Durchführung
- Einholen der Einverständniserklärung
- Arztbrief nach Abschluss der Behandlung

Anmerkungen
Eine EKT-Behandlung bei Menschen mit Schizophrenie stellt keine gängige Praxis dar und sollte nur nach ausführlicher Aufklärung des Patienten sowie auf dessen Wunsch und nach dessen Einverständnis vollzogen werden.

Implementierungshinweise
- Im Rahmen der PT-Behandlung kann zur Unterstützung oder zur Organisation, wenn vorhanden, der GB einbezogen werden.
- Eine Patientenverfügung ist im Rahmen dieses Moduls sinnvoll. So kann die Maßnahme für den akuten Fall bereits vorbesprochen werden. Meist ist im akuten Fall eine freie Willensbildung nicht gegeben.

Leitlinie:
LL BLS 2006:

- Empfehlungen 8, 52
- Behandlungsresistenz/Nonresponder: 47–52

Weitere Literatur
- Marneros et al. 2000; Conca et al. 2004; Möller et al. 2004; Schäfer et al. 2004; Benkert und Hippius 2011
- Bundesärztekammer: Stellungnahme zur EKT als psychiatrische Behandlungsmaßnahme

Anknüpfende Module
im Behandlungsplan festgeschriebene *I-Module* (vor allem *Module I1–I4*)

Ambulante Soziotherapie (ST) C, E	I9

Ziele
- Der Patient kann soziale Defizite abbauen bzw. seine sozialen Kompetenzen verbessern.
- Der Patient ist in soziale Strukturen integriert.

I9

Ambulante Soziotherapie (ST) C, E	
	• Das Empowerment und die vorhandenen Ressourcen des Patienten können gefördert werden. • Ein stationärer Aufenthalt kann vermieden oder verkürzt werden. • Der Patient wird zu einer selbstständigen Inanspruchnahme ärztlich verordneter Leistungen angeleitet.
Voraussetzungen	*Allgemeine Voraussetzungen lt. EBM:* • schwere psychische Erkrankung • Vermeidung von stationären Aufnahmen erforderlich • der Patient ist nicht in der Lage, ärztlich verordnete Leistungen selbst in Anspruch zu nehmen
verordnet/überwiesen durch	• primär: p-FA • sekundär: HA mit spezieller Zulassung sowie dem Nachweis spezieller Kenntnisse und sozialpsychiatrischer Kooperationen
Leistungserbringer	Sozialarbeiter/Sozialpädagogen, (Fach-)Krankenschwester/-pfleger für Psychiatrie oder andere mit entsprechender Qualifikation
Aufgaben	
p-FA oder HA	Verordnen der ST

ST-Leistungserbringer	• Erstellen eines soziotherapeutischen Betreuungsplans mit definierten Zielen und Maßnahmen in Absprache mit dem p-FA und dem Patienten
	• Durchführen spezieller Interventionsformen (wie z. B. Milieutherapie)
	• Koordinieren und Anleiten der Patienten zur selbstständigen Inanspruchnahme ärztlich verordneter Leistungen
	• Identifizieren des Hilfebedarfs, ggf. in Absprache mit p-BP, p-FA oder HA
	• Durchführen oder Vermitteln zu einer Schuldnerberatung
	• Rücksprache mit den Versorgern
	• Erbringen folgender Maßnahmen:
	  – motivations-/antriebsrelevantes Training
	  – Training zur handlungsrelevanten Willensbildung
	  – Anleitung zur Verbesserung der Krankheitswahrnehmung
	  – Hilfe in Krisensituationen
	  – Aufgaben im Rahmen der Nachsorge
	• Durchführen einer soziotherapeutischen Dokumentation
	• Beteiligen an Qualitätszirkeln (*Modul KQ3*)

Ort	• ambulant, (teil-)stationär oder gemeindepsychiatrisch • aufsuchend
Aufwand	
p-FA oder HA	im Rahmen von *Modul A4*, ggf. *I2*
ST-Leistungserbringer	• ausgerichtet am Bedarf, lt. EBM bis zu max. 30 Einheiten à 60 Min. möglich, insgesamt höchstens 120 Std. je Krankheitsfall innerhalb eines Zeitraumes von 3 Jahren, Wechsel der Diagnose unterbricht nicht die Behandlungsbedürftigkeit • gewährt werden 5 Probestunden von der Krankenkasse zum Abklären der Therapiefähigkeit des Patienten und zur Erstellung des soziotherapeutischen Betreuungsplans • Kooperation/Austausch: mindestens 16 Std.

Ambulante Soziotherapie (ST) C, E	**I9**

Ergebnisdokumentation

p-FA oder HA	• Verordnung
ST-Leistungserbringer	• Soziotherapeutische Dokumentation über die Betreuung (insbesondere bzgl. Art und Umfang der durchgeführten Maßnahmen) • Berichterstattung an den verordnenden Arzt, Krankenkasse (ggf. MDK) • Protokoll im Rahmen der Übergabe des Patienten an den APP
Anmerkungen	• ST ist eine Maßnahme, die sowohl im Rahmen medizinischer Behandlung als auch in der Reha stattfinden kann. • Soziotherapeutische Ansätze können bereits im Rahmen des *Moduls I4* erbracht werden. • Die ST ist generell in enger Absprache mit der Psychotherapie (*Modul 6*) zu erbringen. • Der GB kann als Organisations- und Unterstützungshilfe fungieren, indem er sicherstellt, dass der Patient die soziotherapeutischen Maßnahmen wahrnimmt. • Hier gilt es zu berücksichtigen, dass aktuell die Finanzierung von ST-Leistungen nicht ausreichend ist und es daher in den meisten Regionen in der Bundesrepublik keine ST-Anbieter gibt – eine eventuelle Bereitschaft zur Verordnung für den Patienten läuft ins Leere.
Implementierungshinweise	Die Regelzulassung für ST erfordert die Mitgliedschaft in einem gemeindepsychiatrischen Verbundsystem.
Leitlinie:	LL BLS 2006: • Empfehlungen 107, 114
Weitere Literatur	• Melchinger et al. 2004 • Begutachtungsrichtlinien der ambulanten ST
Anknüpfende Module	• im Behandlungsplan festgeschriebene *I-Module* (vor allem *Module I1–I4, I10, I11*) • im Rahmen der Kooperation und Qualitätssicherung: *KQ-Module* (insbesondere *Modul KQ3*)

Soziale Eingliederung (E) A, C, E	**I10**

Ziele	• Die Teilhabe am öffentlichen Leben durch eine Stabilisierung der sozialen Kontakte und durch die Förderung im Rahmen der Eingliederung ist für den Patienten gewährleistet. • Der Patient erhält Hilfe zum Wiedererwerb von sozialen Fertigkeiten. Fachliche Prioritäten in der Gemeindepsychiatrie sind Kompetenz und Autonomie in den Bereichen Wohnen, Arbeit, Alltagsbewältigung, soziale Kontakte und Freizeit.

Voraussetzungen

Patienteneigenschaften	• Es sind Leistungen angebracht, die dem Patienten die Teilhabe am Leben in der Gemeinschaft ermöglichen (z. B. im Bereich betreutes Wohnen, Tagesstätte, Heim, persönliches Budget, gesetzliche Betreuung) • Der Patient kann nicht (mehr) selbstständig leben.

I10	Soziale Eingliederung (E)	A, C, E

Aufgaben

Rehabilitationsträger
- Durchführen einer Hilfeplankonferenz: Der Patient oder sein GB stellen einen Antrag; p-FA oder SpDi berichtet über den Bedarf des Patienten
- Erstellen eines Hilfeplan- oder Gesamtplanverfahrens (geregelt in §58 SGB XII):
- regelmäßiges Prüfen der patientenbezogenen Bedürfnisse hinsichtlich der darin festgeschriebenen Angebote
- Sicherstellen der frühzeitigen Integration gemeindepsychiatrischer Versorgungsangebote (SGB IX, XI, XII, XIII) in den Behandlungsplan (setzt eine sozialmedizinische Leistungsprüfung voraus), Auswahl geeigneter Angebote in Absprache mit dem Patienten
- Vermitteln von Informationen an gemeindepsychiatrische Leistungserbringer durch Leitstelle sowie ggf. persönliche Beratung der Institution durch p-BP

Im Rahmen der Leistungen zur Teilhabe am Leben in der Gemeinschaft:

- Versorgen mit »anderen Hilfsmitteln« als den in §31 und §33 SGB IX genannten Hilfsmitteln[33]
- Anbieten von Hilfen zum Erwerb praktischer Kenntnisse und Fähigkeiten, die erforderlich und geeignet sind, die Teilnahme am Leben in der Gemeinschaft zu ermöglichen
- Anbieten von Hilfen zum selbstbestimmten Leben in betreuten Wohnmöglichkeiten
- Anbieten von Hilfen zur Teilhabe am gesellschaftlichen und kulturellen Leben.

p-BP
- Vermitteln von Kontakten zu gemeindepsychiatrischen Trägerorganisationen
- ggf. Begleiten in die entsprechende Institution
- ggf. Halten von Rücksprachen mit dem Koordinator, falls eine Maßnahme scheitert
- Arbeiten an der Krankheitsverlaufskurve
- Unterstützen bei behördlichen Angelegenheiten (z. B. beim Ausfüllen des Sozialhilfeantrags)

Ort
Betreute Wohnformen, Übergangswohnheime, Freizeit- und Kontaktstellen, Integrationsfachdienste, RPK, BTZ

Aufwand

Rehabilitationsträger
- Einberufen der Hilfeplankonferenz, Zusammenstellen und Weiterleiten der patientenbezogenen Informationen, ggf. Vertreten des Patienten in Hilfeplankonferenz: 1 Einheit à 20 Min./Patient

p-BP
- langsames Überleiten des Patienten in die entsprechende Institution durch p-BP: 2 Einheiten à 1 Std./Institution/Patient; 1. Termin zum Kennenlernen der Institution, 2. Termin zur Aufnahme in die Institution

---

33 »Andere Hilfsmittel« haben die Aufgabe, dem Menschen mit Behinderung den Kontakt mit seiner Umwelt sowie die Teilhabe am öffentlichen und kulturellen Leben zu ermöglichen und hierdurch insgesamt die Begegnung und den Umgang mit nicht behinderten Menschen zu fördern. Zu diesen Hilfsmitteln gehören nicht die Hilfsmittel, die im Rahmen der medizinischen Rehabilitation oder Leistungen zur Teilhabe am Arbeitsleben bewilligt werden (Landschaftsverband Rheinland 2010).

	Soziale Eingliederung (E)	A, C, E	I10

Ergebnisdokumentation

Ergebnisdokumenta-
tion Rehabilitations-
träger

- Ergebnisse des Hilfeplan- oder Gesamtplanverfahrens
- ggf. Anpassungen nach Prüfung
- Rückmeldungen an Leistungserbringer

p-BP

- Überleitung

Anmerkungen

- Da behördliche Entscheidungen über gemeindepsychiatrische Versorgungsangebote ca. ½ Jahr dauern können, wird stets eine frühzeitige Einleitung des Verfahrens empfohlen. Für das IV-System könnten unnötige Kosten entstehen, wenn z. B. die p-BP aufgrund einer verspäteten Integration in gemeindepsychiatrische Versorgungsangebote die Aufgaben der psychosozialen Reha bis zur Bewilligung übernehmen muss.
- Den Kommunen sollten die Möglichkeiten/Potenziale einer IV verdeutlicht/vermittelt werden. Ein Kooperationsvertrag sollte zwischen den Sozialhilfeträgern, Kommunen, Krankenkassen, BFA und Arbeitsagenturen gemeinsam erarbeitet werden. Die Erfahrungen aus den Modellen Regionaler Budgets sollten dabei Berücksichtigung finden.
- Der GB kann die Aufgaben der p-BP übernehmen; dies muss individuell und in Absprache mit der p-BP erfolgen.

Implementierungshin-
weise

- Die Zusammenarbeit von medizinisch-therapeutischen Berufsgruppen und Personen aus dem sozialpsychiatrischen Verbund im Sinne einer flexiblen Vernetzung zwischen ambulanten, stationären und weiteren Akteuren ist bedeutsam. Die Zusammenarbeit mit Heimen kann insbesondere über eine p-BP erfolgen. Hilfreich hierfür sind bspw. regionale Hilfeplankonferenzen zur Durchführung von individuellen Behandlungs- und Rehaplänen.
- Bedeutsam ist außerdem die Vernetzung und Mitgestaltung der regionalen psychiatrischen Versorgung in den Sozialpsychiatrischen Verbünden der Kommunen.
- Eine Dauerinstitutionalisierung sollte vermieden werden.
- Zur Förderung und zum Erhalt von sozialen Kontakten sollten betreute Wohnformen gemeindenah orientiert sein.

Weitere Handlungsempfehlungen:

- Es ist zu unterscheiden zwischen ambulanter Betreuung und stationärer Betreuung im Heim. Aufgrund der höheren Selbstverantwortung und Freiheit des Patienten in ambulant betreuten Wohnformen werden diese als bessere Alternative angesehen. Die Entscheidung sollte jedoch immer vor dem Hintergrund der Schwere und des Verlaufs der Erkrankung getroffen werden. In regelmäßigen Abständen sollte die Notwendigkeit von Heimunterbringung und betreutem Wohnen überprüft werden, um Hospitalisierung in der Gemeinde zu verringern.
- Die Betreuungsdichte soll – unabhängig von der Wohnform – am individuellen Bedarf orientiert sein.
- Dezentrale, gemeindeintegrierte Wohnformen mit kleinen gemischten Wohneinheiten sollen bevorzugt werden. Das betreute Wohnen in Familien (BWF, ehemals Psychiatrische Familienpflege) kann eine Alternative zur Heimversorgung darstellen.
- Falls entsprechende Strukturen in der Region vorhanden sind, kann auch über die Nutzung der Mobilen Reha nachgedacht werden. Ein interdisziplinäres Team unter ärztlicher Leitung sucht hierbei den Patienten in seiner häuslichen Umgebung auf. Für den Erfolg der Reha ist die enge Zusammenarbeit mit Pflegediensten, Beratungsstellen und anderen Leistungserbringern ausschlaggebend.

I10

Soziale Eingliederung (E)	A, C, E
Leitlinien:	LL BLS 2006: • Empfehlungen 104, 105 LL PST 2012: • *Betreute Wohnformen:* Empfehlungen 16, 18, 19
Weitere Literatur	• Kallert und Leiße 2000a; Kallert et al. 2005 • *Leistungen zur Teilhabe am Leben in der Gesellschaft:* • Landschaftsverband Rheinland 2010
Anknüpfende Module	• im Behandlungsplan festgeschriebene *I-Module* (vor allem *Module I1–I4, I9, I11–I14*) • *KQ-Module* (insbesondere *Modul KQ3*)

I11

Ergotherapie (E)	A[34], C, E
Ziele	• Der Patient verbessert seine sozialen, emotionalen und kognitiven Fähigkeiten. • Die Belastbarkeit des Patienten wird erhöht, sodass eine Wiedereingliederung in das Arbeitsleben erfolgen kann.
Voraussetzungen	Das Modul wurde im Behandlungsplan festgeschrieben.
verordnet/überwiesen durch	p-FA
Patienteneigen-schaften	• Die Teilnahmebereitschaft des Patienten sollte gewährleistet sein. • Der Patient hat einen speziellen Bedarf an ergotherapeutischen Maßnahmen. Ein definiertes Therapieziel liegt vor.
Leistungserbringer	Ergotherapeut
Aufgaben	
p-FA	• Ausstellen einer Überweisung zum Ergotherapeuten

Ergotherapeut	• Aufklären über ergotherapeutische Verfahren
	• Einholen einer Einverständniserklärung zur Möglichkeit des patientenbezogenen Austauschs zwischen p-FA, HA, p-BP und Ergotherapeuten
	• Fördern von:
	  – psychischen Grundleistungsfunktionen, wie bspw. Antrieb, Motivation, Belastbarkeit, Ausdauer, Flexibilität und Selbstständigkeit
	  – Körperwahrnehmung und Wahrnehmungsverarbeitung
	  – situationsgerechtem Verhalten, sozioemotionalen Kompetenzen und Interaktionsfähigkeit
	  – Realitätsbezogenheit der Selbst- und/oder Fremdwahrnehmung
	  – psychischer Stabilität und Selbstvertrauen
	  – eigenständiger Lebensführung und Grundarbeitsfähigkeit
	• Unterstützen bei der Arbeitssuche
	• Unterstützen bei Problemen am Arbeitsplatz

---

34 Ergotherapeutische Interventionen sind ggf. nur eingeschränkt möglich.

	Ergotherapie (E)	A, C, E	I11
p-BP	im Rahmen von *Modul I4*		
Ort	• ambulante oder stationäre Ergotherapie-Praxis • ggf. Hausbesuche		
Aufwand			
p-FA	Ausstellen der Verordnung		
Ergotherapeut	i. d. R. ca. 10 Sitzungen à 60 Min., orientiert an GKV-Verordnungs-richtlinien		
Ergebnisdokumentation			
p-FA	• Verordnung		
Ergotherapeut	• Abschlussbericht mit Befund sowie Bericht über die erfolgte Teilnahme an der Therapie und den bisherigen Therapiestand/-erfolg • Einverständniserklärung • Erfassen des Bedarfs, z. B. mit dem IBRP oder dem CAN-EU		
Anmerkungen	• Die individuelle Gesprächsbelastbarkeit des Patienten sollte nicht überschritten werden. • Ein unspezifischer Beschäftigungs- und Tagesstrukturbedarf ist keine Ergotherapie-Indikation. Er wird durch niedrigschwellige gemeindepsychiatrische Einrichtungen gedeckt, was ggf. zu ergotherapeutischen Maßnahmen führen kann. • Die Durchführung der Ergotherapie als Gruppentherapie ist zu bevorzugen. • Es liegen keine RCT-Studien und nur wenige Wirksamkeitsstudien vor, ob die Durchführung einer kurzen stationären arbeits- und ergotherapeutischen Maßnahme einen längerfristigen Einfluss auf die berufliche Entwicklung von schizophrenen Patienten hat. In einigen Regionen werden ergotherapeutische Leistungen auch von einem arbeitsdiagnostischen Zentrum oder einer PIA angeboten.		
Implementierungshin-weise	Eine flächendeckende ambulante Umsetzung von ergotherapeutischen Maßnahmen findet derzeit noch nicht statt. Zukünftig sollte dies aber forciert werden.		
Leitlinien:	LL BLS 2006: • Empfehlung 114 LL PST 2012: • Empfehlung 29		
Empfehlung aus den Experteninterviews	*Ambulante Umsetzung von Ergotherapie*		
Weitere Literatur	• Wohlschlegel et al. 2009 • *Ambulante Umsetzung von Ergotherapie:* Wiedl et al. 2006; Bayer et al. 2008; Chaudhry et al. 2010		
Anknüpfende Module	• im Behandlungsplan festgeschriebene *I-Module* (vor allem *Module I1–I4, I9*) • *KQ-Module* (insbesondere *Modul KQ3*)		

I12	(Stufenweise) berufliche (Wieder-)Eingliederung (E)	C, E
Ziele	• Der Patient ist in die Arbeitswelt integriert. • Der Patient ist fähig, seine Ressourcen und Belastungsfaktoren am Arbeitsplatz bzw. berufliche Ziele zu identifizieren. • Die Arbeitskraft des Patienten ist wiederhergestellt. Sein Arbeits- bzw. Ausbildungsplatz konnte erhalten oder der Patient konnte in eine Ausbildung oder Berufstätigkeit vermittelt werden. • Einer Arbeitslosigkeit bzw. Frühberentung konnte entgegengewirkt werden. • Die Teilhabe am Erwerbsleben durch eine stufenweise Wiederaufnahme der Tätigkeit nach der Arbeitsunfähigkeit (AU) und die finanzielle Sicherheit für den Patienten sind gewährleistet.	
Voraussetzungen	• Patienten mit längerer AU und bestehendem Arbeitsverhältnis • Zustimmung des Patienten und Arbeitgebers • Befürwortung der Maßnahmen aus medizinischer Sicht	

Patienteneigenschaften	• Der Patient ist motiviert und psychisch stabil.
	• Der Patient ist erwerbsfähig oder teilweise erwerbsgemindert.
	• Patienten, bei denen eine Integration in gemeindepsychiatrische Versorgungsangebote angezeigt ist, v. a. Patienten,
	  – die von langfristiger AU betroffen oder bedroht sind,
	  – die erkrankungsbedingte Probleme am Arbeitsplatz haben,
	  – die Unterstützung bei der Integration in Erwerbstätigkeit oder Ausbildung wünschen, bspw. Schüler, Auszubildende, Studenten oder Arbeitssuchende.
	
	Ausnahmen:
	
	• Der Patient ist über 65 Jahre alt.
	• Der Patient ist bereits berentet oder hat einen Antrag auf Frühberentung gestellt.	

Leistungserbringer	Rehaeinrichtungen, HA, p-FA, ggf. Betriebsarzt, Fallmanager, Reha-Fallberater, sonstige Servicestellen	
Aufgaben		
p-FA, HA oder PT	• ggf. Initiieren des Moduls und Aufklären über die stufenweise Wiedereingliederung • ggf. in Absprache mit dem HA: fachpsychiatrisches Beurteilen des Leistungsvermögens des Patienten, Abschätzen des möglichen Erfolges einer stufenweisen Wiedereingliederung und kontinuierliches Überprüfen von gesundheitlichen Auswirkungen einer Arbeitsaufnahme	
p-BP	• ggf. Aufklären über die stufenweise Wiedereingliederung • Überprüfen und Abstimmen mit p-FA (HA, PT) im Rahmen der Behandlungskonferenzen (*Modul KQ1*) • bei Bedarf und wenn vom Patienten gewünscht: Identifizieren von betrieblichen Belastungsfaktoren und Veränderungspotenzialen (evtl. auch in Kooperation mit Mitarbeitern des Betriebes), (nochmaliges) Besprechen von Frühwarnzeichen	
Allgemein (p-BP, p-FA, HA)	• Abstimmen mit dem p-FA (HA, PT) und wenn vom Patienten gewünscht: Kooperation und Informationsaustausch mit dem Betriebsarzt, der Sozialberatung, dem Vorgesetzten, der Personalabteilung, dem Personal- oder Betriebsrat oder weiteren Akteuren (nach schriftlicher Einwilligung und ggf. in Anwesenheit des Patienten) • falls die stufenweise Wiedereingliederung nicht erfolgreich ist: ggf. Initiieren des Moduls Integration in weitere Versorgungsangebote (*Modul I13;* z. B. Leistungen zur Teilhabe am Arbeitsleben)	

	(Stufenweise) berufliche (Wieder-)Eingliederung (E)	C, E	I12

Rehabilitationsträger	• Durchführen eines berufsbezogenen Assessments (Berufs-, Ausbildungs- und Arbeitsanamnese)
	• Erstellen eines Qualifikations- und Fähigkeitsprofils
	• Besprechen der Arbeitsmarktchancen, Unterstützen bei der Entwicklung berufsbezogener Perspektiven (ggf. unter Mitwirkung des Ergotherapeuten, *Modul I11*)
	• Durchführen externer Arbeitserprobungs- bzw. berufsfördernder Maßnahmen (Praktika, SE)
	• Unterstützen bei der Stellenakquise (z. B. über ein Bewerbungscoaching)
	• Besprechen des eigenen Umgangs mit der Erkrankung am Arbeitsplatz (bspw. Vor- und Nachteile einer Offenlegung der Erkrankung gegenüber Vorgesetzten und Kollegen)
	• ggf. Unterstützen bei der beruflichen Orientierung (Berufswahl) oder Umorientierung (Umschulung, Weiter- und Fortbildungen) und Anregen zur Berufsberatung
	• ggf. Vermitteln und Kontaktaufnahme:
	  – zum Reha-Fallberater der DRV und/oder dem Fallmanager der Agentur für Arbeit,
	  – zur Beratung und nahtlosen Betreuung nach Abschluss,
	  – zur Reha-Maßnahme,
	  – ggf. zum Integrationsfachdienst, zum Betriebsarzt und zu sonstigen regionalen Angeboten zur Wiederaufnahme einer Erwerbstätigkeit
	• bei Bedarf und Patientenwunsch: Initiieren, dass die p-BP am betrieblichen Wiedereingliederungsmanagement teilnimmt
	• Überprüfen und ggf. Anpassen gemeinsamer Zielformulierungen		

Ort	in den Räumen der Leistungserbringer oder aufsuchend		
Aufwand Ärzte, PT, p-BP	im Rahmen der *Module I1, I2, I4*		
Rehabilitationsträger	• 60 Min. pro Termin • ggf. Teilnahme am betrieblichen Wiedereingliederungsmanagement: ca. 90 Min. pro Termin		
Ergebnisdokumentation	• Durchgeführte Maßnahmen, Erfolgskontrolle • Wiedereingliederungsplan • Einverständniserklärung		
Anmerkungen	• Wird vom Arbeitgeber oder Arzt eine stufenweise Wiedereingliederung vorgeschlagen, können die Patienten selbst entscheiden, ob sie das Angebot annehmen. Dafür ist eine schriftliche Zustimmung erforderlich. Eine Ablehnung hat keine negativen Folgen – auch nicht für die weitere Zahlung des Kranken- oder Übergangsgeldes bis zur Genesung. • Eine stufenweise Wiedereingliederung sollte innerhalb von 6 Wochen bis 6 Monaten durchgeführt werden. Finanziell ist der Patient in dieser Zeit durch das Übergangsgeld der Rentenversicherung abgesichert. Er gilt in dieser Zeit als arbeitsunfähig. • SE-Programme sind teilweise wirksamer als die schrittweise Heranführung an eine Beschäftigung im Rahmen langfristiger Programme. Bisher wurde der Ansatz des SE hinsichtlich der Effektivität jedoch in Deutschland nur in geringem Maße untersucht. *Weitere Handlungsempfehlungen:* • Berufliche Reha sollte nicht ausschließlich im Hinblick auf das Ziel einer Rückführung auf den Arbeitsmarkt verstanden werden. Der Erfolg beruflicher Reha sollte als individueller Fortschritt definiert werden.		

I12

(Stufenweise) berufliche (Wieder-)Eingliederung (E)	C, E
	• Arbeitsreha-Maßnahmen setzen häufig zu spät ein, sodass ein Arbeitsplatzverlust droht oder bereits erfolgt ist. • Rehaabbrüche entstehen meist aufgrund einer Verschlechterung der Psychopathologie. Bei der Auswahl von Leistungen zur Teilhabe am Arbeitsleben sollen Eignung, Neigung und bisherige Tätigkeiten der psychisch behinderten oder von Behinderung bedrohten Menschen maßgeblich sein. Ebenso sollte dabei die Lage und Entwicklung auf dem Arbeitsmarkt angemessen berücksichtigt werden. Eine konzeptionelle Verknüpfung von beruflicher Reha und medizinischer Versorgung kann Rehaabbrüchen vorbeugen. • Das Fördern kognitiver Prozesse kann unterstützend auf berufliche Reha-Maßnahmen wirken.
Implementierungshinweise	• Die beruflichen Wünsche der Patienten sind auf ihre Realisierbarkeit zu prüfen. • Um den individuellen Fähigkeiten und Fertigkeiten der Rehabilitanden entgegen zu kommen, sollte ein differenziertes Angebotssystem mit abgestuften Anforderungsprofilen zur Verfügung stehen. • Maßnahmen der beruflichen Reha sollten wohnort- und betriebsnah zur Verfügung stehen. Die Bereitstellung von flexiblen Teilzeitarbeitsplätzen für psychisch Erkrankte sollte angedacht werden. • Die Zusammenarbeit der p-BP mit einem Krankengeld-Fallmanager der Krankenkasse zur Verhinderung von Langzeitarbeitsunfähigkeit setzt ein entsprechendes patientenzentriertes Angebot voraus. Hier ist das rechtzeitige Einleiten von Reha-Leistungen in Abgrenzung zu SGB II, SGB III und SGB VI sicherzustellen. • Ziel sollte sein, frühzeitig, d. h. noch zu Krankheitsbeginn, präventive rehabilitative Maßnahmen durchzuführen. • Betroffene sollten z. B. vom betrieblichen Eingliederungsmanagement Ratschläge bekommen, wie sie den Arbeitgeber über ihre Erkrankung informieren können. • Um möglichen Stigmatisierungsprozessen entgegenzuwirken, müssen neutrale Klinikstempel verwendet werden. • Der Einsatz standardisierter Assessments (z. B. des Osnabrücker Arbeitsfähigkeitenprofils) kann individuelle Erfolgsprädiktoren erfassen, sofern sie in die Reha eingebettet sind.
Leitlinien:	LL BLS 2006: • Empfehlungen 102, 103 LL PST 2012: • Arbeitsrehabilitation und Teilhabe am Arbeitsleben: Empfehlungen 12–15 LL NICE 2010: • *SE:* Kapitel 10.4.7.1 PORT-R 2009: • *SE:* Any person with schizophrenia who has the goal of employment should be offered supported employment to assist them in both obtaining and maintaining competitive employment. The key elements of supported employment include individually tailored job development, rapid job search, availability of ongoing job supports, and integration of vocational and mental health services (S. 51).

	(Stufenweise) berufliche (Wieder-)Eingliederung (E)	C, E	I12
Empfehlungen aus den Experteninterviews	• *Implementierung des SE-Ansatzes* • *Ausbau der Möglichkeiten zur Durchführung einer beruflichen Reha*		
Weitere Literatur	• Albers 1998; Holzinger et al. 2002; Kunze 2004; Watzke et al. 2005; Amering 2006; Schmid et al. 2006; Popken 2007; Bayer et al. 2008; Weinmann et al. 2009; Jäckel et al. 2010 • *Umgang mit der Erkrankung am Arbeitsplatz:* Schulze und Angermayer 2002 • *Implementierung des SE-Ansatzes:* Kallert et al. 2005; Weinmann und Gaebel 2005; Richter et al. 2006; Rössler und Theodoridou 2006; Matschnig et al. 2008 • *Einbeziehung des und Absprachen mit dem Vorgesetzten:* Bundesarbeitsgemeinschaft für Rehabilitation 2004 • *Stufenweise Wiedereingliederung:* Bundesministerium für Arbeit und Soziales 2013; Bundesarbeitsgemeinschaft für Rehabilitation 2004		
Anknüpfende Module	• im Behandlungsplan festgeschriebene *I-Module* (vor allem *Module I1–I4*) • *KQ-Module* (insbesondere *Modul KQ3*)		

	Integration in weitere Versorgungsangebote (E)	A[35], C, E	I13
Ziele	• Der Patient erhält die Möglichkeit, am gesellschaftlichen Leben teilzunehmen. Eine Inklusion wird gefördert. • Durch Bewegungsangebote wird die eigene Körperwahrnehmung gefördert und verbessert.		
Voraussetzungen			
verordnet/ überwiesen durch	ggf. p-FA, HA oder PT		
Leistungserbringer	je nach Angebot und Qualifikation		
Aufgaben			
p-FA, HA oder PT	• Sicherstellen der frühzeitigen Integration gemeindepsychiatrischer Hilfs- und Unterstützungsangebote (z. B. Wohnheime, Berufstrainingszentren, Beratungsstellen, Selbsthilfegruppen) in den Behandlungsplan (*Modul A4*) • ggf. Nutzen einer Hilfebedarfsplanungskonferenz (*Modul I12*) • Überprüfen des bestehenden und des gedeckten Unterstützungsbedarfs im Rahmen der psychiatrischen Behandlung (*Modul A4, I1*) • Vermitteln in weitere Angebote, z. B. Kreativtherapie, Dramatherapie, Sporttherapie, Tanz- und Bewegungstherapie, Musiktherapie		
Tagesstrukturierende Angebote	• Empfehlen von Angeboten zum Training lebenspraktischer Fertigkeiten und sozialer Kompetenzen (bspw. Koch- und Backgruppen oder Gesprächsrunden) sowie von kulturellen Aktivierungsangeboten (z. B. mit Teilnahmemöglichkeiten an Generalproben im Theater) und bürgerschaftlichem Engagement.		

---

35 Die beschriebenen Interventionen sind ggf. nur eingeschränkt möglich.

I13

Integration in weitere Versorgungsangebote (E)	A, C, E

Körperorientierte Angebote	• Empfehlen von Entspannungs-, Bewegungs- und Laufgruppen

p-BP	• Vermitteln und Koordinieren geeigneter ambulanter, teilstationärer und stationärer Angebote in Absprache mit dem Patienten, ggf. seinen Angehörigen und dem p-FA, wie z. B. Motivation zu
	  – Selbsthilfeangeboten
	  – ergotherapeutischen oder soziotherapeutischen Maßnahmen (*Modul I9, I11*)
	  – weiteren adäquaten Angeboten, z. B. Krankengeldfallmanagement, soziales Kompetenztraining, Selbstwirksamkeitstraining (z. B. im Rahmen der *Module I6* oder *I14*)
	  – geeigneten gemeindepsychiatrischen Angeboten, z. B. ambulante Betreuung im Rahmen von Eingliederungshilfen (*Modul I5*), Tages-/Begegnungsstätten, SpDi, familienentlastende Dienste
	  – geeigneten beruflichen und/oder medizinischen Rehaangeboten: Berufsförderungswerke, berufliche Trainingszentren, Einrichtungen der ambulanten Arbeitstherapie, Integrationsfirmen, Zuverdienstprojekte, Werkstatt für behinderte Menschen, SE (► *Modul I12*)
	• auf Wunsch des Patienten oder ggf. der Angehörigen:
	  – Unterstützen bei der Einrichtung einer gesetzlichen Betreuung
	  – Beraten zu Online-Informationsseiten bzw. Hinweisen auf Internetforen für an Schizophrenie Erkrankten
	• Austauschen von Informationen und Kooperieren mit den jeweiligen Einrichtungen/Anbietern der weiteren Versorgungsangebote
	• Vermitteln von Terminen (sofern nicht vom p-FA selbst übernommen), Begleiten zu Terminen

Ort	aufsuchend oder in den Einrichtungen der entsprechenden Leistungserbringer
Aufwand	• unterschiedlich, je nach Intervention
p-FA oder HA:	• Fallbesprechung mit den jeweiligen Einrichtungen • Kooperation und Terminvereinbarungen mit Einrichtungen/Anbietern: variabel, bis zu 2 Std./Monat
Angebote:	• je nach Intervention
p-BP:	• im Rahmen von *Modul I4*
Ergebnisdokumentation	
p-FA oder HA	• ggf. Arztbrief • Protokolle
Angebote	• Bericht über Erfüllung des ärztlichen Behandlungsplans, Probleme und Fortschritte des Patienten sowie des weiteren Therapiebedarfs
Leitlinie:	LL PST 2012: • Sport- und Bewegungstherapie: Empfehlungen 28, 30–34
Weitere Literatur	• Rosenthal et al. 2009 • *Sporttherapie*: Miehe et al. 2004 • *Tanz- und Bewegungstherapie:* Puhr und Schmoll 2004

		I13
	Integration in weitere Versorgungsangebote (E) A, C, E	
Anknüpfende Module	• im Behandlungsplan festgeschriebene *I-Module* (vor allem *Module I1, I2*) • im Rahmen der Kooperation und Qualitätssicherung: *KQ-Module*	

		I14
	Psychoedukative Intervention (B) A, C, E	
Ziele	• Der Patient und die Angehörigen sind über die Krankheit und Behandlung informiert. • Der Patient steigert seine Selbstverantwortung sowie sein Krankheitsverständnis und seine Krankheitsbewältigung, bspw. durch gesundheitsförderliches Verhalten. • Der Patient und die Angehörigen erlernen Strategien zum Umgang mit der Erkrankung. • Der Patient und seine Angehörigen können die Folgen der Erkrankung besser einschätzen und annehmen. • Jedem Patienten und Angehörigen sollte mindestens einmal eine psychoeduaktive Maßnahme zur Verfügung gestellt werden.
Voraussetzungen	• *Modul A2* ist abgeschlossen. • Die Teilnahme ist freiwillig. • Das Modul sollte generell im Behandlungsplan festgeschrieben sein.
Patienteneigenschaften	*Indikation bei Patienten:* • Eine gesicherte Diagnose liegt vor. Der Patient ist über die Diagnose aufgeklärt (*Modul A2–A4*). • Eine »Gruppenfähigkeit« der Teilnehmer ist für einen Zeitrahmen von ca. 30 Min. gewährleistet. *Indikation bei Angehörigen:* • Angehörige bzw. das nahe Umfeld können folgende Personen sein: Partner, Freunde, Eltern, Kinder, Betreuer bzw. Bezugspersonen. • Nach Möglichkeit sollte das Einverständnis der Betroffenen zur Teilnahme der Angehörigen eingeholt werden.
Leistungserbringer	speziell ausgebildetes Personal (z. B. p-FA, PT, p-BP o. Ä.)
Aufgaben im Ablauf	
Allgemein:	• durchführbar in Form von Einzelbehandlung, Gruppenintervention oder Familienbetreuung
Vorbereitung:	• Vorbereiten der Sitzungen und Organisation des zu verwendenden Materials (z. B. Info-Material für die Teilnehmer, Arbeitsbuch für die Patienten, Videobänder, Patienten-/Angehörigenratgeber, Flipcharts)
Durchführung:	• Durchführen einer PEI entsprechend den Vorgaben des Manuals[36] • Klären organisatorischer Fragen während der PEI-Stunden • bei Interesse: Weiterleiten in Selbsthilfegruppen

---

36 Beispiele für mögliche Manuale finden sich unter »weitere Literatur«.

I14

Psychoedukative Intervention (B)	A, C, E

Nachbereitung:	• Dokumentieren des Ablaufs (bzgl. Dauer und Besonderheiten) • Durchführen von Evaluationen der Gruppe • Durchführen regelmäßiger Supervisionen
Ort	ambulant, (teil-)stationär

Aufwand	• alle Patienten sollten mindestens einmal eine PEI erhalten
	
	• je nach Manualangaben, z. B.:
	  – max. 10 Teilnehmer bei Patientengruppen, max. 15 bei Angehörigengruppen
	  – Dauer einer Sitzung: 45–90 Min.
	  – Dauer des Gesamtprogramms: 8–16 Sitzungen
	  – Frequenz: ein- bis dreimal wöchentlich
	• Materialkosten, bspw. für Informationsmaterial und zur Evaluation
	• regelmäßige Supervision

Ergebnisdokumentation	• Dokumentation PEI (z. B. stattgefunden: ja/nein?, Inhalt der PEI) • Evaluationsbögen je nach Manual • Einverständniserklärung bei Gruppen mit Angehörigen
Anmerkungen	• Nach Erfolg der Basis-PEI können ggf. weitere Maßnahmen zur Kommunikationsförderung über Integration in niedrigschwellige gemeindepsychiatrische Angebote erfolgen. • Nach einer entsprechenden Ausbildung der p-BP durch einen p-FA oder einen PT sollte die p-BP unter Nutzung standardisierter Materialien die meisten PEI-Einheiten allein durchführen. Einheiten über biologische Hintergründe und Therapieverfahren, die ca. 2–3 Einheiten pro PE-Kurs umfassen, sollten durch den p-FA, HA oder PT vermittelt werden. • Das Konzept sollte an die jeweiligen Besonderheiten der Teilnehmer angepasst werden, z. B. bei Komorbiditäten wie einer Schizophrenie/Sucht-Problematik. • Die Anzahl der Gruppenteilnehmer sollte so gewählt sein, dass sie weder auf den einzelnen Teilnehmer noch auf die Gruppe belastend wirkt. • Eine PEI sollte in einer geschlossenen Gruppe mit 8–12 Teilnehmern ohne Beteiligung der Angehörigen stattfinden. • Fremdsprachige psychoedukative Gruppen werden derzeit nur vereinzelt angeboten (z. B. im Fachklinikum Göttingen). Allerdings könnten muttersprachliche Informationen den Patienten helfen, mit der Erkrankung umzugehen. Ein Ausbau dieser Gruppenangebote wird stark befürwortet.
Implementierungshinweise	• Psychoseseminare können ebenfalls eine Möglichkeit des Austauschs bieten. Der trialogische, gleichberechtigte Erfahrungsaustausch zwischen Betroffenen, Angehörigen und Fachkräfte ist hierbei zentral. • Eine weitere Möglichkeit der Informationsvermittlung stellen Angehörigen-Informationstage dar. Diese sollten am Wochenende stattfinden. In Form von Vorträgen können verschiedene Inhalte, die an psychoedukative Programme angelehnt sein sollten, vermittelt werden. • PEI sollten generell in IV-Verträgen festgeschrieben werden. • Der GB kann als Motivator und Berater für Angehörige hilfreich sein. • Bei Patienten mit starken kognitiven Beeinträchtigungen sollte die Gruppe entsprechend angepasst werden.
Leitlinien:	LL BLS 2006: • Empfehlungen 67, 69 • *im Rahmen von psychoedukativen Maßnahmen:* Empfehlung 123

Psychoedukative Intervention (B)	A, C, E

I14

	LL PST 2012:
	• *Psychoedukative Interventionen für Betroffene und Angehörige, Peer-to-peer-Ansätze und Trialog:* Empfehlungen 20–24
Empfehlung aus den Experteninterviews	*PE-Angebote in IV-Verträgen festschreiben*
Weitere Literatur	• Rothbauer et al. 2001; Kilian et al. 2001a; Rosenthal et al. 2009; Xia et al. 2011
	Beispiele für Manuale:
	• Bäuml, J.; Pitschel-Walz, G.; Berger, H.; Gunia, H.; Heinz, A. und Juckel, G. (2010). Arbeitsbuch PsychoEdukation bei Schizophrenie (APES) - Mit Manual für die Gruppenleitung. Stuttgart: Schattauer.
	• Behrendt, B. (2009). Meine persönlichen Warnsignale. Ein psychoedukatives Therapieprogramm zur Krankheitsbewältigung für Menschen mit Psychoseerfahrung (Manual für Gruppenleiter und Arbeitsbuch für Gruppenteilnehmer). Tübingen: Dgvt-Verlag.
	• D'Amelio, R.; Behrendt, B.; Wobrock, T.; Groß, J. (2007). Psychoedukation Schizophrenie und Sucht. Manual zur Leitung von Patienten- und Angehörigengruppen. 1.Aufl. München: Elsevier Urban & Fischer.
	• Bechdolf, A.; Juckel, G. (Hg.) (2006). Psychoedukation bei Personen mit erhöhtem Psychoserisiko. Stuttgart [u. a.]: Schattauer.
	• Berger, H.; Friedrich, J.; Gunia, H. (2004). Psychoedukative Familienintervention. Manual zu Grundlagen und Praxis; mit 4 Tabellen und 24 Kopiervorlagen. Stuttgart: Schattauer.
Anknüpfende Module	im Behandlungsplan festgeschriebene *I-Module*

Angehörigen- und Umfeldbegleitung (B)	A, C, E

I15

Ziele	• Bezugspersonen und das soziale Umfeld sind über die Erkrankung informiert und aufgeklärt, haben Zugang zum Hilfesystem und zu psychiatrischen, psychotherapeutischen sowie allgemeinen Gesundheitsangeboten.
	• Enge Bezugspersonen werden in den Behandlungsprozess eingebunden.
	• Angehörige fühlen sich entlastet.
	• Angehörige werden unterstützt, sodass insbesondere in akuten Krankheitsphasen das Wohl von Schutzbefohlenen sichergestellt werden kann.
	• Krisen und Konflikte können besser bewältigt werden.
	• Die Rückfallrate wird verringert.
Voraussetzungen	• Das Modul sollte generell im Behandlungsplan festgeschrieben sein.
	• Familienintervention: Der Patient und seine Familie willigen ein.
verordnet/überwiesen durch	generell im Behandlungsplan festgeschrieben
Patienteneigenschaften	*Familieninterventionen sollten allen Familien zur Verfügung stehen, bei denen*
	• der Betroffene vor kurzem einen Rückfall hatte bzw. es Anzeichen für einen erneuten Rückfall gibt.

I15

	Angehörigen- und Umfeldbegleitung (B)	A, C, E
	• der Betroffene persistierende Symptome hat. • der Betroffene mit der Familie lebt oder in engem Kontakt zu ihr steht. *Ausnahmen:* • Der Betroffene kann aufgrund krankheitsspezifischer Aspekte nicht an einer Diskussionsrunde mit dem Leistungserbringer teilnehmen. • Der Betroffene stimmt dem Einbezug der Familie oder der Bezugsperson(en) nicht zu.	
Leistungserbringer	alle Leistungserbringer, die im Behandlungsplan vorgesehen sind	
Aufgaben	*Aktives Einbeziehen von Angehörigen in die Versorgung durch* • direkte Betreuung einzelner Familien und zusätzliche Angehörigengruppe • Betreuung in einer Gruppe mit mehreren Familien • parallele Patienten- und Angehörigengruppen	
z. B. p-FA/PT/HA:	• Durchführen von Angehörigengesprächen (z. B. im Rahmen der *Module I1–I3)* • Durchführen von Partner- und Familiengesprächen sowie familientherapeutischen Interventionen	
PT:	• Durchführen von Angehörigengruppen in Form von Gesprächs- oder Informationsgruppen ohne die Betroffenen (unter Beachtung von Schuldgefühlen und Ängsten) • bei Bedarf: Angehörigengespräch im Rahmen der Psychotherapie (*Modul I6*)	

p-BP:	• in Anwesenheit des Patienten:
	  – Durchführen von Angehörigengesprächen (*Modul I4*)
	  – Klären von Konflikten im häuslichen/sozialen Umfeld: Familiengespräche zur Beratung und Klärung familiärer krankheitsbedingter Konflikte
	• Aushändigen von Kontaktinformationen von Ansprechpartnern in Krisen- und Notfallsituationen an Angehörige (z. B. Informationen zum Krisentelefon (*Modul N1*))
	• separat mit Angehörigen (ggf. ohne Patienten): Besprechen von Belastungen der Angehörigen und Entlastungsmöglichkeiten, Vermitteln von Strategien zur Entlastung
	• Nachfragen und Dokumentieren der Selbsthilfegruppenbesuche der Angehörigen	

Alle an der Versorgung Beteiligten:	• Klären von Zielen der Angehörigenarbeit • ggf. Überzeugen des Patienten, dass Angehörige in die Intervention/den Prozess eingebunden werden sollten • Ermutigen der Angehörigen zum Besuch einer Selbsthilfegruppe sowie – bei Bedarf – zur Inanspruchnahme von medizinischen und/oder psychosozialen Leistungen *Kinder:* • Abklären des Unterstützungsbedarfs minderjähriger Kinder und Hilfe bei der Organisation von Unterstützungsangeboten, z. B. Hausaufgabenhilfe, Haushaltshilfe, spezielle Angebote für Kinder psychisch kranker Eltern, Schulpsychologen, Jugendhilfe etc.	

	Angehörigen- und Umfeldbegleitung (B)	A, C, E	I15
Ort	<ul><li>Räume des p-FA, HA, PT, p-BP oder der Tagesklinik</li><li>aufsuchend</li></ul>		
Aufwand	Im Rahmen der *Module I1–I4, I6*		
Familienintervention:	<ul><li>6–9 Monate oder 4–6 Monate für Patienten, die eine längere Therapie nicht er- oder durchhalten können</li><li>bei 1- bis 2-wöchentlicher Frequenz</li></ul>		
Ergebnisdokumentation	<ul><li>Gespräche und empfohlene Interventionen sowie veranlasste Unterstützungsmöglichkeiten</li><li>ggf. durchgeführte PE-Einheiten</li></ul>		
Anmerkungen	<ul><li>Häufig vernachlässigte Gruppen im Bereich der Angehörigen sind Kinder, Lebenspartner, Geschwister und Angehörige von chronisch Erkrankten. Letztere werden in Bezug auf die psychische Gesundheit als Hoch-Risikogruppe angesehen. Für diese Gruppe fehlen weiterführende Unterstützungsangebote, auch die Weitergabe von Informationen erscheint in vielen Fällen unzureichend.</li><li>Angehörige werden als »natürliches Hilfesystem« bezeichnet, da sie u. a. vielfältige Aufgaben im Alltag des Betroffenen übernehmen. Zeichen der Belastungen machen sich deshalb schnell bemerkbar. Derzeit gibt es jedoch noch nicht genügend Möglichkeiten der Entlastung für Angehörige.</li></ul>		
Implementierungshinweise	<ul><li>Angehörige sollten sich direkt zum Erkrankungsbeginn informieren. Hierbei können für Angehörige Themen wie Erziehung der Kinder, Organisation der Familie und des Haushalts, Veränderungen der Rollen in der Partnerschaft und der Sexualität, gemeinsame Lebensplanung und der Umgang mit Trennungsgedanken von Bedeutung sein. Unterstützungsanagebote, speziell für Partner, sollten erarbeitet und implementiert werden. Konsultationen bei dem verantwortlichen p-FA, anderen Akteuren des IV-Systems oder durch die Teilnahme an Angehörigenberatungen bzw. über schriftliche Materialien wie z. B. Broschüren, Faltblätter oder (Ratgeber-)Bücher, können hilfreich sein, um Informationen zur Erkrankung und zum Umgang mit dieser zu erhalten. Weitere Inhalte könnten Verweise auf regionale Unterstützungsangebote sein.</li><li>Minderjährige Angehörige sollten in die Versorgungsplanung einbezogen werden. Zudem sollten sie eine altersgerechte Aufklärung bzw. Informationsmaterial zur Erkrankung und zum Umgang mit der Erkrankung erhalten. Ergänzende Hilfen, wie z. B. Angebote zur Förderung personaler und sozialer Ressourcen, sollten bereitgestellt werden. Der Aufbau eines regionalen Hilfenetzes, bestehend aus Jugendhilfe, Schulen und ambulanter psychiatrischer Versorgung, kann Kindern die Möglichkeit des Austauschs und Kontaktes bieten sowie sie an weitere Unterstützungsangebote vermitteln.</li><li>Trotz der zumeist vorkommenden Skepsis gegenüber niedrigschwelligen Unterstützungsangeboten sollten betroffene Eltern über Hilfen zur Erziehung nach dem Kinder- und Jugendhilfegesetz informiert und beraten werden.</li><li>Prävention für Kinder psychisch Erkrankter: Das Jugendamt muss in die regionale Vernetzung im ambulanten Bereich einbezogen werden und bei Interventionen aus rechtlichen Gründen die Federführung haben. Bei der Beratung über Hilfen zur Erziehung nach dem Kinder- und Jugendhilfegesetz muss auf Vorurteile sowie mögliche Ängste der Eltern und Psychiater geachtet werden, um keine Vermeidungshaltung zu erzeugen.</li></ul>		

I15	Angehörigen- und Umfeldbegleitung (B)	A, C, E

- Eine Entlastungsmöglichkeit für Angehörige ist der eigene Urlaub und damit die Unterbrechung der Betreuung. In dieser Zeit sollte das Hilfesystem der IV aktiv werden.
- Die Angehörigen und die an der Behandlung beteiligten Akteure stehen sich gegenseitig als Ansprechpartner zur Verfügung.
- Angehörigengruppen ersetzen bei schwer erkrankten Menschen mit schizophrener Psychose keine Familienbetreuungsmaßnahmen.
- Ein telefonischer Beratungsservice sollte implementiert werden.
- Zur Vorbeugung von Stigmatisierung können verschiedene Ansätze helfen, z. B. Aufklärungsarbeit über (digitale) Medien, Unterstützungsmöglichkeiten für Betroffene und Angehörige, Veränderungen in der Versorgung (trialogischer Austausch zwischen Fachkräfte, Angehörigen und Patienten; verbesserter Ablauf in der Informationsvermittlung; allgemeine Unterstützung und Engagement von Fachkräfte), Bildung und Training von und mit Fachkräfte sowie Qualitätskontrollen und Supervisionen im Rahmen der Versorgung.
- Die Durchführung eines Angehörigen-Informationstages stellt eine gute Möglichkeit dar, Kontakte zu betroffenen Angehörigen herzustellen und krankheitsbezogene Informationen zu vermitteln. Diese sollten, wenn möglich, am Wochenende stattfinden, sodass auch berufstätige Angehörige sie aufsuchen können.

Leitlinien:

LL BLS 2006:

- Empfehlungen 75–79, 106, 119

LL PST 2012:

- Kinder von Betroffenen: Statement 16

LL NICE 2010:

- Kapitel 10.3.4.2, 10.4.3.3

PORT-R 2009:

- *Familienbasierte Interventionen:* Persons with schizophrenia who have ongoing contact with their families, including relatives and significant others, should be offered a family intervention that lasts at least 6–9 months (S. 53).

Empfehlungen aus den Experteninterviews

- *Angehörigengruppen*
- *Psychoseseminare*
- *Trialoge*
- *Psychoedukation/psychoedukative Interventionen*
- *Kindgerechte Informationsmaterialien*
- *Kinder*

Weitere Literatur

Albers 1998; Angermayer et al. 2000; Angermayer et al. 2001a; Rothbauer et al. 2001; Jungbauer et al. 2001; Jungbauer et al. 2002b; Angermayer et al. 2003; Jungbauer und Angermayer 2003; Bull et al. 2005; Weßling et al. 2006; Krautgartner et al. 2007; Rosenthal et al. 2009; Jungbauer et al. 2010; Pharoah et al. 2010; Jungbauer et al. 2011b; Jungbauer et al. 2011a; Jäckel et al. 2010

Anknüpfende Module

im Behandlungsplan festgeschriebene *I-Module* (vor allem *Modul I14*)

	Nachsorge und Entlassung aus dem ambulanten IV-System (Remissionsphase) (B)	C, E
Ziele	• Ein niedrigschwelliger Kontakt zum Versorgungssystem wird gewährleistet. • Die soziale und berufliche Integration des Patienten wird weiterhin gefördert. • Der Patient ist selbstständig und sicher im Umgang mit seiner Erkrankung. Er kann Belastungen des Alltags und des Berufslebens eigenständig bewältigen und nutzt das Versorgungsnetz bedarfsabhängig. Der Patient konnte Strategien zur Rückfallprophylaxe erlernen. • Falls sich neue Krankheitsphasen anbahnen, kann der Patient jederzeit wieder in das IV-System aufgenommen werden.	

Voraussetzungen	• Eine Beendigung der Begleitung im Rahmen des IV-Systems ist vorgesehen, wenn kein weiterer psychiatrischer Behandlungsbedarf im Rahmen der schizophrenen Erkrankung besteht oder eine weitere Behandlung nicht mehr gewünscht wird bzw. unter folgenden Bedingungen:
	  – Nach Ersterkrankung und 12-monatiger Symptomfreiheit wurde die antipsychotische Medikation erfolgreich reduziert (Zeitraum für das Reduzieren der Maßnahme max. ein Jahr).
	  – Nach einmaligem Rezidiv bestand über 2–5 Jahre weitgehende Symptomfreiheit, d. h. keine Positivsymptome, allenfalls leichte Negativsymptome und/oder kognitive Symptome. Die antipsychotische Medikation wurde nach Absprache mit dem Patienten auf dessen Wunsch erfolgreich ausgeschlichen.
	  – Ein stabiles soziales Umfeld ist vorhanden.	

verordnet/überwiesen durch	p-FA	
Patienteneigenschaften	Der Patient benötigt keine weitere kontinuierliche Begleitung durch eine p-BP und keine psychiatrische Behandlung.	
Leistungserbringer	• primär: p-FA, p-BP • sekundär: ambulante Leistungserbringer (z. B. HA)	
Aufgaben		
p-FA	• Besprechen der Strategien zur Modifikation der Erhaltungstherapie (*Modul I7*) und zur Ausleitung aus dem IV-System, insbesondere der Reduktion der p-BP-Kontakte • Aufklären über potenzielle Krankheitsverlaufsrisiken und einen möglichen Rückfall • Ausschreiben des Patienten aus dem IV-System nach erfolgreicher Heilungsbewährung • Abstimmen über Entlassung aus dem IV-System mit der p-BP (*Modul KQ1*)	
p-BP	• Vermeiden von Chronifizierung, Helfen beim Erlernen von Empowerment-Strategien und Schaffen von Kontaktmöglichkeiten außerhalb des medizinischen Systems (z. B. Selbsthilfe oder Ehemaligen-Club) • Vorbereiten des Patienten auf Entlassung aus dem IV-System • Erstellen eines Maßnahmenplans für die Inanspruchnahme von niedrigschwelligen Angeboten • Besprechen der Abläufe bei und nach Beendigung der kontinuierlichen Begleitung durch die p-BP (*Modul I4*) • Entwickeln von Perspektiven und Zielen für das persönliche Leben (z. B. im Bereich Arbeit, Familie, Freunde, Hobbys, u. a.) • ggf. Initiieren von jährlichen Treffen für ehemalige Patienten zum gegenseitigen Austausch • ggf. Führen eines Abschlussgesprächs mit Angehörigen	

I16

Nachsorge und Entlassung aus dem ambulanten IV-System (Remissionsphase) (B)	C, E

Ort	• p-FA-Praxis • Räume der p-BP oder aufsuchend
Aufwand	
p-FA	• im Rahmen der *Module I1, KQ1*
p-BP	• max. 15 Min./Quartal sehr niederfrequent über einen Zeitraum von 4–9 Monaten • telefonischer Kontakt: einmal/Monat zu Beginn, Abstände sukzessive verlängern • bis zur Entlassung aus dem IV-System
Ergebnisdokumentation	
p-FA	• Abschlussbericht über Heilungsbewährung bzw. Notwendigkeit der Weiterbehandlung im IV-System • Entlassung stattgefunden (ja/nein?)
p-BP	• Nachsorge stattgefunden (ja/nein?) • Abschlussgespräch stattgefunden (ja/nein?)
Anmerkungen	• Maßnahmen im Rahmen der Nachsorge und Entlassungen aus dem IV-System sind zentrale IV-Bestandteile. • Sollte der Patient innerhalb von 90 Tagen weder eine psychiatrische Behandlung noch einen Kontakt mit einem Therapeuten oder Leistungserbringer des IV-Systems haben, ist von einem Behandlungsabbruch auszugehen. Nach diesem Zeitraum wird der Patient von seiner verantwortlichen Bezugsperson aus dem multiprofessionellen IV-Behandlungsteam kontaktiert. Eine Terminabsprache zur Erfassung des aktuellen Gesundheitsstands wird dabei vereinbart. • Gerade in den ersten Jahren kann es zu Rückfällen und Beeinträchtigungen kommen.
Implementierungshinweise	• Bei einem erneuten Auftreten psychotischer Symptome sollte der p-FA gemeinsam mit dem Patienten medikamentöse Anpassungen und psychosoziale Interventionen in die Wege leiten. • Eine langfristige Nachbetreuung ermöglicht das Identifizieren von Risikopatienten und Schwachstellen im IV-System. • Erfahrungen deuten darauf hin, dass Patienten eher verunsichert werden, wenn sie aus dem IV-Prozess ausgeschrieben werden. Vorgeschlagen wird eine »Ruhephase« ohne IV-Aktivitäten. Hier bleibt zu prüfen, wie diese praktisch umzusetzen ist. • Das Ausschreibeverfahren muss im Laufe des Prozesses angepasst werden. Derzeit lassen sich keine konkreten Aussagen formulieren.
Leitlinie:	LL BLS 2006: • Empfehlung 90
Weitere Literatur	Klug 2005
Anknüpfende Module	• im Behandlungsplan festgeschriebene *I-Module* • in Notfallsituationen und Krisen: *N-Module* • im Rahmen der Kooperation und Qualitätssicherung: *KQ-Module* (vor allem *Modul KQ1*) • ggf. bei Wiederaufnahme: *Module A3, A4*

Notfall- und Krisenmodule (N)

Die im Folgenden beschriebenen Module sollen in Notfallsituationen und Krisen zur Anwendung kommen. Zunächst gilt es, Notfälle von Krisen abzugrenzen. Notfallsituationen erfordern unverzügliches Handeln, um Schäden zu vermeiden. Eine Krise wird als untragbare Schwierigkeit wahrgenommen, welche die zur Verfügung stehenden Bewältigungsstrategien überfordert (James und Gilliland 2012, 7 f.).

Demnach ist auch die Krisenintervention dringlich; sie dauert meist länger als eine reine Notfallintervention. Einer Krise sollte im Rahmen der Interventionsmodule begegnet werden, z. B. durch hochfrequente, aufsuchende Kontakte der p-BP oder durch flexible, tägliche Termine mit behandelnden Ärzten und/oder Therapeuten. Demnach ist der sich in einer Krise befindende Betroffene noch in der Lage, verlässlich Vereinbarungen, d. h. mindestens bis zum nächsten Kontakt mit dem installierten Helfersystem, zu treffen. Nach der Bewältigung einer Krise sollte sowohl mit dem Patienten als auch mit den Angehörigen ein abschließendes Gespräch geführt werden. In diesem gilt es zu erörtern, inwiefern der Notfallplan bzw. die Patientenverfügung angepasst werden und was man beim nächsten Auftreten besser machen kann. Während eines psychotischen Schubes des Betroffenen sollten Angehörige bei Bedarf psychotherapeutisch oder seelsorgerisch unterstützt werden. Auch der Austausch mit anderen betroffenen Angehörigen kann helfen, Belastungen abzubauen (Jungbauer und Angermayer 2003).

N1

	Krisentelefon
Ziele	• Für den Patienten besteht die Möglichkeit, rund um die Uhr niedrigschwellig Kontakt zum Hilfesystem aufzunehmen. • Eine Selbst- und/oder Fremdschädigung kann vermieden werden. • Patienten und Angehörige fühlen sich entlastet. • Eine stationäre Einweisung kann – wenn möglich – vermieden werden.
Voraussetzungen	• Das Krisentelefon kann auch für Schizophrenie-Patienten genutzt werden, die noch nicht in das IV-System eingeschrieben sind. In diesen Fällen kann die Zustimmung der Patienten zur IV innerhalb des folgenden Quartals eingeholt werden. • Ein qualifizierter 24-Stunden-Telefondienst ist organisierbar: Er ist primär durch p-BP, sekundär durch p-FA oder PT auszuführen.
Patienteneigenschaften	• Es gibt Anzeichen einer Selbst- und/oder Fremdgefährdung. • Eine akut relevante Verschlechterung in der Alltagsbewältigung liegt vor. • Ein Angehöriger oder eine nahe Bezugsperson hat sich über das Krisentelefon gemeldet.
Leistungserbringer	• primär: p-BP • sekundär: p-FA, PT, GB oder SpDi
Aufgaben	
p-FA, PT oder SpDi	• Gewährleisten des Hintergrunddiensts (z. B. Erreichbarkeit für Rücksprachen)
p-BP	*Klärung der Situation durch eine p-BP:* • Beruhigen des Patienten • ggf. Hinweisen auf die verordnete Bedarfsmedikation • Einleiten suizidpräventiver Maßnahmen • Einbeziehen des sozialen Umfelds zur Klärung der Situation

N1

	Krisentelefon
	Falls erforderlich, Veranlassung abgestufter Sofortmaßnahmen durch eine p-BP: • Aufsuchen des Patienten zwecks weiterer Krisenklärung (*Modul N2*) • Informieren des p-FA, ggf. telefonische Rücksprachen zur Situation oder Einleiten eines fachärztlichen Hausbesuchs (*Modul N3*) • sofortiges Überführen ins KH über den Notarzt (Ausnahmefall: *Modul N6*) *Organisation der weiteren Krisenbetreuung durch eine p-BP:* • Informieren des p-FA über Krisensituation • nach Absprache mit p-FA: Veranlassen der angezeigten Maßnahmen (z. B. *Module N3–N6*) • Erfassen der Situation • Klären, welche Maßnahmen eingeleitet werden müssen (ggf. unter Zuhilfenahme des Notfallplans und in Rücksprache mit dem p-FA)
Ort	telefonisch
Aufwand	
p-FA, PT (in Koope-ration mit hausärzt-lichem Notdienst)	• 24-Stunden-Bereitschaftsdienst; durchschnittlich 15 Min.
p-BP	• Krisendienst
Ergebnisdokumenta-tion	
p-BP	• Bericht (Patientenname, Problem, weiterführende Maßnahmen) • Rückmeldung an p-FA, PT, GB oder SpDi (ggf. HA)
Anmerkungen	• Nicht in jeder psychiatrischen Krisensituation muss zwangsläufig ein Arzt tätig werden bzw. dies ist strenggenommen nur dann erforderlich, wenn in der akuten Situation sofortige medikamentöse Maßnahmen oder eine sofortige Begutachtung im Hinblick auf einen Zwangsunterbringungsantrag erforderlich erscheinen. Psychosoziale Krisendienste, Psychologen, Krankenschwestern und andere Versorgungsakteure können in Krisensituationen als unbeteiligte Außenstehende oftmals wirksam zur Entspannung der Situation beitragen und gegebenenfalls die erforderlichen weiteren Hilfen einleiten. • Stationäre Aufnahmemöglichkeiten oder Betten in Krisenpensionen/Kriseninterventionszentren mit psychiatrischer Betreuung sollten vorhanden sein. • Zwangseinweisungen (zumeist bei Ersterkrankung) finden vermehrt durch die Polizei oder bei Notarzteinsätzen statt. Zum Teil erfahren die Polizisten dabei nur eine geringe Unterstützung durch psychiatrische Einrichtungen. Notärzte sind häufig nicht ausgebildet für eine Versorgung in psychiatrischen Notsituationen. Zwangsmaßnahmen werden von Patienten daher oft als traumatisierend und entwürdigend erlebt. Die Arzt-Patienten-Beziehung wird geschädigt, dennoch sind vermehrt p-FÄ eher bereit, Zwangsmaßnahmen zu befürworten. • Suizide geschehen zumeist außerhalb jeglicher Therapie und fürsorglicher fachkompetenter Begleitung.
Implementierungshin-weise	• Wenn zu wenige p-FÄ und/oder PT in der Region vorhanden sind, sollte alternativ ein ärztlicher Hintergrunddienst durch andere FÄ oder SpDi o. Ä. übernommen werden. Diese sollten in Krisensituationen ebenfalls zu einem sensiblen und situationsadäquaten Vorgehen fähig sein. Spezielle Schulungen können dies sicherstellen.

		N1
Krisentelefon		

- Eine Weitergabe der Krisentelefonnummer an Rettungsdienst-leitstelle/Notärzte, Polizei, gemeindepsychiatrische Institutionen (Heime, SpDi), HÄ sowie an alle IV-Patienten und deren Angehörige wird bereits bei Eintritt ins IV-System empfohlen. Dabei darf die Krisentelefonnummer jedoch keine »allgemeine Notrufnummer« für die Polizei werden.
- Die Abgrenzung zu anderen Versorgungssystemen muss vorab definiert und Strategien zum Umgang mit Notfällen außerhalb des IV-Systems sollten entwickelt werden.
- Im Rahmen von Fortbildungsmaßnahmen sollten Weiterbildungen zur Suizidprävention und zum Umgang mit Krisen und Notfallsituationen besucht werden.
- Der verantwortliche p-FA und/oder PT muss bei Krisen in seiner Dienstzeit noch am gleichen Arbeitstag und bei Krisen außerhalb seiner Dienstzeit spätestens am nächsten Arbeitstag über das Krisengespräch informiert werden.
- Alle definierten Maßnahmen im Modul müssen einen zu realisierenden Zeitrahmen haben und sowohl die Terminauslastung als auch die stetig wachsende Aus- bzw. Überlastung aller Akteure berücksichtigen.
- Eine Zusammenarbeit mit bestehenden Krisentelefonnotdiensten ist in jedem Fall anzustreben; ggf. auch im Rahmen von gemeinsamen Schulungen u. Ä.

Leitlinie:	LL BLS 2006:

- *kontinuierliche Einschätzung suizidaler Gedanken*: Empfehlung 121

Empfehlungen aus den Experteninterviews	

- *Notfallversorgung auch am WE*
- *Planung der Versorgung in Krisen*
- *Zwangseinweisungen*
- *Fortbildungen für Notfallsituationen*

Weitere Literatur	

- *Suizid:* Wolfersdorf 2005
- *Zwangsmaßnahmen:* Klug 2005; Steinert 2007; Wundsam et al. 2007; Borbé et al. 2009; Jäger und Rössler 2009; Arens et al. 2009
- *Kriseninterventionen:* Murphy et al. 2012

Anknüpfende Module	

- wenn die Situation nicht am Telefon geklärt werden kann: *Module N2, N3*, später ggf. *Module N4–N6*
- ggf. Anpassungen im Behandlungsplan: *Modul A4*
- Patienten ohne IV-Zugehörigkeit, Patienten nach akuten Erkrankungsphasen, chronisch Erkrankte: *Module V, A2–A4*

		N2
Krisenintervention durch die psychiatrische Bezugspflegekraft (Home-Treatment-Ansatz)		

Ziele	

- Der Patient kann in seiner gewohnten Umgebung betreut werden.
- Der Patient und ggf. die Angehörigen sind zufrieden mit der Betreuung und Unterstützung.
- Der Patient wird stabilisiert.
- Eine stationäre Notfallbehandlung kann vermieden werden, soweit dies im Interesse des Patienten ist.

Voraussetzungen	

- Eine 24-Stunden-Verfügbarkeit der p-BP muss gewährleistet sein.
- Vom Patienten geht keine Selbst- und/oder Fremdgefährdung aus. Es bestehen weder Intoxikationen noch andere Notfälle, die auf einer somatischen Station behandelt werden müssen.

N2	**Kriseninterventionen durch die psychiatrische Bezugspflegekraft (Home-Treatment-Ansatz)**
	• Ein Team, das für die Behandlung von akuten psychiatrischen Episoden ausgebildet ist, steht zur Verfügung.
verordnet/ überwiesen durch	• Der Patient oder ein Angehöriger haben sich über das Krisentelefon gemeldet oder die Krise wird im Rahmen der Durchführung eines anderen Moduls ersichtlich.
Patienteneigenschaften	• Der Patient befindet sich in einer selbst- oder fremddiagnostizierten (sub-)akuten Krankheitsphase in Folge der schizophrenen Grunderkrankung oder einer komorbiden psychischen Erkrankung (z. B. Depression, Alkohol- oder Drogenproblematik), möchte und kann aber in der häuslichen Umgebung versorgt werden.
Leistungserbringer	• p-BP • im Hintergrunddienst (bspw. über Rufbereitschaft): p-FA
Aufgaben	
p-BP	• Aufsuchen des Betroffenen, ggf. kurze Vorstellung der eigenen Person und ihrer Aufgabe, ggf. Hinzuziehen des GB oder/und der Polizei • Erfassen der vorliegenden Situation (ggf. Einbeziehen der Angehörigen oder des sozialen Umfelds im Sinne einer Fremdanamnese) • ggf. Hinzuziehen des p-FA zur Einschätzung von Aggressivität, Gewalttätigkeit sowie suizidalen Gedanken, Plänen und/oder suizidalem Verhalten, z. B. anhand von Skalen zur Suizidrisikoerfassung, bspw. BDI, HAM-D, BHS, SAD-Person-Skala oder Broset-Skala (s.u. weitere Literatur und *Modul N3*) • Führen unterstützender Gespräche; wenn möglich, Klären der Situation mit dem Patienten, ggf. unter Berücksichtigung des direkten Umfelds, wie z. B. Angehörige, Nachbarn, etc. • Führen von beratenden, entlastenden Gesprächen mit den Angehörigen (► *Modul I15*) • Ergreifen von entsprechenden Maßnahmen zur Bewältigung der Krise, ggf. Umsetzen des unter *Modul A4* erstellten Notfallplans • bei Bedarf: Organisieren und Koordinieren weiterer notwendiger Behandlungsmodule, bspw. ärztliche Notfallintervention (► *Modul N3*) oder somatische Behandlung (► *Modul I2*) • wenn möglich: Einholen einer Einverständniserklärung zur Möglichkeit des patientenbezogenen Austauschs zwischen den Behandlungsakteuren (z. B. mit HA, GB, PT) • Sicherstellen der Versorgung von Kindern und Haustieren *Im Verlauf:* • regelmäßige Beurteilung des psychischen und körperlichen Gesundheitszustands, insbesondere bzgl. Selbst- und/oder Fremdgefährdung sowie der Umgebungsfaktoren des Patienten • Rückmelden des Gesundheitszustandes an p-FA, ggf. auch an GB oder Bezugsperson des Patienten • bei Bedarf: Durchführen gemeinsamer Besuche mit dem p-FA (► *Modul N3*) • Dokumentieren der aktuellen Suizidalität und der getroffenen Maßnahmen (z. B. das Schließen eines Non-Suizidvertrags) • ggf. Suchen nach Hilfemöglichkeiten für Kinder der Betroffenen • bei stationären Aufnahmen (*Modul N6*): – Besprechen organisatorischer Schwierigkeiten und möglicher Lösungen (z. B. bzgl. Kinderbetreuung) – Klären der Begleitung durch p-BP in der Klinik mit dortigen Ärzten

	Krisenintervention durch die psychiatrische Bezugspflegekraft (Home-Treatment-Ansatz)	N2
	– enge Rücksprache mit klinisch tätigem p-FA – Sicherstellen einer kontinuierlichen Nachsorge (Entlassungsvorbereitung, *Modul N6*) – Koordinieren von *I*- und ggf. *A-Modulen* • Bereitstellen eines Supervisionsangebots für die p-BP während und nach der Krisenbetreuung • nach Entlassung bzw. wenn sich der Patient nicht in der Obhut der teilstationären Einrichtung befindet: verdichtete p-BP-Kontakte	
Ort	aufsuchend	
Aufwand		
p-BP	• Erreichbarkeit: 24 Std. an 7 Tagen der Woche • Evaluation der Situation: 0,5–4 Std. • tägliche Absprachen mit p-FA: ca. 10 Min. • regelmäßiger Kontakt zum Patienten	
Ergebnisdokumentation		
p-BP	• getroffene Maßnahmen und Absprachen mit p-FA • Art der Kontakte zu Außenstehenden (z. B. Informationen zu bestehendem Suizidrisiko) • Austausch mit anderen Leistungserbringern • Einverständniserklärung zum patientenbezogenen Austausch zwischen den Behandlern	
Anmerkungen	• Psychotische Schübe der Eltern können verheerende Auswirkungen auf deren Kinder haben. Hier gilt es präventiv einzugreifen, bspw. durch unterstützende Angehörige, niedrigschwellige Beratungsangebote o. Ä. Sollten diese nicht verfügbar sein, ist das Jugendamt mit hinzuzuziehen. • Es sollten verbindliche Richtlinien darüber erstellt werden, in welchen Situationen die p-BP den Arzt unbedingt (zumindest telefonisch) informieren muss. • Ein p-FA muss im Hintergrunddienst mindestens über Rufbereitschaft und im Notfall über Vor-Ort-Dienst erreichbar sein, da sonst die Gefahr einer fahrlässigen Handlung bei Krankenhausvermeidung mangels Ausübung ärztlicher Heilkunde besteht. • Bei einer Verbesserung des Gesundheitszustands sollte zeitnah eine Rücknahme der Behandlungsverdichtung der Intervention APP erfolgen. • Bei akuter Selbst- und/oder Fremdgefährdung, bei einer psychischen Störung beruhend auf schweren somatischen Beschwerden, bei ausgeprägtem aggressiven sowie wenig kooperativem Verhalten und/oder bei ungünstigen psychosozialen Umfeldbedingungen reicht die Betreuung durch eine p-BP und einen p-FA möglicherweise nicht aus. Hier muss die Erweiterung der Behandlungsmöglichkeit durch stationäre Angebote erwogen werden (*Modul N6*).	
Implementierungshinweise	• Falls es in der Region keine ambulanten aufsuchenden Krisen- oder Notfallinterventionsteams gibt, könnte ein SpDi diese Aufgaben übernehmen. Aus datenschutzrechtlichen Gründen ist hierfür das Einverständnis des Patienten bzw. des GB oder der Angehörigen einzuholen. • Neben einem intensiven Einbezug der Angehörigen ist gleichzeitig eine Überforderung der Angehörigen zu vermeiden. Ein verfügbares Interventionsteam hilft den Angehörigen und Patienten, eine häusliche Betreuung durchzuführen, bspw. durch niedrigschwellige psychotherapeutische Angebote. Es sollte ein ausgewogenes System zwischen Überprotektion und Sorglosigkeit im häuslichen Umfeld angestrebt werden.	

N2

	Krisenintervention durch die psychiatrische Bezugspflegekraft (Home-Treatment-Ansatz)
	• Der Einbezug von Angehörigen ist bei aufsuchendem Kontakt in der Krise eher die Regel. Auch Angehörige, die nicht gemeinsam mit dem Patienten wohnen, sollten im Bedarfsfall einbezogen werden. Dies sollte möglichst vorher im Notfallplan festgehalten werden. • Die Implementierung von Krisen- und Notfallkonferenzen sollte angedacht werden. Diese verfolgen das Ziel, wichtige Interventionen zeitnah mit den an der Krisen- bzw. Notfallbehandlung beteiligten Akteuren abzusprechen und diese nach einer Risikoabschätzung durchzuführen. Zudem kann in dem Gespräch abgeklärt werden, welcher Akteur welche Interventionen umzusetzen hat. Krisen- und Notfallkonferenzen sind darüber hinaus für Angehörige hilfreich, denn sie dienen der Informationsvermittlung und der Entlastung der Angehörigen. • Das Modell des Home-Treatments ist nicht bestimmt für Patienten mit erheblicher, drohender oder unmittelbarer Selbst- und/oder Fremdgefährdung, Intoxikation oder anderen somatischen Notfällen.
Leitlinien:	LL BLS 2006: • Empfehlung 100 • *kontinuierliche Einschätzung suizidaler Gedanken*: Empfehlung 121 LL PST 2012: • ambulante Notfallbetreuung: Kapitel 10.3.1.1/2 LL NICE 2010: • Akutbehandlung im häuslichen Umfeld: Empfehlungen 6–9
Empfehlungen aus den Experteninterviews	• Ausbau der ambulanten Krisenversorgungsstrukturen (insbesondere im ländlichen Raum) • aufsuchende, ständig verfügbare, interdisziplinär arbeitende Krisendienste
Weitere Literatur	• Schulze und Angermayer 2003; Berhe et al. 2005; Amering 2006; Eikelmann et al. 2011; Rupp 2012 • *aufsuchende, ständig verfügbare, interdisziplinär arbeitende Krisendienste:* Kallert et al. 2004a; Weinmann und Gaebel 2005; Lambert 2006; Weinmann et al. 2009; Gühne et al. 2011; Munz et al. 2011 • *Skalen zur Suizidrisikoerfassung: BDI-II:* Hautzinger et al. 2009; *HAM-D:* Collegium Internationale Psychiatriae Scalarum 2005; *BHS:* Beck et al. 2000; *SAD-Person-Scala:* Patterson et al. 1983; *Broset-Skala:* Almwik et al. 2000
Anknüpfende Module	• wenn die Krise nicht allein durch den Einsatz einer p-BP geklärt werden kann: *Modul N3*, später ggf. *Module N4–N6* • ggf. Anpassungen im Behandlungsplan: *Modul A4* unter Absprache mit den betreuenden Ärzten (z. B. im Rahmen von *Modul KQ1*) • Patienten ohne IV-Zugehörigkeit, Patienten nach akuten Erkrankungsphasen, chronisch Erkrankte: *Module V, A2–A4* • Qualitätssicherung: KQ-Module (*Module KQ3, KQ4*)

	Ärztliche Notfallintervention	**N3**
Ziele	• Der Zustand des Patienten wird innerhalb kürzester Zeit abgeklärt. • Der Patient wird entlastet und psychisch stabilisiert. • Wenn es im Interesse des Patienten ist, kann eine stationäre Notfallbehandlung vermieden werden.	
Voraussetzungen	Eine Auslösung des Moduls Ärztliche Notfallintervention kann über die *Module N1* oder *N2* erfolgen.	
Patienteneigen-schaften	• Der Zustand des Patienten verschlechtert sich akut, was sich bspw. durch zunehmende Positivsymptomatik, Erregungszustände, Katatonie sowie drohende Selbst- und/oder Fremdgefährdung äußern kann. Medikamentöse Nebenwirkungen, wie bspw. ein malignes neuroleptisches Syndrom oder Leukopenie, können ebenfalls Anzeichen eines möglichen Notfalls sein. • Eine Krisenintervention durch p-BP (*Modul N2*) reicht für eine Stabilisierung des Gesundheitszustands nicht aus. • Der Zustand des Patienten erfordert eine Einweisung nach dem UBG.	
Leistungserbringer	• primär: p-FA • sekundär und in enger Absprache mit einem p-FA: ggf. Notarzt, HA oder externer FA • Begleitung: p-BP (*Modul N2*)	
Aufgaben		

p-FA	*Vor einer (teil-)stationären Notfallbehandlung:*
	
	• Führen einer psychistrischen Untersuchung mit entsprechender Diagnostik (psychopathologische Befunderhebung, ggf. körperliche Untersuchung)
	• Einschätzen von suizidalen Gedanken, Plänen und Verhaltensweisen
	• nach einer sorgfältigen Drogen- und Medikamentenanamnese: ggf. Anpassen der Medikation
	• ggf. Ausstellen einer Krankschreibung
	• Koordinieren weiterer Maßnahmen:
	  – Indizieren eines verdichteten p-BP-Kontakts
	  – Weiterleiten des Patienten in die Krisenpension/das Krisen-interventionszentrum (*Modul N4*), zur (teil-)stationären Krisen-/Notfallbehandlung (*Module N5, N6*) oder – bei somatischen Beschwerden – in ein Allgemeinkrankenhaus
	
	Während der Behandlung im Rahmen der Krisenpension/des Kriseninterventionszentrums (► Modul N4):
	
	• regelmäßiges Prüfen des psychopathologischen Befunds, der medikamentösen Intervention sowie der Selbst- und/oder Fremdgefährdung
	• Kontaktieren der Mitarbeiter der Krisenpension/des Kriseninterventionszentrums und Treffen weiterer Absprachen mit ihnen
	• Vermitteln des Patienten in die Krisenpension/das Kriseninterventionszentrums
	• Beenden des Angebots der Krisenpension/des Kriseninterventionszentrums
	
	Nach (teil-)stationärer Notfallbehandlung (► Module N5/N6):
	
	• Durchführen eines Notfallbehandlungsgesprächs nach Entlassung des Patienten (► *Module N5, N6*)	

N3

Ärztliche Notfallintervention

- falls der Patient nicht zum Termin erschienen ist: Kontaktieren der p-BP
- ggf. Kontaktieren des GB (insbesondere nach Einweisung oder Unterbringung)
- Anpassen des Behandlungsplans (▸ *Modul A4*)
- Initiieren weiterführender Maßnahmen (z. B. *I-Module*)
- rechtzeitiges Weiterleiten der Entlassungsinformation aus dem (teil)-stationären Setting an p-BP

Allgemeines:

- ggf. Einweisen in eine (teil-)stationäre Einrichtung (▸ *Module N5, N6*), Verfassen eines Arztbriefs
- Aufarbeiten des Notfalls mit dem Betroffenen
- ggf. Anpassen des Notfallplans im Rahmen der psychiatrischen Behandlung (▸ *Modul I1*)

Medikamentöse Notfallbehandlung:

- die Wahl des spezifischen Mittels sollte entsprechend den Anmerkungen im *Modul I7* erfolgen
- Aufklärung des Patienten über Medikation
- falls externer Arzt anwesend ist: möglichst sofortige Rücksprache mit p-FA

Medikamentöse Notfallbehandlung bei akuter Wiedererkrankung:

- Abklären der Ursachen durch eine sorgfältige Anamnese der Medikamenten- und Drogeneinnahme, auch unter Nutzung anderer Informationsquellen, wie Angehörige, und Erfassen möglicher Nebenwirkungen

Medikamentöse Notfallbehandlung bei akuter Zustandsver-schlechterung:

- Erhöhen der Dosis der aktuellen Medikation
- Verordnen einer Co-Medikation (ggf. auch parenterale Medikamentengabe)

Medikamentöse Notfallbehandlung bei gefährlichen Psychopharmaka-Nebenwirkungen:

- Absetzen bzw. Umstellen der Medikation
- ggf. Verordnen einer Zusatzmedikation
- Einholen der erforderlichen diagnostischen Befunde
- ggf. Konsultieren eines Internisten

Falls keine angemessene Notfallmedikation im Notfallplan festgelegt ist:

- Verordnen einer Notfallmedikation, ggf. in Absprache mit dem HA

p-BP

Im Rahmen der medikamentösen Notfallbehandlung:

- Anleiten des Patienten bei Einnahme der verordneten Notfallmedikation
- Prüfen der Medikamenteneinnahme
- Beobachten der (Neben-)Wirkungen der Medikation sowie der Adhärenz während der Einnahmedauer
- Dokumentieren des Medikamenten-Monitorings
- Informieren des GB über Notfallintervention

Ärztliche Notfallintervention		N3

Ort	i. d. R. aufsuchend
Aufwand	
p-FA	• 60–120 Min. • medikamentöse Notfallbehandlung: ggf. 5 Min. p-FA oder ggf. 10 Min. anderer FA/Psychologe/Notarzt/HA
p-BP	• Gesprächskontakte mit p-BP und/oder Patienten neben *Modul N2*: täglich 5 Min. • weiterer Aufwand beschrieben unter *Modul I4*
Ergebnisdokumentation	
p-FA	• Situation des Notfalls: Art der Benachrichtigung, vorgefundene Situation, etc. • Befund (inkl. Hinweise auf Selbst- und/oder Fremdgefährdung) • Absprachen mit p-BP und ggf. Angehörigen oder GB • verordnete Notfallmedikation (inkl. Dauer der Verordnung) • ggf. Arztbrief • ggf. Einweisungspapiere
p-BP	• Protokoll Gesprächskontakte mit Patient
Anmerkungen	• Patienten mit Mehrfacherkrankungen benötigen zum Teil andere Vorgehensweisen. So kann es zu Unterschieden im Setting, in der Vergabe von Medikamenten, in den Dosierungen oder in therapeutischen Optionen kommen. • In Ausnahmefällen kann dieses Modul auch von Angehörigen oder dem sozialen Umfeld ausgelöst werden. Das *Modul N2* ist jedoch vorzuziehen bzw. sollte nach Möglichkeit zuerst ausgelöst werden. • In Flächenregionen sind Akut-Patienten gemeinsam mit HA bzw. Notarzt zu versorgen. • Die p-BP spielt in der Begleitung des Patienten eine zentrale Rolle (▶ *Modul N2*).
Implementierungshinweise	• Wenn eine Ermächtigung besteht, kann der SpDi auch Erstbehandlungen im Rahmen von Krisen und Notfällen durchführen. Diesbezügliche Regelungen unterscheiden sind je nach Bundesland und sind regional abzuklären. • Ein Manual mit Gesprächshinweisen und Fragebeispielen zur Abklärung von Suizidalität sollte implementiert werden (z. B. Suizidfragebogen nach Pöldinger 1968). • Bei Entscheidungen sollte das Prinzip des Informed Consent beachtet werden. • Zwangsmaßnahmen gegen den Willen des Patienten sind nur in einer Notsituation, d. h. bei Selbst- oder Fremdgefährdung, gerechtfertigt. Zu beachten ist hier das neue BGH-Urteil (Az.: XII ZB 236/05) zur Regelung der betreuungsrechtlichen Einwilligung in eine ärztliche Zwangsmaßnahme (▶ *Modul N6*). • Bei der Beurteilung der Notwendigkeit einer stationären Aufnahme sind auch Kriterien wie die aktuelle Gefährdung des Patienten (z. B. sozial, finanziell) sowie dessen individuelle Ressourcen und Kompensationsmöglichkeiten (z. B. alleinlebend oder Beobachtung und Unterstützung durch Angehörige möglich) sinnvoll. • In Ausnahmefällen können HÄ dieses Modul übernehmen, wenn sie z. B. eine Zusatzqualifikation im Bereich Psychiatrie haben oder zur Konsultation einen p-FA zur Seite haben.

N3	Ärztliche Notfallintervention
Leitlinie:	LL BLS 2006: • *kontinuierliche Einschätzung suizidaler Gedanken:* Empfehlung 121 • *Medikamentöse Notfallbehandlung*: Empfehlungen 15–18, 24
Empfehlungen aus den Experteninterviews	• *Einbezug der Angehörigen sinnvoll* • *ärztliche Notfallintervention durch HÄ*
Weitere Literatur	• *ambulante Kriseninterventiuon*: Gühne et al. 2011 • *Notfallpsychiatrie*: Laux und Berzewski 2011 • *Suizidfragebogen nach Pöldinger*: Pöldinger 1968
Anknüpfende Module	• ggf. intensive Weiterbetreuung im Rahmen von *Modul N2* • ggf. Einbinden in tagesklinische Strukturen (*Modul I3*) • wenn *Modul N3* und die ergriffenen Maßnahmen nicht ausreichen: *Module N4–N6* • ggf. Weiterleiten an somatische Station bei Intoxikationen oder anderen Notfällen • nach Stabilisierung: ggf. Anpassungen des Behandlungsplans (*Modul A4*) • Qualitätssicherung: KQ-Module (*Module KQ3, KQ4*)

N4	Krisenpension/Kriseninterventionszentrum
Ziele	• Eine außerstationäre, flexible und niedrigschwellige Begleitung ist gesichert. • Der Patient wird in der akuten Krise entlastet. Er erhält eine feste Alltagsstruktur und Unterstützung bei den Aktivitäten des täglichen Lebens. Das wohnortnahe Behandlungssetting bleibt erhalten.
Voraussetzungen	Die ambulante Versorgung ist gewährleistet.
verordnet/überwiesen durch	ggf. p-FA, HA, PT
Patienteneigenschaften	• Psychosoziale Stressfaktoren im häuslichen Milieu oder Wahnvorstellungen, die sich auf das häusliche Milieu beziehen und wesentlich zu einer Zustandsverschlechterung bzw. akuten Krise geführt haben, liegen vor. • Der Patient befindet sich in einer schweren psychischen Krise oder in einer akuten Phase psychotischen Erlebens, aber dennoch – ist die Einweisung in die Klinik nicht gewünscht bzw. wird abgelehnt oder – es liegen andere Gründe vor, die einen stationären Aufenthalt unangemessen oder ungünstig erscheinen lassen (z. B. dass eine Besserung der Symptome nicht zu erwarten ist). • Der Patient willigt in die Maßnahme ein.
Leistungserbringer	Professionelle Helfer (z. B. Sozialarbeiter, Psychologen, Ärzte und vergleichbar Qualifizierte)
Aufgaben	
p-FA, PT	• Begleiten des Patienten • falls nach 5 Tagen noch keine Besserung der Symptomatik eingetreten ist: Einweisen in die Klinik bzw. Einleiten der hierfür erforderlichen Überweisungen (*Modul N6*)

N4

	Krisenpension/Kriseninterventionszentrum
PT	Durchführen einer psychotherapeutischen Intervention mit der Fokussierung auf das akute Problem (*Modul I6*)
Helfer (Krisenpension/ Kriseninterventions- zentrum)	• Unterstützen durch Begleitung und Gesprächsangebote • Zulassen von Rückzugsmöglichkeiten • Vermitteln von Sicherheit und Kontinuität • Durchführen milieutherapeutischer Maßnahmen • Aktivieren der Eigenverantwortung, Planen und Beteiligen an der Aushandlung von Hilfen mit den entsprechenden Akteuren • Durchführen regelmäßiger Arbeits- und Teambesprechungen
p-BP	• ggf. Begleiten des Patienten zur Krisenpension/zum Kriseninterventionszentrum • ggf. Unterstützen der Betreuung in der Krisenpension/im Kriseninterventionszentrum • ggf. Fortsetzen der Bezugspflege mit dem besonderen Ziel, die psychosozialen Stressfaktoren zu klären und Bewältigungsstrategien zu entwickeln
Ort	speziell dafür eingerichtete Wohnungen; psychiatrische Nachtklinik
Aufwand	• Aufenthaltszeiten der Patienten richten sich nach Öffnungszeiten der Einrichtung und sind bis 24 Std./Tag möglich
p-FA	• je nach Bedarf, im Rahmen von *Modul N3*
Helferinnen	• 24 Stunden Anwesenheit
p-BP	• evtl. Zusatzaufwand durch Betreuung in Krisenpension/im Kriseninterventionszentrum und bei Krisenbewältigung
Ergebnisdokumentation	
p-FA	• Aufwand im Rahmen von *Modul N3*
Helferinnen	• Häufigkeit und Dauer der Inanspruchnahme der Einrichtung • Bericht zum Aufenthalt inkl. Auffälligkeiten, durchgeführter Maßnahmen, Besuche, usw.
p-BP	• Dokumentation der Hilfeleistungen • Aufwand im Rahmen von *Modul N2*
Anmerkungen	• Dieses Modul ist nicht geeignet für Patienten, die vordergründig eine sucht- oder eine organisch bedingte Ursache für die vorliegende Krise haben. • Bei der Entscheidung, ob eine stationäre Behandlung realisiert wird, kann der Wunsch des Patienten ggf. nur bedingt berücksichtigt werden. Im Zweifelsfall ist das medizinische Urteil ausschlaggebend. • Ob eine Versorgung in einer Krisenpension/in einem Kriseninterventionszentrum ausreichend ist, muss individuell vom p-FA entschieden werden. Im Zweifel sollte eine (teil-)stationäre Aufnahme erwogen werden. • Die Intervention »Krisenpension/Kriseninterventionszentrum« sollte im Rahmen einer Evaluation hinsichtlich ihrer Effektivität untersucht werden.
Implementierungshin- weise	• Dieses Modul ist als Ergänzung zu den bereits bestehenden Versorgungsangeboten zu verstehen. Es soll die Lücke zwischen der stationären und der ambulanten bzw. gemeindepsychiatrischen Versorgung und Betreuung schließen.

N4

	Krisenpension/Kriseninterventionszentrum
	• Wenn sich das Aufsuchen einer Krisenpension/eines Krisen-interventionszentrums abzeichnet, kann der GB begleitend und vermittelnd tätig werden. • Der Patient kann bei Krisen auch eigenständig bei einer Krisen-pension / in einem Kriseninterventionszentrum vorstellig wer-den. Ob zusätzlich eine schriftliche Überweisung nötig ist, hängt von der Krankenkassenzugehörigkeit und dem jeweiligen IV-Vertrag ab. • Auch Betroffene nach EX-IN-Ausbildung oder Laienhelfer in Zusammenarbeit mit der p-BP können die Mitarbeiter einer Krisenpension/eines Kriseninterventionszentrums unterstützen.
Leitlinie:	LL BLS 2006: • Empfehlung 97 • *kontinuierliche Einschätzung suizidaler Gedanken:* Empfehlung 121
Empfehlung aus den Experteninterviews	*Implementieren von Krisenpensionen/Kriseninterventionszentren*
Weitere Literatur	*stimulationsarme Übernachtungsmöglichkeiten:* Klug 2005
Anknüpfende Module	• ggf. Kontakt mit Leistungserbringern der *Module N2, N3* • ggf. Einbinden in tagesklinische Strukturen (*Modul I3*) • wenn *Modul N4* und die ergriffenen Maßnahmen nicht ausrei-chen: *Module N5, N6* • ggf. Weiterleiten an somatische Station bei Intoxikationen oder anderen Notfällen • nach Stabilisierung: ggf. Anpassungen des Behandlungsplans (*Modul A4*)

N5

	Teilstationäre Krisenbehandlung
Ziele	• Eine vollstationäre Einweisung konnte vermieden werden. • Der Patient ist stabil.
Voraussetzungen	• Die ambulanten Maßnahmen bis *Modul N4* sind nicht ausrei-chend. • Der Aufenthalt in einer psychiatrischen Tages- oder Nachtklinik stellt eine Alternative dar, wenn diese vor Ort vorhanden ist und deren gruppen- und tagesstrukturierenden Angebote sinnvoller erscheinen als die Krisenintervention durch eine p-BP (*Modul N2*) vor Ort. Das *Modul N2* ist dem *Modul N5* in jedem Fall vorzu-ziehen.
verordnet/überwiesen durch	• p-FA
Patienteneigen-schaften	• Die Art der Krise erfordert die Behandlung in einer Klinik, jedoch keinen vollstationären Aufenthalt.
Leistungserbringer	multidisziplinäres Behandlungsteam aus Ärzten, PT, Pflegeperso-nal, Sozialarbeitern, Ergotherapeuten sowie ggf. Bewegungs- und Ausdruckstherapeuten
Aufgaben	
teilstationärer Bereich	• Durchführen der Krisenintervention und psychiatrischen Akutbehandlung laut tagesklinischem Programm

	Teilstationäre Krisenbehandlung	N5
	• Engmaschiges Betreuen bei größtmöglicher Flexibilität in der Auswahl der Therapie • Austauschen von Informationen zwischen teilstationärer Klinik und p-FA (z. B. in Form von Arztbriefen oder kurzen Telefonaten) • bei Patientenwunsch: Kooperieren mit p-BP	

p-BP	• bei Patientenwunsch: Begleiten des Patienten während des teilstationären Aufenthaltes
	• Einholen einer Einverständniserklärung, um Austausch zwischen teilstationärer Klinik und p-BP zu ermöglichen
	• Einbeziehen des GB in Planung und Organisation der teilstationären Krisenbehandlung
	• Begleiten der Entlassung aus dem teilstationären Angebot durch p-BP
	   – Ermitteln des poststationären Unterstützungs- und Versorgungsbedarfs
	   – Abstimmen des Entlassungsprozesses
	   – ggf. Anpassen des Behandlungsplans (*Modul A4*)
	   – Vermitteln eines p-FA-Termins spätestens eine Woche nach Entlassung und Vereinbaren eines Termins mit der p-BP spätestens ein Tag nach Entlassung
	• Informieren des p-FA und des HA im Rahmen der Behandlungskonferenzen (*Modul KQ1*)	

p-FA	• Rücksprache mit der Tagesklinik • Verfassen eines Arztbriefs zur Überweisung	
Ort	psychiatrische Tages- oder Nachtklinik	
Aufwand		
p-FA	• Aufwand im Rahmen von *Modul N3*	
Tagesklinik	• variabel	
p-BP	• Aufwand beschrieben im Rahmen der *Module N2* und *I4* • Begleiten der Entlassung durch p-BP: möglichst ein Termin in der Woche vor der Entlassung	
Ergebnisdokumentation		
je nach oben aufgeführtem Akteur	• Aufnahmesituation • ergriffene Maßnahmen • Entlassungsplanung (inkl. geplanter Anschlussbehandlungen) • Befund • Arztbriefe • ggf. aktueller Behandlungsplan • Einverständniserklärung zum patientenbezogenen Austausch zwischen den Behandlern	
p-BP	• Austausch mit den beteiligten Akteuren • Besuche beim Patienten • Entlassungsplanung	
Anmerkungen	Die Tagesklinik berät und unterstützt Patienten, Angehörige sowie p-BP und kann, wenn gewünscht, Kontakte zu anderen psychiatrischen oder sozialen Versorgungseinrichtungen herstellen.	
Implementierungshinweise	• Es ist regional zu prüfen, inwieweit eine teilstationäre Klinik als Akutangebot geeignet ist, da hier zum Teil lange Wartezeiten bestehen. Teilweise halten diese freie Plätze für Akut-Patienten vor bzw. nehmen diese unmittelbar auf.	

N5

	Teilstationäre Krisenbehandlung
	• Zum Übergang – besonders in postakuten Phasen – bietet sich die Behandlung in einer teilstationären Klinik mit dem Schwerpunkt Reha an. Tageskliniken psychiatrischer Krankenhäuser sind jedoch etablierter und verfügen i. d. R. über mehr Erfahrung in der Behandlung von Schizophrenie-Patienten, sodass sie in jedem Fall vorzuziehen sind. • Das Einbeziehen einer teilstationären Klinik in das IV-System setzt die Einbeziehung des jeweiligen Kranken-hausträgers voraus. • Bei einer komorbiden Abhängigkeitserkrankung sind spezialisierte Tages- und Nachtkliniken aufzusuchen.
Leitlinien:	LL BLS 2006: • kontinuierliche Einschätzung suizidaler Gedanken: Empfehlung 121 • wirksame Alternative zur stationären Behandlung: Empfehlung 96 LL NICE 2010: • Einbezug von Tageskliniken in die Krisenbehandlung: Kapitel 10.3.1.4
Weitere Literatur	Brenner et al. 2000; Rosenthal et al. 2009; Shek et al. 2010; Steffen et al. 2011
Anknüpfende Module	• ggf. Kontakt mit Leistungserbringern der *Module N2, N3* • wenn *Modul N5* und die ergriffenen Maßnahmen nicht ausreichen: *Modul N6* • ggf. Weiterleiten an somatische Station bei Intoxikationen oder anderen Notfällen • nach Stabilisierung: ggf. Anpassungen des Behandlungsplans (*Modul A4*)

N6

	Stationäre Notfallbehandlung
Ziele	• Der Patient wird stabilisiert. Er erhält eine intensiv-psychiatrische Behandlung in einem geschützten, stationären Setting. Dadurch wird er von ggf. vorhandenen Belastungsfaktoren im häuslichen Milieu vorübergehend entlastet. • Interventionen gegen den Willen des Patienten bzw. Zwangseinweisungen wurden vermieden.
Voraussetzungen	• Maßnahmen bis *Modul N5* reichen nicht aus oder der Patient weist sich eigenständig in eine Klinik ein.

Patienteneigenschaften	• Es liegt eine akut auftretende Schizophrenie vor
	  – mit Positivsymptomen wie z. B. Wahn, Halluzinationen, Katatonie oder Depressionen
	  – mit selbst- und/oder fremdgefährdendem Verhalten, Aggression und/oder Agitation. Diese sind im Rahmen einer ambulanten Notfallintervention nicht sicher beherrschbar.
	• Der Patient lehnt eine ambulante Notfallintervention ab.

Leistungserbringer	multiprofessionelles Team der Klinik (z. B. p-FÄ, PT, Krankenpfleger, Pädagogen, Ergotherapeuten, Physiotherapeuten, Motologen, Musiktherapeuten)

	Stationäre Notfallbehandlung	N6

Aufgaben

p-FA, HA, ggf. Notarzt oder Polizei

Ggf. Einweisung des Patienten:

- falls eine gesetzliche Betreuung besteht: Benachrichtigen des GB
- Weiterleiten des Einweisungszeugnisses an die Klinik
- Gewährleisten des Transports des Betroffenen in eine Klinik (durch z. B. die Polizei oder einen Notdienst)

Aufgaben des p-FA nach der Entlassung:

- zeitnahes Weiterbehandeln des entlassenen Patienten
- Prüfen der Fahrtauglichkeit und ggf. Einschränken dieser

Klinik

- Abklären von Suizidalität, Fremdgefährdung, Intoxikation, Delir
- Erheben der Anamnese (inkl. psychischer, internistischer und neurologischer Befunde, Biographie-Sozial-Familienanamnese, Fremdanamnese, Ausschließen somatischer Ursache für die Agitation)
- Durchführen von Deeskalationsgesprächen
- Abklären von Arbeitsfähigkeit und Fahrtauglichkeit[37]
- Durchführen einer Ressourcenanalyse; Anknüpfen an Selbstmanagementfähigkeiten unter Einbeziehung des PT, der die ambulante Psychotherapie durchführt
- Durchführen einer kurz-psychotherapeutischen Intervention
- Vergabe oraler Medikation
- Dokumentieren der einzelnen Behandlungsschritte
- Erstellen eines Behandlungsplans basierend auf medikamentösen, psycho- und soziotherapeutischen Maßnahmen (wenn die Situation es ermöglicht, den Patienten über Interventionen aufklären)
- Erstellen von Therapieplänen durch Ärzte, Psychologen, Sozialarbeiter, Ergotherapeuten und Pflegekräfte
- Suizidprävention: aktives und gezieltes Abklären der Selbst- und/ oder Fremdgefährdung
- auf Wunsch des Patienten:
  - Einbeziehen der p-BP
  - Einbeziehen der Angehörigen in Form von Angehörigenvisiten, Angehörigensprechstunden oder Psychoseseminaren
  - Durchführen erster rehabilitativer Maßnahmen (► *Module I10, I12*)
  - Durchführen von ergotherapeutischen Maßnahmen (► *Modul I11*)
- sobald der Zustand des Patienten es erlaubt: Führen eines Nachgesprächs, darin auch Aufklärung über Erkrankung (PE)
- wenn der Patient noch im Erwerbsleben steht: Einschalten des psychosozialen Fachdienstes
- Informieren des p-FA, ggf. Benachrichtigen des GB (u. a. vor Entlassung)

Entlassungsvorbereitung:

- Erstellen eines Entlassungsplans mit den genannten Akteuren

---

37 In akuten Stadien schizophrener Episoden ist die Voraussetzung zum sicheren Führen von Kraftfahrzeugen nicht gegeben, da psychotische Krankheitserscheinungen zu Fehlleistungen führen und die allgemeine Leistungsfähigkeit unter das notwendige Maß herabsetzen können. Sind nach einer abgeklungenen Episode keine Störungen, die das Realitätsurteil erheblich einschränken, mehr nachzuweisen, kann die Fahrtauglichkeit wieder gegeben sein. Beim Auftreten mehrerer Episoden sind fachpsychiatrische Untersuchungen in festgelegten Abständen zu wiederholen.

N6

	Stationäre Notfallbehandlung
	• Informieren der Angehörigen, des p-FA, des HA, ggf. des GB bzgl. des Entlassungstermins • ggf. Regeln des Transports zum Wohnort des Patienten • ggf. Vereinbaren von Therapiezielen im Rahmen der Remissionsphase in Zusammenarbeit mit p-BP bzw. p-FA • ggf. Weiterleiten an eine p-BP • gezieltes Vorbereiten des Kontakts zum nachfolgenden Behandler • Gewährleisten eines reibungslosen Übergangs von stationär zu ambulant durch die Zusammenarbeit mit p-FA und p-BP • telefonisches oder schriftliches Erinnern des Patienten an Nachsorgetermine

p-BP	• bei Patientenwunsch: Begleiten des Patienten während des stationären Aufenthaltes und Kooperieren mit den stationären Behandlern
	• Einholen einer Einverständniserklärung zur Möglichkeit des patientenbezogenen Austauschs zwischen den ambulanten und stationären Behandlungsakteuren
	• Begleiten der Entlassung:
	  – Ermitteln des poststationären Unterstützungs- und Versorgungsbedarfs
	  – Abstimmen des Entlassungstermins
	  – ggf. Anpassen des Behandlungsplans (*Modul A4*)
	  – Vermitteln eines p-FA-Termins spätestens eine Woche nach Entlassung und Vereinbaren eines Termins mit p-BP spätestens ein Tag nach Entlassung
	  – bei Bedarf: Teilnahmen an (Entlassungs-)Visiten und Entlassungsgesprächen
	• Rückmeldung an die p-BP und Austausch zwischen dieser und dem p-FA im Rahmen der Behandlungskonferenzen (*Modul KQ1*)
	• Informieren des p-FA und des HA im Rahmen der Behandlungskonferenzen (*Modul KQ1*)

Ort	psychiatrische Klinik

Aufwand

Klinik	• variabel: je nach Krankheitsverlauf • regulär 8–10 Wochen; Klinikaufenthaltskosten
p-BP	• Entlassungsvorbereitung: 45–90 Min./Woche
p-FA, HA oder anderer Therapeut	• Nachsorgetermin: 7 Tage nach Entlassung • weiterer Aufwand entsprechend den *Modulen A4*, ggf. *N3*

Ergebnisdokumentation

je nach Akteur (Klinik)	• Aufnahme • Befund • Behandlungsplan • einzelne Therapiepläne • Entlassungsplanung • Wohnort nach Entlassung • geplante Anschlussbehandlungen • Arztbriefe • Einverständniserklärung zum patientenbezogenen Austausch zwischen den Behandlern • Wartezeit beim p-FA nach Entlassung (</> 1 Wo.)
p-BP	• im Rahmen der *Module N2* oder *I4*
p-FA	• im Rahmen der *Module N3* oder *I1*, ggf. *A-Module*

	Stationäre Notfallbehandlung	N6
Anmerkungen	<ul><li>Nach Möglichkeit ist der Ansatz eines bio-psychosozialen Behandlungskonzepts zu berücksichtigen.</li><li>Wenn möglich, sollte bereits vorab eine Vereinbarung mit dem Patienten getroffen werden, wie dieser in einem Notfall behandelt werden möchte, bspw. in Form eines »Vertrags«, einer Patientenvereinbarung (► *Modul A3*).</li><li>Patienten können uneinsichtig auf Zwangsmaßnahmen und/oder eine stationäre Unterbringung reagieren. Dies stellt häufig eine Belastung für Angehörige dar. Diese kämpfen mit Schuld-, Scham- und Versagensgefühlen sowie Ängsten und Stigmatisierung. Begleitende (therapeutische) Gespräche können helfen, mit dieser Situation umzugehen.</li><li>Vor dem Hintergrund der neuen Gesetzeslage (§1906 BGB[38]) ist die Behandlung eines aufgenommenen Patienten, der sich nicht behandeln lassen will, problematisch. Wenn der Patient selbst nach einer umfassenden Überzeugungsarbeit noch nicht bereit ist, sich helfen zu lassen, könnte dies dazu führen, dass der Patient lediglich verwahrt bzw. der Aufenthalt in der Klinik verlängert wird. Wenn dies der Fall ist, sollte kontinuierlich und beharrlich versucht werden, den Patienten im Rahmen weiterer Gespräche von den Vorteilen einer Zusammenarbeit zu überzeugen.</li><li>Häufig kommt es im Rahmen der stationären Stabilisierung des Patienten zur Polypharmazie. Dies sollte vermieden sowie vorhandene Polypharmazie bereinigt und der Patient adäquat medikamentös eingestellt werden.</li><li>Selbst in schwierigen Situationen sollte eine Minimal-Aufklärung über das weitere Vorgehen und die evtl. damit verbundenen Nebenwirkungen erfolgen. Das Ziel sollte ein Minimal-Einverständnis des Patienten zur Durchführung des Vorgehens sein.</li><li>Die stationäre Behandlung sollte je nach Bedarf, aber so kurz wie möglich, stattfinden und ambulant weitergeführt werden.</li><li>Lange Wartezeiten zwischen der stationären Entlassung und einer Weiterbehandlung im ambulanten Setting erschweren den kontinuierlichen Behandlungsablauf.</li><li>Mit der Einführung des neuen Entgeltsystems wird angenommen, dass die Versorgung von leichter erkrankten Patienten in den Vordergrund rücken wird. Auch über eine weitere Verkürzung der Verweildauer wird spekuliert.</li><li>Nach Abklingen der akuten Symptomatik sollten Patienten mit einer psychotischen Erstmanifestation neuropsychologisch untersucht werden (► *Modul A3*).</li><li>Häufig geschehen Suizide kurz nach der Entlassung, v. a. beim Hören imperativer Stimmen, dem gleichzeitigen Vorliegen einer Depression, mangelnder Akzeptanz der Krankheit oder schwierigen psychosozialen Rahmenbedingungen.</li></ul>	

---

38 Eine Unterbringung zur ärztlichen Heilbehandlung ist demnach nur zur Abwendung eines drohenden erheblichen Gesundheitsschadens zulässig. Widerspricht die ärztliche Maßnahme dem natürlichen Willen des Patienten und stellt damit eine ärztliche Zwangsmaßnahme dar, kann der Betreuer in diese nur einwilligen, wenn der Betreute die Notwendigkeit der Behandlung krankheitsbedingt nicht erkennen oder nicht nach dieser Einsicht handeln kann. Zuvor sollte versucht worden sein, den Patienten von der Notwendigkeit der ärztlichen Maßnahme zu überzeugen. Des Weiteren muss die konkrete Behandlung strengen Verhältnismäßigkeitsanforderungen genügen, insbesondere muss der zu erwartende Nutzen gegenüber den zu erwartenden Beeinträchtigungen deutlich überwiegen. Diese Voraussetzungen werden vorab durch das Betreuungsgericht überprüft. Gleiches gilt für die Einwilligung eines Vorsorgebevollmächtigten in ärztliche Maßnahmen, denen der Betroffene widerspricht. Hier gilt zudem, dass die schriftlich erteilte Vollmacht eine Einwilligung in ärztliche Zwangsmaßnahmen ausdrücklich umfassen muss.

N6

Stationäre Notfallbehandlung

Implementierungshin-weise	• Es sollte eine schriftliche Zusammenstellung interdisziplinär vereinbarter, allgemein verbindlicher und sektorenübergreifender Kriterien für die Zusammenarbeit zwischen Klinik und p-BP geben. Hier wären einheitliche Regelungen zur Informationsvermittlung zwischen dem stationären und dem ambulanten Sektor hilfreich. Darunter fallen Form und Fristen zur Übermittlung von Entlassungsbriefen, klare Regelungen zu telefonischen oder sonstigen Kontaktaufnahmen zum ambulanten System vor der Entlassung und einheitliche Anmeldeverfahren für stationäre Aufnahmen, z. B. Vergabe einer zentralen Telefonnummer, Regelungen zu Aufnahmeverpflichtungen und der ersten Anlaufstelle innerhalb der Klinik. Diese sollten aufgrund zeitlicher Kapazitäten möglichst niedrigschwellig sein. • 7 Tage nach Entlassung sollte der Patient mindestens einen p-FA, einen HA oder einen anderen Leistungserbringer (bspw. PT, p-BP, Soziotherapeut) gesehen haben. • Falls die Indikation und die regionale Verfügbarkeit entsprechender Angebote gegeben ist, können auch teilstationäre Aufenthalte in Akuttageskliniken nach einem stationären Aufenthalt in Betracht gezogen werden (*Modul I3*). • Bei Einweisungen sollten mit Einverständnis des Patienten der ambulante Betreuer und weitere Behandler – sofern vorhanden – informiert werden. • Im Rahmen einer Qualitätsverbesserung könnten Fortbildungen zum Umgang mit agitierendem Verhalten bei Menschen mit einer Schizophrenie oder Fortbildungen zum Deeskalationsmanagement angeboten werden. Die Fortbildungen sollten einem breiten Publikum offenstehen, bspw. Polizisten, Therapeuten, u. a. • Gespräche zur Entwicklung und Symptomatik der Erkrankung sowie zum Umgang von Menschen mit Schizophrenie mit dem Ordnungsamt, der Polizei und anderen Akteuren des öffentlichen Lebens können zur Reduktion von Zwangseinweisungen führen. • Unter Verwendung des Beratungsansatzes Motivational Interviewing könnte der Patient dazu motiviert werden, auch ambulante Versorgungsstrukturen in Anspruch zu nehmen.
Leitlinie:	LL BLS 2006: • Empfehlungen: 95, 98, 99 • *Zwangseinweisung*: Empfehlungen 122, 156 • *kontinuierliche Einschätzung suizidaler Gedanken*: Empfehlung 121
Empfehlungen aus den Experteninterviews	• Zu kurze Verweildauern • Einbezug der Angehörigen • Enge Zusammenarbeit zwischen Klinik und APP ist wünschenswert • Verbesserung des Überleitungsmanagements • Medikamentöse Weiterbehandlung • Lange Wartezeiten im Übergang stationär-ambulant/Implementierung ambulanter Versorgungsangebote • Polypharmazie • Krisenbett • Gesetz zur Regelung der betreuungsrechtlichen Einwilligung in eine ärztliche Zwangsmaßnahme • Neues Entgeltsystem

N6

Stationäre Notfallbehandlung	
Weitere Literatur	• Klug 2005; Lambert 2006; Weinmann und Becker 2009; Rad et al. 2010; Gühne et al. 2011; Remschmidt und Theodoridou 2011 • *Belastungen der Angehörigen:* Jungbauer et al. 2001 • *Lange Wartezeiten im Übergang stationär-ambulant:* Berghofer et al. 2000; Spießl et al. 2007 • *Kontinuierliche Nachbetreuung:* Bottlender et al. 2000; Weinmann und Gaebel 2005; Spießl et al. 2007; Weinmann et al. 2009 • *Einbezug der Angehörigen:* Jungbauer et al. 2002c • *Fahrtüchtigkeit:* Winter 2003; Brunnauer und Laux 2011 • *Suizid:* Bottlender et al. 2000; Kallert et al. 2004b; Wolfersdorf 2005 • *Zwangseinweisung:* Schmitt 2013
Anknüpfende Module	• ggf. Kontakt mit Leistungserbringern der *Module N2, N3* • ggf. Weiterleiten an somatische Station bei Intoxikationen oder anderen Notfällen • wenn regional verfügbar und entsprechende Indikation vorliegt: zweistufige Nachsorge zunächst über *Module N4* oder *I3*, danach Stabilisierung im Rahmen der ambulanten Versorgung über die *Module I1, I4* • Qualitätssicherung: KQ-Module (v.a. *Module KQ3, KQ4*)

Kooperation und Qualitätssicherung (KQ)

Die Module zur Kooperation und Qualitätssicherung (KQ) beziehen sich nicht spezifisch auf das Krankheitsbild Schizophrenie, sondern bauen auf entsprechenden Modulen anderer BHP (insbesondere den BHP mittelschwere und schwere Depression, Demenz, Bipolare Störung) auf. Sie verfolgen indikationsübergreifend das Ziel, Kooperationsstandards und Qualitätssicherungsmaßnahmen in der ambulanten psychiatrischen Versorgung vorzugeben. Sie beschreiben die Aufgabenverteilung zwischen den verschiedenen IV-Leistungserbringern, z. B. einer Managementgesellschaft und dem Kostenträger. Darüber hinaus geben sie Hinweise für die Implementierung von BHP in ein ambulantes IV-System, in dem Patienten mit unterschiedlichen psychiatrischen Erkrankungen versorgt werden. Bei der Implementierung der folgenden Module sollte vorab jeweils eine regionale Bestandsaufnahme der vor Ort aktuellen Problemlagen stattfinden. Die hierfür erarbeiteten Lösungen sollten dann individuell diskutiert werden und in die Ausgestaltung der Module einfließen.

KQ1

Behandlungskonferenzen (B)	
Ziele	• Alle an der Behandlung eines Patienten beteiligten Akteure erhalten die Gelegenheit, sich über den Behandlungsplan und evtl. Probleme abzustimmen. Dies schließt auch Akteure ein, die nicht unmittelbar Teil des (IV-)Systems sind. • Durch die Einbeziehung verschiedener Professionen und Perspektiven wird die Behandlungsqualität gefördert und erhöht. • Die Durchführung der Behandlungskonferenzen berücksichtigt zeitliche und örtliche Limitationen der Beteiligten, indem z. B. punktuell Telefonkonferenzen integriert werden. • Im Rahmen von Behandlungskonferenzen wird die p-BP über den aktuellen Medikamentenplan der jeweiligen Patienten informiert.

KQ1

	Behandlungskonferenzen (B)
Leistungserbringer	• primär: p-FA, p-BP • weitere: HA, PT, Soziotherapeuten, Mitarbeiter des SpDi, GB, usw.

Aufgaben

p-FA, p-BP, PT
- Initiieren der Konferenz
- Versenden der Einladungen (ggf. auch an einzelne Patienten oder Angehörige)
- Besprechen aller Patienten,
  - die neu aufgenommen wurden
  - die sich gerade in einer Krisen- oder Notfallbetreuung befinden
  - in deren Behandlung sich aus anderen Gründen ein Absprachebedarf ergeben hat (z. B. Fragen bzgl. der Medikation)
- erstmaliges Vorstellen von neu aufgenommenen Patienten innerhalb von 14 Tagen
- danach Besprechen dieser Patienten in Abständen von 4 Wochen, ggf. häufiger
- gemeinsames Überprüfen und Anpassen des Behandlungsplans und der Behandlungsleistungen (insbesondere regelmäßige Evaluation des weiteren Behandlungsbedarfs)
- ggf. Durchführen von supervidierenden Maßnahmen
- Schreiben eines Protokolls

Ort
- Praxis des p-FA oder des PT
- telefonisch

Aufwand
- 10 Min./Patient, bei Bedarf und in Absprache ausführlichere Besprechung, bspw. bei neu aufgenommenen Patienten
- Häufigkeit bzw. Dauer der Behandlungskonferenzen ist abhängig von der Anzahl der zu behandelnden Patienten (i. d. R. alle 2 Wochen)

Ergebnisdokumentation
- Protokoll der Behandlungskonferenz (Dauer, Patienten, Teilnehmer)
- Festhalten der individuellen Ergebnisse der Patienten in den jeweiligen Patientenakten des p-FA
- vereinbarte Maßnahmen zu einzelnen Patienten

Implementierungshinweise
- Die Inhalte der Behandlungskonferenz sollten in Absprache der Teilnehmer individuell festgelegt werden.
- Leistungserbringer im weiteren Sinne, d. h. die nicht Bestandteil des IV-Systems sind, sollten lediglich zu konkreten Anlässen oder in sinnvollen Abständen zur Behandlungskonferenz eingeladen werden, um den organisatorischen Aufwand vertretbar zu halten.
- Eine Teilnahme an Behandlungskonferenzen sollte für Leistungserbringer, die nicht fest in das IV-System integriert sind, erleichtert werden. Dies kann z. B. telefonisch erfolgen, indem die jeweiligen Patienten zu Beginn oder zum Ende gebündelt besprochen werden.
- Die Einbeziehung von Akteuren, die nicht Teil des IV-Systems sind, müssen gesondert in die Schweigepflichtsentbindung der Patienten einbezogen werden. Datenschutzrechtliche Bestimmungen müssen geklärt werden.
- Jeder Patient hat das Recht an den Behandlungskonferenzen teilzunehmen, wenn über ihn bzw. seinen »Fall« gesprochen wird. Bei akuten oder sehr wahnhaften Patienten sollte die Teilnahme ggf. eingeschränkt werden.
- Die Termine der Behandlungskonferenzen sind so zu legen, dass alle Beteiligten problemlos daran teilnehmen können, bspw. außerhalb von deren Kernarbeitszeiten und Sprechstunden.
- Behandlungskonferenzen können alternativ auch mit Unterstützung medialer Technik durchgeführt werden, z. B. per Videokonferenz, Skype, etc. Dies ist vor allem für kurzfristige Absprachen sinnvoll (bspw. aktuelle Medikation).

	Behandlungskonferenzen (B)	KQ1
Empfehlung aus den Experteninterviews	*Einbezug des GB*	
Anknüpfende Module	*Modul KQ2*	

	Konsiliar-, Beratungs- und Vernetzungsarbeit (B)	KQ2
Ziele	• Ein tragfähiges Netz an Kooperationsbeziehungen mit Akteuren, die an der Versorgung schizophrener Patienten beteiligt sind, wird etabliert. • Durch die Sensibilisierung und die persönliche Bekanntschaft der Akteure werden die rechtzeitige Zuweisung erkrankter Patienten (z. B. vom HA oder PT zum p-FA) und eine unkomplizierte, systematische Kooperation gefördert. • Die regionalen Akteure sind – bei Interesse – Anbieter des IV-Netzes oder werden als Kooperationspartner bzw. Leistungserbringer in das IV-Netz eingebunden. In jedem Fall sind sie über die Arbeit des IV-Netzwerks informiert und kennen mögliche Ansprechpartner.	
Leistungserbringer	• Koordination: Netzwerkmanager (oder p-FA oder Kostenträger) • primärer Erbringer: p-FÄ, p-BP • Kooperationspartner: regionale HÄ, Betriebsärzte, nicht in das System fest eingebundene PT, GB, gemeindepsychiatrische Organisationen u. a.	
Aufgaben		
Netzwerkmanager	• Koordinieren beim Aufbau eines Netzwerks • Herstellen von Kontakten untereinander	
Alle an der Versorgung beteiligten Akteure	• Vernetzen mit verschiedenen Behandlungsinstitutionen und -angeboten • Spezielle Aufgabe des p-FA: Zugehen auf z. B. lokale HÄ mit Angebot der Beratung bzw. der Konsiliartätigkeit in Bezug auf Patienten mit psychischen Störungen; Kontaktdaten und ggf. telefonische Beratungssprechzeit diesen Akteuren mitteilen	
Kostenträger des IV-Systems, p-BP, PT	• Gewährleisten der Verfügbarkeit eines kontinuierlichen, niedrigschwelligen Ansprechpartners für die Kooperationspartner	
Ort	• Erstkontakt in p-FA-Praxis, Räumlichkeiten der Kooperationspartner oder der Kostenträger • i. d. R. telefonisch	
Aufwand	• Vorbereitung/Bekanntmachung: abhängig von der Region • Erstkontakt: ca. 30 Min. Gesprächszeit/Kooperationspartner • fortwährend ca. 20 Min./Woche bei etwa 10 Kooperationspartnern	
Ergebnisdokumentation	• Liste bestehender Kooperationsbeziehungen • Behandlungsdokumentation der einzelnen Patienten: Ergebnisse von Absprachen mit Kooperationspartnern	
Anmerkungen	• Im stationären Bereich wird teilweise weder ein ökonomischer Anreiz noch ein Bedarf für Kooperationsarbeit gesehen. Gleichwohl wünschen sich in erster Linie die p-BP eine engere Zusammenarbeit mit der Klinik.	

KQ2

	Konsiliar-, Beratungs- und Vernetzungsarbeit (B)
	• Effektive Kooperationsbeziehungen umsetzen zu können, erscheint zunächst schwierig. Gerade neue Anbieter haben es schwer, sich in vorhandene regionale Netzwerke zu integrieren. Aber auch personelle Wechsel oder Dienstquittierungen von »alt eingesessenen« Netzwerkpartnern können zu Komplikationen führen.
Implementierungshin-weise	• Eine Kooperation mit gemeindepsychiatrischen Anbietern ist anzustreben, da diese mittelbar die Patientenversorgung unterstützen und die Leistungserbringer entlasten können. Hierbei sollten vor allem die sozialpsychiatrischen Verbünde eine wichtige Rolle spielen. • Um den Aufbau von Parallelstrukturen zu vermeiden, sollte die Konsiliar-, Beratungs- und Vernetzungsarbeit in bestehende kommunale Netzwerke mit gemeindepsychiatrischen Anbietern integriert sowie deren Gremien und Kooperationsmöglichkeiten genutzt werden. • Bei der Implementierung von Kooperationsbeziehungen sollten Kommunikationsregeln geschaffen werden (bspw. bzgl. Erreichbarkeitszeiten, Informationsweitergabe, Urlaubsvertretungen o.Ä.). • Um die p-FÄ zu entlasten, ist das Engagement des Kostenträgers bei der Initiierung und Organisation der Konsiliar- und Vernetzungstätigkeiten unbedingt erforderlich. • Das Herstellen von persönlichen Kontakten kann durch die Teilnahme an z. B. gemeinsamen Weiterbildungen und Qualitätszirkeln (► Modul KQ4, KQ5) gefördert werden. Dies ermöglichen u. a. Kooperationsgespräche. • Eine Abfrage von regional bereits existierenden Netzwerken kann als Ausgangspunkt für die Implementierung des Moduls genutzt werden. Die Erstellung eines regionalen »Wegweiserverzeichnisses« mit Adressen und relevanten Informationen von regionalen Anbietern kann hier hilfreich sein. • Die Kliniken sind wichtige Akteure und Partner innerhalb des IV-Systems. Um eine effektive Zusammenarbeit zwischen dem ambulanten und dem stationären Sektor zu gewährleisten, müssen gemeinsame Ziele und Strategien definiert werden.
Empfehlungen aus den Experteninterviews	• *Kooperation mit dem stationären Bereich* • *Kooperationsschwierigkeiten*
Weitere Literatur	*Konsiliartätigkeiten:* Herzog et al. 2003
Anknüpfende Module	*Module KQ1, KQ3–KQ5*

KQ3

	Qualitätssicherung über Qualitätszirkel (B)
Ziele	• Durch die Dokumentation von Qualitätsindikatoren (QI) wird Transparenz hergestellt. • Patienten, Angehörige und andere Teilnehmer des Versorgungsnetzes können Anregungen und Beschwerden einreichen, die konstruktiv weiterverarbeitet werden. • Die Verbesserung der Behandlungsabläufe ist gewährleistet.
Voraussetzungen	sektorenübergreifende Teilnahme
Leistungserbringer	• Koordination: Netzwerkmanager (oder Kostenträger) • Leistungserbringer: p-FA, HA, SpDi, PT, p-BP, andere (Sozio-)Therapeuten sowie Kostenträger, Vertreter von Patienten und Angehörigen, klinisch Tätige, u. a.

Qualitätssicherung über Qualitätszirkel (B)	KQ3

Aufgaben

p-FA, HA, PT, p-BP, auch Leistungserbringer aus dem stationären Sektor	• Ausarbeiten und Zusammentragen derzeitiger Probleme (z. B. im Ablauf der Versorgung) • Erarbeiten von konkreten Versorgungszielen • Erstellen einheitlicher Regelungen zur Informationsvermittlung zwischen ambulantem und stationärem Sektor in Form schriftlicher Vereinbarungen • Klären der dokumentierten Abweichungen vom BHP im Verlauf der Behandlung • Erarbeiten und Festschreiben von Lösungsstrategien zur besseren Fallsteuerung
Netzwerkmanager (oder Kostenträger)	• Rückmelden der Ergebnisse an die Leistungserbringer • Erstellen von QI durch die Durchführung einer Benchmark-Analyse alle 6 Monate • aktives Aufsuchen der Leistungserbringer im IV-System

Ort	in den Räumen der Leistungserbringer, der Kostenträger oder der Managementgesellschaft

Aufwand	• 4 Qualitätszirkel (einmal/Quartal)
Netzwerkmanager/ Kostenträger	• Datenpflege und -aufbereitung, Tagesordnung, zu bearbeitende Beschwerden, Anfragen etc.: 24 Std./Quartal • Benchmark-Analyse: alle 6 Monate

Ergebnisdokumentation	• vom Netzwerk angestrebte Versorgungsziele und die Beurteilung von Veränderungsprozessen • Beschwerden von Patienten, Angehörigen oder anderen Leistungsanbietern und ggf. deren Lösung (► *Modul KQ6*) • Ergebnisse der QI-Analyse

Anmerkungen	• Im Rahmen des Beschwerdemanagements könnten Benchmarking-gestützte Schwachstellenanalysen helfen, eine optimale und patienten- sowie angehörigenorientierte Behandlung umzusetzen. • Netzwerkmanager sind wichtige Ansprechpartner bei Fragen und Problemen. • Die Zusammenarbeit mit dem SpDi ist regional unterschiedlich ausgeprägt. Laut Versorgungsauftrag wird dieser zur Kooperation angehalten, was weiterhin forciert werden sollte. • Da sozialpsychiatrischen Verbünden eine hohe Bedeutung in der Versorgung psychischer Erkrankungen zukommt, ist auch mit ihnen eine Zusammenarbeit anzustreben.

Implementierungshinweise	• Der SpDi sollte regelmäßig an Behandlungskonferenzen teilnehmen. Eine Einbindung in die IV für Menschen mit Schizophrenie über einen für beide Seiten verbindlichen Vertrag ist anzustreben.
	• Für die Umsetzung eines solchen Qualitätszirkels bedarf es eines allseits akzeptierten Moderators.
	• QI ermöglichen den Leistungserbringern, ihre Qualität hinsichtlich ihrer Behandlungsstrukturen, -prozesse und -ergebnisse miteinander zu vergleichen. Ein Katalog mit QI für die ambulante IV wird empfohlen. Diese sollten folgende Bereiche umfassen:
	  – Wartezeiten
	  – Behandlungskonferenzen
	  – Kooperationsbeziehungen
	  – systematisches und standardisiertes Beschwerdemanagement
	  – Leitfaden zum Aufbau und zur Umsetzung des Qualitätsmanagements
	• Das Implementieren von qualitätsorientierten Vergütungssystemen könnte eine behandlungspfadbasierte IV-Versorgung fördern.

KQ3

Qualitätssicherung über Qualitätszirkel (B)	
Empfehlung aus den Experteninterviews	*Einführen interdisziplinärer Qualitätszirkel*
Weitere Literatur	Menke et al. 2006; Weinmann und Becker 2009
Anknüpfende Module	Umsetzung im Rahmen der *V-, A-, I- und KQ-Module*

KQ4

Fort- und Weiterbildung (B)	
Ziele	• Die Leistungsanbieter und Kooperationspartner aus dem psychosozialen, kommunalen oder betriebsmedizinischen ambulanten Versorgungssystem werden kontinuierlich fortgebildet. • Sie verfügen so über einen gemeinsamen Wissensstand bzgl. der Versorgungsleitlinie zu schizophrenen Störungen, der Inhalte des BHP für schizophrene Störungen und der Versorgungsangebote in der Region. • Die Versorgungsqualität wird erhöht. • Die Veranstaltungen bieten darüber hinaus Gelegenheit zum Kennenlernen und zum formellen und informellen Austausch zwischen den Professionen und Institutionen.
Leistungserbringer	• Koordination: Netzwerkmanager (oder p-FA oder Kostenträger) • Dozenten: thematisch geeignete Experten, bspw. aus universitären Einrichtungen, Ausbildungsinstituten für Psychotherapie, Versorgungseinrichtungen, Gerichten, u. ä. • Teilnehmer: (p-)FÄ, PT, p-BP, HÄ, SpDi, regionale gemeindepsychiatrische Leistungsanbieter, klinisch Tätige, Notärzte, Betriebsmediziner, GB/ambulanter Betreuer, Gruppenleiter von Selbsthilfegruppen und ggf. Vertreter der Kommune, usw.
Aufgaben	

Kostenträger/ Managementgesellschaft	• Organisieren der Fortbildungsveranstaltungen:
	  – Festlegen der Themen unter Berücksichtigung von Vorschlägen aus dem Teilnehmerkreis, Dozentensuche, usw.
	  – Dokumentieren und Evaluieren der Veranstaltungen

Ort	in den Räumen der Leistungserbringer, der Kostenträger oder der Managementgesellschaft
Aufwand	• Organisation: 8 Std./Veranstaltung • ggf. Raummiete • Teilnahme an Fortbildung erfolgt unentgeltlich • Beantragung der jeweiligen Fortbildungspunkte bei der zuständigen Ärztekammer und beim Deutschen Pflegerat
Ergebnisdokumentation	Teilnehmer, Inhalte, ggf. Evaluationsbögen
Implementierungshinweise	• Eine Vergütung mit CME-Punkten ist anzustreben, was rechtzeitig bei der dafür zuständigen Kammer zu beantragen ist. Entsprechend sollten auch CNE-Punkte für Pflegekräfte vergeben werden. • Die Teilnehmer sollten bei Bedarf eine schriftliche Teilnahmebestätigung erhalten. • Abhängig vom Thema der einzelnen Veranstaltung kann die Teilnahme evtl. nur für einzelne Professionen interessant sein. Es sollten jedoch regelmäßig Themen behandelt werden, die einen breiten Teilnehmerkreis betreffen und auch interessieren. Eine kurze Abfrage des Netzwerkmanagers zu Fortbildungsthemen, die sich die Leistungserbringer eines IV-Systems wünschen, kann den Bedarf abklären.

	Fort- und Weiterbildung (B)	KQ4

	• Vertreter von Angehörigen und Betroffenen sollten in die Veranstaltungen integriert werden.
	• Mögliche Inhalte der interdisziplinären Fort- und Weiterbildung können sein:
	  – Diagnostik (z. B. Frühwarnzeichen)
	  – Umgang mit dem Wunsch nach Absetzen von Antipsychotika
	  – Umgang mit Suizidalität und Suizid bzw. Umgang in Notfallsituationen (z. B. Deeskalationstraining)
	  – forensische Aspekte der Schizophrenie (Schuldfähigkeit, Unterbringung im Maßregelvollzug nach §63 StGB)
	  – Hilfen bei der Beziehungsgestaltung
	  – Adhärenz
	  – Methoden der PE
	  – Inhalte und Möglichkeiten einer störungsspezifischen Psychotherapie	

Empfehlung aus den Experteninterviews	*Fortbildungen*	
Weitere Literatur	*Fortbildungsangebote*: Kilian et al. 2001a; Jungbauer und Angermayer 2003; Angermayer et al. 2006a	
Anknüpfende Module	*Modul KQ5*	

	Arbeitskreis Qualitätsmanagement (B)	KQ5
Ziele	• An der Sicherung und Verbesserung der Qualität des Versorgungsnetzes bzw. der erbrachten Leistungen wird kontinuierlich gearbeitet. Dazu werden die Ergebnisse der Qualitätssicherung (► *Modul KQ3*) und allgemeine Qualitätsprobleme regelmäßig diskutiert sowie Verbesserungsvorschläge erarbeitet und geprüft. • Langfristig wird durch die Umsetzung dieser Vorschläge die ambulante psychiatrische Versorgung kontinuierlich optimiert und aktualisiert. • Die Zusammenarbeit wird optimiert.	
Leistungserbringer	möglichst alle beteiligten Leistungserbringer (aus einem regionalen Netzwerk) einschließlich der Managementgesellschaft/Kostenträger, der Kooperationspartner, Patienten- und Angehörigenvertreter sowie der Vertreter der Kommune	
Aufgaben		
Netzwerkmanager, GB	• Initiieren und Organisieren der Veranstaltung • Moderieren der Veranstaltung • Weiterleiten der Ergebnisse und Beschlüsse an die am Versorgungsnetz Beteiligten • Vorstellen der regionalen Ergebnisse, die unter KQ3 gesammelt wurden • Erarbeiten von Optimierungsmöglichkeiten im Rahmen des Versorgungssystems • Erarbeiten neuer gemeinsamer Ziele • Erstellen eines Ergebnisprotokolls	
Alle Teilnehmer	• Vorschlagen/Weiterleiten von zu besprechenden Punkten/Themen an die Managementgesellschaft/den Kostenträger • Diskutieren der Ergebnisse aus *Modul KQ3* sowie weiterer Qualitätsprobleme	

117

KQ5

Arbeitskreis Qualitätsmanagement (B)	
Ort	geeignete Räume
Aufwand	
Netzwerkmanager	• Vorbereitung ca. 1 Std., Durchführung ca. 2 Std., Nachbereitung ca. 1 Std. • ggf. Raummiete sowie Aufwandsentschädigung für Teilnahme und Teilnahmebescheinigung • Veranstaltung sollte mindestens einmal pro Jahr stattfinden • ggf. sind Einzelgespräche (z. B. mit p-FA, HA, PT, p-BP) möglich
Ergebnisdokumentation	• Ergebnisprotokoll • ggf. aktualisierter, an regionale Bedingungen angepasster BHP mit entsprechender Mitteilung an alle Leistungserbringer
Anmerkungen	Finanzielle und zeitliche Aspekte müssen besonders beachtet werden, da alle Akteure einem starken Zeitdruck und einer hohen Termindichte ausgesetzt sind.
Implementierungshinweise	• Idealerweise sollten die Arbeitskreise berufsgruppenübergreifend stattfinden. • Die Initiierung von kommunalen »Arbeitskreisen Qualitätsmanagement« sollte nach Möglichkeit im gemeindepsychiatrischen Verbund abgestimmt werden, da dort alle Akteure beteiligt sind. Die IV-Managementgesellschaft kann hier eine operative Umsetzung anbieten. • Die Ergebnisse sollten im Anschluss an die Veranstaltung zeitnah an alle Beteiligten geschickt werden. • Für Akteure, die nicht unmittelbar zum Versorgungsnetz gehören, könnte ein Kurzprotokoll erstellt werden. Dies beinhaltet lediglich Rückmeldungen über einzelne relevante Ergebnisse, ähnlich einem Newsletter. • Zur Umsetzung des Qualitätsmanagements sollten zudem Vertreter der Patienten und Angehörigen eingeladen werden. Diese können sich freiwillig zur Teilnahme melden oder werden durch ein zu definierendes Auswahlverfahren bestimmt.
Anknüpfende Module	*Module KQ3, KQ6*

KQ6

Netzwerkaufgaben (B)	
Ziele	• Die p-FÄ und PT des Versorgungsnetzes werden in ihren Konsiliar- und Kooperationsaufgaben unterstützt. • Alle Leistungserbringer des Versorgungsnetzes sind über regionale Angebote für schizophrene Patienten informiert. • Der Netzwerkmanager organisiert unabhängige, qualitativ hochwertige Weiter- und Fortbildungsveranstaltungen für die Leistungserbringer und Kooperationspartner des Versorgungsnetzes.
Leistungserbringer	Koordination: Netzwerkmanager
Aufgaben	
Netzwerkmanager	• Abstimmen mit Psychiatriekoordinator und regionalen gemeindepsychiatrischen Verbünden • Bearbeiten möglicher Beschwerden von Patienten, Angehörigen oder Netzwerkpartnern unter Beteiligung der Patienten- und Angehörigenvertreter • Dokumentieren und Erfassen von QI (z. B. QI zur Suizidprävention, zur Durchführung von Aufklärungsgesprächen, zum Vorliegen eines Behandlungsplans, zur Wartezeit auf Psychotherapie, zur Wartezeit auf einen p-FA-Termin nach Klinikaufenthalt oder zur Anzahl der Krankenhaustage)

Netzwerkaufgaben (B)	KQ6
	• Erstellen eines Verzeichnisses regionaler Leistungsanbieter und regelmäßige Aktualisierung von Kontaktdaten, Sprechzeiten, ggf. Spezialisierungen von (p-)FÄ, HÄ, PT, p-BP, Helfern der Krisenpensionen/des Kriseninterventionszentrums, klinisch Tätigen, Personal von Selbsthilfegruppen oder gemeindepsychiatrischen und rehabilitativen Anbietern, etc. • Aushändigen von Broschüren zur IV an p-FA, HA, p-BP, PT und evtl. Kooperationspartner (z. B. Betriebsärzte) • regelmäßiges Aktualisieren der Broschüre und Bekanntgeben von Neuerungen im IV-System (bspw. über ein IT-System, das Internet oder per E-Mail) • Unterstützen der p-FÄ innerhalb des *Moduls KQ2* • Organisieren von und Informieren über Fort- und Weiterbildungen und ggf. des Arbeitskreises Qualitätssicherung (► *Modul KQ4, KQ5*) • Aushändigen von unabhängigen Patienten- und Angehörigeninformationen an alle p-FA-Praxen
Aufwand	• abhängig von den regionalen Gegebenheiten und den bereits vorliegenden Informationen • erstmalig: 40 Std. • fortwährende Prüfung: halbjährlich • Berichte an den Kostenträger: regelhaft alle 6 Monate; bei relevanten Änderungen zeitnahes Informieren
Ergebnisdokumentation	• Informationsbroschüre regionaler Leistungsanbieter • weitere Ergebnisse: ► *Module KQ2* und *KQ4*
Anmerkungen	• Falls nicht vorhanden, sollte ein Gemeindepsychiatrischer Verbund gegründet werden. Dieser ermöglicht es, psychiatrische Behandlungs- und Versorgungsangebote zu bündeln und zu vernetzen. Der Verbund stellt eine Möglichkeit dar, IV leichter umzusetzen. Hierbei wird eine Angliederung an bestehende psychosoziale Netzwerke empfohlen. • Zur Koordination der Zusammenarbeit sollten interkollegial erarbeitete Kooperationsleitlinien erstellt werden. Zudem fördern Fortbildungen (*Modul KQ4*), Seminare und Qualitätszirkel (*Modul KQ3*) das gegenseitige Verständnis und ermöglichen einem intensiveren Austausch untereinander.

Implementierungshinweise	• Empfohlene Inhalte der Informationsbroschüre:
	  – Ansprechpartner für Behandler (z. B. HÄ)
	  – regionsunabhängige Informationen (z. B. Online- oder Bibliotherapie)
	• Die Informationsbroschüre sollte ggf. mit dem Psychiatriekoordinator abgestimmt werden.
	• Marketing, Öffentlichkeitskampagnen, Projekte, Info-Tage usw. sorgen für Aufmerksamkeit und können zur geforderten Transparenz von IV-Modellen beitragen.

Empfehlung aus den Experteninterviews	*Öffentlichkeitsarbeit*
Weitere Literatur	Spießl et al. 2007
Anknüpfende Module	*KQ-Module*

6 Implementierung

Die Implementierung eines BHP beschreibt die Umsetzung bzw. Konkretisierung von den in IV-Verträgen festgelegten Strukturen und Abläufen unter Berücksichtigung der gegebenen Rahmenbedingungen.

Barrieren
Bei der Umsetzung können sich nachfolgende Schwierigkeiten ergeben:

1. Der Gesetzgeber hat in den entsprechenden Gesetzesvorlagen der §§ 140a-d SGB V weder eine Definition eines IV-Systems noch Angaben zu dessen Umsetzung gegeben. Somit müssen die Vertragspartner selbst die Ausgestaltung des integrierten Versorgungssystems erarbeiten und umsetzen (Mühlbacher et al. 2006). Dies führt dazu, dass in der Praxis unterschiedliche Verträge ausgehandelt werden, was für die Leistungserbringer zu Intransparenz bzgl. deren Inhalten, Leistungen und Organisation führt. Zudem erhöht sich dadurch der Mehraufwand an Koordination und Organisation.

2. Eine Versorgung bzw. Behandlung mit den vorgesehenen Leistungsinhalten nach Maßstäben des IV-Systems können bislang nur solche Patienten in Anspruch nehmen, die bei der entsprechenden Krankenkasse, die ein IV-System betreibt, versichert sind. Somit ist eine flächendeckende Implementierung des IV-Systems bisher nicht gegeben (Weinmann und Gaebel 2005), [HAE; GBP; PE; FA_t_E], was zu einer weiteren Fragmentierung des Gesundheitssystems führen kann.

3. Auf Seiten der p-FÄ ist die Bereitschaft zum Beitritt in das IV-System aus unterschiedlichen Gründen oftmals gering [PE; PfP]. Eine Ursache ist, dass Ärzte sich oft nur unzureichend über IV-Systeme aufgeklärt fühlen [PfP]. Das Fehlen entsprechender Strukturen und Behandlungsplätze ist ein weiterer Hinderungsfaktor [PTP]. Darüber hinaus besteht bei einigen Ärzten nur wenig Interesse an Innovationen; das Festhalten an alten Strukturen wird Innovationen vorgezogen [PE].

Implementierungs-hilfen
Neben den genannten Implementierungsbarrieren konnten Aspekte identifiziert werden, die eine erfolgreiche Umsetzung eines IV-Systems fördern. Als besonders wichtig wird hierfür der Aufbau eines sektorenübergreifenden Qualitätsmanagements gesehen. Hohe und transparente Qualitätsstandards in der Versorgung machen ein System einerseits attraktiv für Patienten. Andererseits können diese zu Wettbewerbsvorteilen führen, wodurch das IV-System für alle anderen Beteiligten ebenfalls attraktiv und nachhaltig erfolgreich sein wird. Die Leistungserbringer müssen demnach sektorenübergreifende Qualitäts-, Informations- und Dokumentationsinstrumente entwickeln, wie bspw. Qualitätszirkel, Patienten- und Mitarbeiterbefragungen sowie sektorenübergreifende BHP (Mühlbacher et al. 2006). Letztere sollten so gestaltet werden, dass sie flexibel an die Umwelt angepasst werden können; ein stetiger Informationsfluss zwischen allen Akteuren ist hierfür unerlässlich (Machleidt et al. 2004). Darüber hinaus ist die Umsetzung eines IV-Systems sehr zeitintensiv, was bei der Vertragsgestaltung durch die Krankenkassen berücksichtigt werden muss (Holler 2004; Holler 2009). Da BHP Behandlungsprozesse definieren und Transparenz fördern, dienen sie der Umsetzung integrierter Versorgungssysteme und können damit zur erfolgreichen Implementierung eines IV-Systems beitragen. Zudem bieten BHP eine Möglichkeit, Aspekte der Qualitätssicherung zu gewährleisten.

Die Implementierung eines BHP bedeutet, seine Inhalte in die Praxis zu transferieren (Ollenschläger et al. 2001; Lelgemann und Ollenschläger 2006). Damit Strukturen und Abläufe umgesetzt werden können, müssen die gegebenen Rahmenbedingungen und Regeln der Versorgungspraxis und der Integrierten Versorgung Berücksichtigung finden (Selbmann und Kopp 2005).

Dieser Transfer in die Praxis kann jedoch mit Hindernissen verbunden sein: Zum einen spielen zeitliche, personelle und finanzielle Aspekte eine entscheidende Rolle in der Umsetzung der BHP (Audebert et al. 2006; Kirschner et al. 2007). Ein hoher Zeitaufwand entsteht vor allem bei der Dokumentation, Administration sowie dem Aufbau und der Aufrechterhaltung von Kooperationsbeziehungen. Insbesondere der letztgenannte Aspekt erscheint angesichts des komplexen Erkrankungsbildes der Schizophrenie notwendig: Aufgrund der unterschiedlichen Erscheinungsformen und Einschränkungen in unterschiedlichen Lebensbereichen bedarf es einer Art multiprofessioneller Komplexleistung, um der Erkrankung differenziert begegnen zu können. Dabei sollten die verschiedensten Akteure an der Behandlung beteiligt sein, z. B. niedergelassene p-FÄ, HÄ, Psychologen, PT, psychiatrische Pflegekräfte sowie - zur Gewährleistung der Versorgung im Not-/Krisenfall - Psychiatrische Kliniken (Bröcheler et al. 2009), [PE; FA_t_E; PTP; PfE; FA_s_E]. Eine gute Vernetzungs- und Kooperationsarbeit ist deshalb für die Umsetzung des hier vorliegenden BHP unabdingbar. Dies kann insbesondere in der Anfangsphase dazu führen, dass der wahrgenommene Aufwand gegenüber dem Nutzen überwiegt und dementsprechend eine Implementierung gefährdet. Denn viele niedergelassene Ärzte geben bereits jetzt Zeitmangel infolge einer hohen Auslastung bzw. Überlastung aufgrund des hohen Patientenaufkommens an; vor allem aber für schwer oder chronisch erkrankte Patienten oder für solche in einer akuten Krise ist das zeitliche Budget nicht ausreichend [FA_t_E; PE; GBP; PE; PP; FA_s_E; GpsyP]. Auch bei ambulanten Diensten sind die Zeitkontingente schon jetzt zu knapp bemessen [GBP]. Darüber hinaus werden im ambulanten Bereich personelle Engpässe benannt. Die Leistungserbringer (v.a. p-FÄ und PT) sind in vielen Regionen nicht ausreichend ausgestattet, um ambulante Komplexleistungen erbringen oder in Krisensituationen adäquat handeln zu können (Weinmann et al. 2009), [GBP; AE; PE]. Finanzielle Aspekte, die die Umsetzung des vorliegenden BHP behindern können, sind in der aktuell unzureichenden Vergütung sowohl der niedergelassenen Psychiater/Nervenärzte als auch des APP zu finden. Bei letzterer beispielsweise stehen der Aufwand und die dafür entrichtete Entschädigung in einem ungünstigen Verhältnis [FA_t_E]. Eine noch engmaschigere Betreuung der Patienten entsprechend dem vorliegenden BHP erscheint deshalb als zunächst nicht lohnenswert. Dieses müsste jedoch in langfristig angelegten Studien überprüft werden. Als Entlastungs- und Unterstützungsmöglichkeit im Hinblick auf die begrenzten Ressourcen kann eine Managementgesellschaft fungieren. Diese kann organisatorische Aufgaben übernehmen, die sich aus den Kooperationsbeziehungen, Netzwerkaufgaben sowie aus den Weiterbildungsangeboten ergeben. Weiterhin kann sie, als Sprachrohr der ambulanten Versorger, in Kontakt mit Krankenkassen bei Vertragsverhandlungen treten oder Kontakt zu anderen Mitbehandlern herstellen. Für die Vernetzungsarbeit kann eine weitere Arbeitsentlastung in der Einrichtung eines gemeinsamen Informations- und Dokumentationssystems liegen, welches auch über die Sektoren hinweg funktioniert [PfE]. Dieses bietet die Möglichkeit, Informationen strukturiert zu speichern und den Akteuren flexibel zugänglich zu machen, sodass der Informationsfluss zwischen den Akteuren unterstützt und beschleunigt wird (Hänsch und Fleck 2005).

Eine weitere mögliche Barriere ist in der mangelnden Akzeptanz von BHP zu vermuten. Analog zu den Erfahrungen bei der Implementierung von Leitlinien könnten auch hier Widerstände seitens der Ärzteschaft auftreten, die sich aus der Angst vor einem Verlust ihrer Autonomie, dem Gefühl einer Überflutung mit Leitlinien oder widersprüchlichen Leitlinienempfehlungen begründen (Janssen et al. 2004; Steinacher 2008). Aus diesem Grund müssen bei der Erstellung eines BHP zwei für die erfolgreiche Implementierung wichtige, entwicklungsspezifische Faktoren beachtet werden: 1. »Ownership« bzw. »Zu-eigen-Machen«, d. h. die Mitbestimmung und -verantwortung relevanter an der Versorgung beteiligter Akteure bereits im Entwicklungsprozess des BHP, und 2. die Anpassung des BHP an regionale Rahmenbedingungen (Dick et al. 2006; Lelgemann und Ollenschläger 2006; Kirschner et al. 2007). Der erste Implementierungsfaktor »Ownership« wird gestärkt, wenn der ambulante BHP unter maßgeblicher Beteiligung der an der Versorgung beteiligten Akteure im entsprechenden Bereich entwickelt wird. In den Entwicklungsprozess des vorliegenden BHP wurden bundesweit agierende Experten der Schizophrenie-Forschung aus Wissenschaft, Verbänden und Versorgungspraxis sowohl im Rahmen eines Interviews als auch im Rahmen einer Konsentierung einbezogen. Des Weiteren wurden sowohl Vertreter von Patienten- und Angehörigenverbänden als auch Vertreter von Krankenkassen als potenzielle Nutzer dieses Versorgungsmodells in den Erstellungsprozess integriert. Der BHP orientiert sich ausschließlich

Transfer BHP: Zeitliche, personelle und finanzielle Barrieren

Ownership

121

an regional unabhängigen und hochqualitativen Leitlinien; dadurch ist sichergestellt, dass eine durchgängig systematische Evidenzbasierung vorliegt, um die Akzeptanz des Pfads bei den Beteiligten zu steigern. Um die lokale Anpassung des Pfads als zweiten Implementierungsfaktor zu gewährleisten, sollte die Eignung des Pfads vor dem Hintergrund der regionalen Rahmenbedingungen überprüft und angepasst werden. Insbesondere sollten dabei grundlegende Unterschiede zwischen ländlichen und städtischen Gebieten in den Versorgungsstrukturen bedacht werden (Berg et al. 2009; Fendrich et al. 2010).

Damit ein BHP zur Anwendung kommt, müssen ihn alle beteiligten Akteure als nützlich und praktikabel einschätzen. Spürbare Verbesserungen in der Patientenversorgung sind ebenso unabdingbar wie eine attraktive Vergütungsstruktur aus Sicht der Leistungserbringer sowie der -träger. Die p-BP als zentrales Element des BHP Schizophrenie übernimmt Ansätze des CM und greift sowohl die zentralen Aspekte Steigerung der Qualität und der Transparenz für den Patienten sowie für die an der Versorgung Beteiligten als auch die Entlastung der FÄ auf. Im Idealfall sollten diese Aufgaben von einer Person der ambulanten psychiatrischen Pflege übernommen werden. Dementsprechend ist die Etablierung von psychiatrischen Pflegediensten notwendig. Sofern hierfür notwendige Strukturen der ambulanten psychiatrischen Pflege (noch) nicht verfügbar sind, kann die Aufgabe des CM auch vom SpDi übernommen werden. Die Intensität des CM sollte dabei am Unterstützungsbedarf und aktuellen Krankheitsstadium des jeweiligen Patienten ausgerichtet sein. Gemeinsam mit der individuell zugeschnittenen Modulwahl soll dies der hohen Komplexität des Erkrankungsbildes gerecht werden. Sollten in einer Versorgungsregion keine festen APP-Strukturen verfügbar sein, gibt es zwei Alternativen: Zum einen könnten die Aufgaben und die Verantwortung auf mehrere Personen verteilt werden, beispielsweise den p-FA, den HA und/oder den PT. Zum anderen könnte die Rolle der p-BP ein anderer Akteur aus dem ärztlichen oder therapeutischen Umfeld des Patienten einnehmen. Geeignet wäre hierfür – insbesondere in ländlichen Gebieten – eine PIA, da diese in vielen Fällen auch aufsuchende Angebote zur Verfügung stellt [FA_a_E].

Für die Umsetzung des Pfads in die Versorgungspraxis sollten verschiedene Strategien miteinander kombiniert werden, die geeignet sind, nachhaltige Verhaltensänderungen herbeizuführen. Eine passive Dissemination der Inhalte, wie z. B. über Veröffentlichungen oder Vorträge, ist dafür weniger geeignet. Vielmehr empfehlen sich Elemente aus den edukativen, finanziellen, organisatorischen und regulativen Bereichen (Ollenschläger et al. 2001; Lelgemann und Ollenschläger 2006; Steinacher et al. 2012). Die im BHP enthaltenen Module KQ4 und KQ5 (Fort- und Weiterbildung sowie Arbeitskreis Qualitätssicherung) sind Beispiele für edukative Elemente. Sie zielen auf die Wissens- und Einstellungsebene der Adressaten ab und wollen diese nachhaltig verändern. Auch Schulungen zum Umgang mit BHP, und wie man diesen entsprechend den regionalen Gegebenheiten mit Methoden und Kompetenzen füllen kann, sind förderlich, um BHP zu implementieren [PfP]. Entsprechende Schulungen können von p-BP, von einer an der Integrierten Versorgung teilnehmenden Managementgesellschaft oder von einem regionalen Versorgungsnetzwerk, das den BHP initiieren und etablieren möchte, angeboten werden.

Des Weiteren gehören finanzielle Elemente, d. h. ein entsprechendes Vergütungssystem, zu einer erfolgreichen Implementierungsstrategie. Gezielte monetäre Anreize können behandlungspfadtreues Verhalten verstärken. Wichtige und aus Sicht der Interviewpartner zu finanzierende Elemente des BHP sind beispielsweise der Aufwand für Dokumentationen der Behandlung und der Aufwand für die Anbahnung und Aufrechterhaltung von Kooperationsbeziehungen und Schnittstellenarbeit [PE; AE; FA_s_P; PTP]. Während bestimmte Vergütungssysteme für die Dokumentation von Behandlungen bereits aus Behandlungsprogrammen für chronisch Kranke (Disease-Management-Programme, DMP) bekannt sind, fehlen diese bisher für den Kooperationsaufwand (Ungewitter et al. 2010). Dieser gliedert sich zum einen in den Aufbau von Kooperationsbeziehungen; hierbei gilt es, sich einen Überblick über die verschiedenen Angebote der Leistungserbringer in der Region zu verschaffen und zu diesen Kontakt aufzunehmen. Zum anderen gehört der Erhalt von Kooperationsbeziehungen zum Kooperationsaufwand, welcher als sehr zeitintensiv angesehen wird. Deshalb wünschen sich die Akteure, dass für diese Netzwerkarbeit Zeitfenster mit entsprechender Vergütung zur Verfügung gestellt werden [GpsyP]. Grundlage für die Umsetzung dieser Wünsche ist entweder eine Anpassung des derzeit bestehenden Vergütungssystems (EBM) oder die Entwicklung eines alternativen Finanzierungskonzepts bzw. entsprechender Anreizsysteme [GpsyP; PTP; PfP]. Die

Edukation

Finanzierung

Ausgestaltung dieser vertraglichen Bedingungen findet in enger Absprache zwischen den einzelnen Vertragspartnern statt.

Organisatorische und regulative Elemente, die zur Umsetzung des BHP erforderlich sind, betreffen die Versorgungsstrukturen und das Management von BHP (Kirchner et al. 2003; Selbmann und Kopp 2005; Koitka 2010). Eine wirksame Strategie ist, wie oben bereits erwähnt, die Entwicklung eines computergestützten Dokumentations- und Informationssystems und darin integrierter Erinnerungssysteme. Netzwerkmanager bzw. Kostenträger beobachten anhand der Dokumentations- und Routinedaten die Umsetzung des BHP und sollen den Praxen zeitnah Rückmeldung zu Leistung und Benchmarking geben. Unter expliziter Beachtung der Erfahrungen und Wünsche der an der Umsetzung beteiligten Akteure kann eine entsprechende Anpassung des BHP erfolgen. Eine bessere Vernetzung der Leistungserbringer bietet den Beteiligten zudem weitere Vorteile, die die Motivation bzw. Pfadadhärenz stärken: Arbeitserleichterung, indem z. B. feste Ansprechpartner bekannt sind, sowie fachliche Absicherung und Qualitätsverbesserung durch Fallkonferenzen, Qualitätszirkel, Konsiliarien und die Möglichkeit eines (interdisziplinären) Erfahrungsaustauschs (Dick et al. 2006; Kirschner et al. 2007).

Der vorliegende BHP beschreibt einen idealtypischen Ablauf für diagnose- und behandlungsspezifische Prozesse in der Versorgung von Menschen mit Schizophrenie, unabhängig von der Krankheitsschwere. Er ist jedoch nicht als starre Arbeitsanleitung zu verstehen, sondern sollte vielmehr vor dem Hintergrund der aktuellen Krankheitsgeschichte interpretiert und ausgelegt werden. Je nachdem, in welchem Krankheitsstadium sich ein Patient befindet, muss die Modulwahl und auch der Modulumfang jeweils angepasst werden.

Organisation und Regulation

123

7 Ausblick

Bedarf In Deutschland existieren bereits zahlreiche IV-Verträge zur Schizophrenie, die sich jedoch in ihrer Ausprägung und Ausgestaltung unterscheiden. Im Mai 2011 konnten deutschlandweit insgesamt 15 IV-Verträge mit dem Schwerpunkt auf schizophrene Psychosen registriert werden (Deutsche Gesellschaft für Psychiatrie 2011). Diese hohe Anzahl an abgeschlossenen Verträgen zeigt, dass der Bedarf an integrierten Strukturen vorhanden ist. Auch die Einstellung und Erwartungshaltung der Experten und Praktiker ist fast ausschließlich positiv [PTE; FA_t_E; PTP; HAP; FA_a_P; FA_s_E; FA_a_E; GpsyP; FA_s_P; HAE; PE]. Offen bleibt bislang, ob sich durch die Einführung dieser Vertragsart bei den beteiligten Akteuren und insbesondere bei den Patienten das erhoffte Ziel der Qualitätsverbesserung in der Behandlung zeigt. Wissenschaftliche Evidenz zur Beantwortung dieser Frage ist bisher nicht vorhanden (Weinmann und Gaebel 2005). Zurzeit wird jedoch die IV Schizophrenie in Niedersachsen wissenschaftlich begutachtet (Bramesfeld et al. 2013; http://www.evaluation-schizophrenie.de/). Aus den daraus abgeleiteten Ergebnissen und Erfahrungen könnten dann Rückschlüsse gezogen und Ideen für die Umsetzung neuer sowie für die Weiterentwicklung bestehender integrierter Versorgungsprojekte generiert werden [PfP].

Implementierung Eine gelungene Implementierung des BHP ist wichtig, da seine Qualität und sein Nutzen erst durch die Anwendung im Versorgungsalltag bestimmt werden können (Selbmann und Kopp 2005). Das übergeordnete Ziel der Qualitätsverbesserung in der Versorgung psychisch Kranker kann nur über konsequente, regelmäßige und systematische Rückmeldungen zu Erfahrungen und Problemen der Akteure mit dem BHP erfolgen, da nur so einem potenziellen Änderungsbedarf entsprochen werden kann. In diesem Sinne ist der BHP als ein lernendes System zu sehen, welches in regelmäßigen Abständen einer Weiterentwicklung bedarf. Auch Änderungen struktureller oder gesetzlicher Rahmenbedingungen sowie das Erscheinen neuer Leitlinien und Empfehlungen führen zu einem Anpassungsbedarf, sodass der BHP stets dem aktuellen Stand der Versorgungsforschung entspricht (Kirschner et al. 2007). Nach Überarbeitung der derzeit gültigen S3-Behandlungsleitlinie Schizophrenie seitens der DGPPN sollte dementsprechend eine erste Aktualisierung des vorliegenden BHP erfolgen, spätestens jedoch nach fünf Jahren.

Evaluation Um die Wirkungen des BHP im Hinblick auf seinen Implementierungserfolg und die damit assoziierte Verbesserung der Versorgungsqualität zu überprüfen, wird eine Evaluation anhand von Indikatoren zur Erfassung von Struktur-, Prozess- und Ergebnisqualität empfohlen (Lelgemann und Ollenschläger 2006). Ein solches Indikatorenset für die IV von Menschen mit Schizophrenie wurde 2008 auf der Basis einer systematischen Literaturrecherche und eines Expertenworkshops entwickelt (Weinmann und Becker 2009) und kann als Grundlage für die Evaluation des BHP dienen. Ein Evaluationssystem könnte in das bereits vorgeschlagene computergestützte Dokumentations- und Informationssystem integriert werden.

Obwohl die Schizophrenie im Vergleich zu anderen psychischen Erkrankungen in weiten Teilen schon sehr gut beforscht ist, lassen sich in einigen Versorgungsbereichen dennoch Defizite und somit weiterer Forschungsbedarf feststellen: Im Bereich Früherkennung und Diagnostik beispielsweise mangelt es den Ärzten an guten und eindeutigen Diagnostikinstrumenten, was die Diagnosestellung erschwert [FA_t_P]. Zukünftige Diagnostiksysteme sollten neben krankheitsspezifischen Symptomen zusätzliche Aspekte wie Coping, Traumatisierungen und neurologische Komponenten mit aufgreifen [PTE; FA_t_P; FA_a_P] und zu einer genaueren Abschätzung von Risikosymptomen beitragen (Sahlmann et al. 2010). Weiterhin wird Verbesserungsbedarf bei der Klassifikation der psychiatrischen Erkrankungen innerhalb der aktuell gültigen Diagnosesysteme (ICD-10, DSM-IV) gesehen [FA_t_P]. Hinsichtlich der Patientencharakteristika zeigte sich, dass die mit dem Störungsbild einhergehende mangelnde Krankheitseinsicht wissenschaftlich mehr Beachtung finden sollte. Dieses ist notwendig, um einerseits Behandlungskonzepte anzupassen und andererseits Angehörige in ihrer Rolle zu entlasten (Froböse et al. 2009).

8 Limitationen

Im Rahmen des Erstellungsprozesses lassen sich in der 1. SOLL- und in der 2. IST-Analyse wie auch im 3. Konsentierungsprozess Limitationen feststellen.

1. Einschränkend zur Soll-Analyse muss angemerkt werden, dass die gefundenen Leitlinien zum großen Teil veraltet waren. Die unterschiedlichen Herangehensweisen im Erstellungsprozess und die unterschiedlichen Darstellungen von Evidenzen erschwerten den Prozess der Vergleichbarkeit. Zudem konnten teilweise die Beschreibungen der internationalen Leitlinien nicht auf das deutsche Versorgungssystem angewandt werden. Da ein Großteil der Ausführungen der Leitlinien auf Studien im klinischen Setting basiert, war es darüber hinaus schwierig, für alle Interventionen Evidenzen für den ambulanten Bereich zu finden.
2. Einschränkend im Rahmen der Literaturrecherche muss angemerkt werden, dass eine Bewertung der Studien hinsichtlich vorab festgelegter Evidenzkriterien nicht erfolgte. Da die Literaturrecherche nicht ausschließlich auf RCTs oder Meta-Analysen fokussierte, bestand die Gefahr der systematischen Verzerrung. Dies sollte im Zuge der Erstellung eines weiteren Pfads bedacht werden. Da die gefundene Literatur zumeist einem Veröffentlichungsbias unterliegt und die anglophone Literatur dem deutschen Gesundheitswesen oftmals nicht gerecht wird, ist nicht auszuschließen, dass die Ergebnisse in ihrer Gesamtheit den Versorgungsalltag nicht vollständig erfassen. Zudem sind Themenbereiche wie Arbeit, Reha, gesetzliche Betreuung oder auch die Versorgung im Rahmen psychiatrischer Notfälle unterrepräsentiert in der Literatur. Um diesen Limitationen entgegenzuwirken und weitere wichtige Informationen zu erhalten, wurden Experteninterviews durchgeführt.
Einschränkend im Rahmen der Experteninterviews muss auf die kleine Samplingauswahl von 1–2 Vertretern pro Bereich hingewiesen werden. Diese Auswahl fand unter der Prämisse statt, stets Interviewpartner zu finden, die einen möglichst hohen Kontrast zueinander haben. Daher wurde aus jedem Fachgebiet sowohl ein Experte als auch ein Praktiker interviewt. Die Suchstrategie bei der Auswahl der Interviewteilnehmer basierte auf einem Schneeballsystem. Um eine objektive Sichtweise darstellen zu können, würden sich bei der Bearbeitung eines nächsten Pfads Fokusgruppeninterviews bzw. eine diagnosespezifische Analyse von Routinedaten anbieten.
3. Einschränkend im Rahmen der Konsentierung ist zu erwähnen, dass nicht alle Interessensgruppen an der Konsentierung teilnahmen (z. B. kein niedergelassener HA, Betroffene). In der Bearbeitung eines nächsten Pfads sollte dringend darauf geachtet werden.

Literaturverzeichnis

Albers, M. (1998): Die Langzeitbehandlung der chronischen Schizophrenien. In: *Nervenarzt* 69 (9), S. 737–751.

Almwik, R.; Woods, P.; Rasmussen, K. (2000): The Broset violence checklist: sensitivity, specificity, and interrater reliability. In: *Journal of interpersonal violence* (15), S. 1284–1296.

Amelung, V. E.; Lägel, R. (2008): Neue Versorgungsformen – eine Idee setzt sich durch. In: V. E. Amelung, K. Meyer-Lutterloh, E. Schmid, R. Seiler, R. Lägel und J. N. Weatherly (Hg.): Integrierte Versorgung und Medizinische Versorgungszentren. Berlin: Medizinisch Wissenschaftliche Verlagsgesellschaft, S. 35–75.

Amering, M. (2006): Wie könnte eine sinnvolle Frührehabilitation für an Schizophrenie Erkrankte in der Gemeinde aussehen? – Wege zu einem neuen Standard in der Gemeindepsychiatrie. In: *Wien Med Wochenschr* 156 (3-4), S. 79–87.

Amering, M.; Mikus, M.; Steffen, S. (2012): Recovery in Austria: Mental health trialogue. In: *Int Rev Psychiatry (International Review of Psychiatry)* 24 (1), S. 11–18.

Angermayer, M. C.; Bull, N.; Bernert, S.; Dietrich, S.; Kopf, A. (2006a): Burnout of caregivers: a comparison between partners of psychiatric patients and nurses. In: *Arch Psychiatr Nurs* 20 (4), S. 158–165.

Angermayer, M. C.; Diaz Ruiz Zarate, J. de; Matschinger, H. (2000): Informations- und Unterstützungsbedarf von Angehörigen psychiatrischer Patienten. In: *Gesundheitswesen* 62 (10), S. 483–486.

Angermayer, M. C.; Kilian, R.; Wilms, H.-U.; Wittmund, B. (2006b): Quality of life of spouses of mentally ill people. In: *I J S P* 52 (3), S. 278–285.

Angermayer, M. C.; Liebelt, P.; Matschinger, H.(2001a): Befindlichkeitsstörungen der Eltern von Patienten mit schizophrenen oder affektiven Störungen. In: *PPmP Psychoter Psychosom med Psychol* 51 (6), S. 255–260.

Angermayer, M. C.; Löffler, W.; Müller, P.; Schulze, B.; Priebe, S. (2001b): Patients' and relatives' assessment of clozapine treatment. In: *Psychol Med* 31 (3), S. 509–517.

Angermayer, M. C.; Matschinger, H. (2004): Public attitudes towards psychotropic drugs: Have there been any changes in recent years? In: *Pharmacopsychiatry* 37 (4), S. 152–156.

Angermayer, M. C.; Schulze, B.; Dietrich, S. (2003): Courtesy stigma. A focus group study of relatives of schizophrenia patients. In: *Soc Psychiatry Psychiatr Epidemiol* 38 (10), S. 593–602.

Arens, E. A.; Berger, C.; Lincoln, T. M. (2009): Stigmatisierung von Patienten mit Schizophrenie. Prägt das Studium die Einstellungen angehnender Psychologen und Mediziner? In: *Nervenarzt* 80 (3), S. 329–339.

Audebert, F. X.; Büttner, R.; Hartmann, P.; Schölmerich, J.; Bollheimer, L. C. (2006): Behandlungspfade – praktikable Hilfe für den behandelnden Arzt? Beispiel: Abklärung bei Verdacht auf Tuberkulose. In: *Internist* 47 (7), S. 713–719.

Bachmann, S.; Bottmer, C.; Schröder, J. (2008): One-year outcome and its prediction in first-episode schizophrenia – a naturalistic study. In: *Psychopathology* 41 (2), S. 115–123.

Bailer, J.; Rey, E.-R.(2001): Prospektive Studie zum Krankheitsverlauf schizophrener Psychosen: Ergebnisse der 5-Jahres-Katamnese. In: *Zeitschrift für Klinische Psychologie und Psychotherapie* 30 (4), S. 229–240.

Baldacchino, A.; Blair, H.; Scherbaum, N.; Grosse-Vehne, E.; Riglietta, M.; Tidone, L. et al. (2009): Drugs and Psychosis Project: a multi-centre European study on comorbidity. In: *Drug Alcohol Rev* 28 (4), S. 379–389.

Bauer, M. (2000): Der »schwierige« Patient in der Gemeindepsychiatrie. In: *Psychiat Prax* 27 (1), S. 1–5.

Baumann, A. E.; Zaeske, H.; Gaebel, W. (2003): Das Bild psychisch Kranker im Spielfilm: Auswirkungen auf Wissen, Einstellungen und soziale Distanz am Beispiel des Films: »Das weiße Rauschen«. In: *Psychiat Prax* 30 (7), S. 372–378.

Bayer, W.; Köster, M.; Salize, H. J.; Höhl, W.; Machleidt, W.; Wiedl, K. H. et al. (2008): Längerfristige Auswirkungen stationärer arbeits- und ergotherapeutischer Maßnahmen auf die berufliche Integration schizophrener Patienten. In: *Psychiat Prax* 35 (4), S. 170–174.

Bechdolf, A.; Klosterkötter, J.; Hambrecht, M.; Knost, B.; Kuntermann, C.; Schiller, S.; Pukrop, R. (2003): Determinants of subjective quality of life in post acute patients with schizophrenia. In: *Eur Arch Psychiatry Clin Neurosci* 253 (5), S. 228–235.

Beck, A.T; Weissman, A.; Lester, D.; Trexler; L. (2000): Beck Hopelessness Scale (BHS). In: American Psychiatric Association (Hg.): Handbook of psychiatric measures. Washington, DC: American Psychiatric Association, S. 268–270.

Becker, T.; Hoffmann, H.; Weinmann, S.; Puschner, B. (2008): Versorgungsmodelle in Psychiatrie und Psychotherapie, Stuttgart: Kohlhammer Verlag.

Becker, T.; Weinmann, S.; Gühne, U.; Reker, T. (2011): Psychosoziale Therapien. In: H.-J. Möller, G. Laux und H.-P. Kapfhammer (Hg.): Psychiatrie, Psychosomatik, Psychotherapie. Berlin, Heidelberg: Springer-Verlag, S. 1051–1064.

Benkert, O.; Hippius, H. (2011): Kompendium der Psychiatrischen Pharmakotherapie. 8. Aufl. Berlin, Heidelberg: Springer-Verlag.

Berghofer, G.; Schmidl, F.; Rudas, S.; Schmitz, M. (2000): Inanspruchnahme psychischer Behandlung. Wer bricht ab, wer kommt wieder und wer bleibt? In: Psychiat Prax 27 (8), S. 372–377.

Berg, N.; Fiß; T.; Meinke, C.; Heymann, R.; Scriba, S. et al. (2009): GP-support by means of AGnES-practice assistants and the use of telecare devices in a sparesly populated region in Northern Germany – proof of concept. In: BMC Family Practice 10 (44), S. 1–8.

Berhe, T.; Puschner, B.; Kilian, R.; Becker, Thomas (2005): »Home treatment« für psychische Erkrankungen. In: Nervenarzt 76 (7), S. 822–831.

Borbé, R.; Jaeger, S.; Steinert, T. (2009): Behandlungsvereinbarungen in der Psychiatrie. In: Psychiat Prax 36 (01), S. 7–15.

Bortz, J. Döring N. (2003): Forschungsmethoden und Evaluation für Human- und Sozialwissenschaftler. 3. überarbeitete Auflage. Berlin, Heidelberg, New York: Springer-Verlag.

Bottlender, R.; Strauß, A.; Möller, H. J. (2000): Prevalence and background factors of depression in first admitted schizophrenic patients. In: Acta Psychiatr Scand 101 (2), S. 153–160.

Bramesfeld, A.; Moock, J.; Kopke, K.; Büchtemann, D.; Kästner, D.; Radisch, J.; Rössler, W. (2013): Effectiveness and efficiency of assertive outreach for schizophrenia in Germany: study protocol on a pragmatic quasi-experimental controlled trial. In: BMC Psychiatry 13 (1), S. 56.

Brenner, H.D; Junghan, U.; Pfammatter, M. (2000): Gemeindeintegrierte Akutversorgung. Möglichkeiten und Grenzen. In: Nervenarzt 71 (9), S. 691–699.

Bröcheler, A.; Bergmann, F.; Schneider, F. (2009): Models of mental health care in psychiatry across sectoral borders. In: Eur Arch Psychiatry Clin Neurosci 259 (2), S. 227–232.

Brunnauer, A.; Laux, G. (2011): Fahrtüchtigkeit und psychische Erkrankung. In: H.-J. Möller, G.Laux und H.-P. Kapfhammer (Hg.): Psychiatrie, Psychosomatik, Psychotherapie. Berlin, Heidelberg: Springer-Verlag, S. 1579–1593.

Bühler, B.; Hambrecht, M.; Löffler, W.; an der Heiden, W.; Häfner, H. (2002): Precipitation and determination of the onset and course of schizophrenia by substance abuse – a retrospective and prospective study of 232 population-based first illness episodes. In: Schizophr Res 54 (3), S. 243–251.

Bull, N.; Wittmund, B.; Wilms, H. U.; Gühne, U.; Angermayer, M. C. (2005): Ein Unterstützungsprogramm für Lebenspartner von Menschen mit depressiven oder schizophrenen Störungen. In: Gesundheitswesen 67 (7), S. 478–484.

Bundesarbeitsgemeinschaft für Rehabilitation (2004): Arbeitshilfe für die stufenweise Wiedereingliederung in den Arbeitsprozess. Hg. v. Bundesarbeitsgemeinschaft für Rehabilitation. Online verfügbar unter http://www.schwbv.de/pdf/Arbeitshilfe_Wiedereingliederung_222.pdf, zuletzt geprüft am 07.05.2013.

Bundesministerium für Arbeit und Soziales (2013): Stufenweise Wiedereingliederung (Hamburger Modell). Hg. v. Bundesministerium für Arbeit und Soziales. Online verfügbar unter http://www.budget.bmas.de/DE/StdS/Ausb_Arbeit/ArbPl_sichern/Wiedereingliedern/wiedereingliedern_inhalt.html?nn=277244, zuletzt geprüft am 07.05.2013.

Chaudhry, I. B.; Jordan, J.; Cousin, F.-R; Cavallaro, R.; Mostaza, J. M. (2010): Management of physical health in patients with schizophrenia: international insights. In: Eur Psychiatry 25 (2), S. S37-S40.

Collegium Internationale Psychiatriae Scalarum (2005): Internationale Skalen für Psychiatrie. 5., überarbeitete und erweiterte Auflage. Göttingen: Beltz Test GmbH.

Conca, A.; Hinterhuber, H.; Prapotnik, M.; Geretsegger, C.; Frey, R.; et al. (2004): Die Elektrokrampftherapie: Theorie und Praxis (Offizielles EKT-Konsensuspapier der ÖGPP). Neuropsychiatrie 181): 1–17. Anwendungs-Empfehlungen der EKT. Online verfügbar unter https://www.i-med.ac.at/psychiatrie/forschung_documente/rtms-labor/documents/conca_ekt_konsensus_oegpp_2004, zuletzt geprüft am 30.04.2013.

Deutsche Gesellschaft für Psychiatrie, Psychotherapie und Nervenheilkunde (DGPPN) (2006): Behandlungsleitlinie Schizophrenie. Reihe: S3 Praxisleitlinien in Psychiatrie und Psychotherapie. 1 Band. Darmstadt: Steinkopff.

Deutsche Gesellschaft für Psychiatrie, Psychotherapie und Nervenheilkunde (DGPPN) (2011): Aktuelle Informationen zur integrierten Versorgung in der Psychiatrie (Stand 04.05.2011). Online verfügbar unter http://www.dgppn.de/fileadmin/user_upload/_medien/dokumente/integrierte-versorgung/iv-projekte-dgppn-mai_2011.pdf, zuletzt geprüft am 25.03.2013.

Deutsche Gesellschaft für Psychiatrie, Psychotherapie und Nervenheilkunde (DGPPN) (2012): Leitlinie Psychosoziale Therapien bei Menschen mit schweren psychischen Erkrankungen. Reihe: S3 Praxisleitlinien in Psychiatrie und Psychotherapie. Berlin, Heidelberg: Springer-Verlag.

Dick, B.; Sitter, H.; Blau, E.; Lind, N.; Wege-Heuser, E.; Kopp, I. (2006): Behandlungspfade in Psychiatrie und Psychotherapie. In: Nervenarzt 77 (1), S. 12–22.

Dixon, L. B.; Dickerson, F.; Bellack, A. S.; Bennett, M.; Dickinson, D.; Goldberg, R. W. et al. (2009): The 2009 Schizophrenia PORT Psychosocial treatment recommendations and summary statements. In: *Schizophr Bull* 36 (1), S. 48–70.

Eikelmann, B.; Becker, T.; Rössler, W.; Kallert, T. (2011): Versorgungsstrukturen in der Psychiatrie. In: H.-J. Möller, G. Laux und H.-P. Kapfhammer (Hg.): Psychiatrie, Psychosomatik, Psychotherapie. Berlin, Heidelberg: Springer-Verlag, S. 1143–1177.

Fendrich, K.; Berg, N.; Siewert; U.; Hoffmann, W. (2010): Demographischer Wandel. In: *Bundesgesundheitsbl – Gesundheitsforsch – Gesundheitsschutz* 53 (5), S. 479–485.

Fischer, M.; Kemmler, G.; Meise, U. (2004): »Schön, dass sich auch einmal jemand fur mich interessiert« – Eine Erhebung der Lebensqualitat von Angehorigen langzeitig an Schizophrenie Erkrankter. In: *Psychiat Prax* 31 (2), S. 60–67.

Froböse, T.; Pitschel-Walz, G.; Bäuml, J. (2009): Mangelnde Krankheitseinsicht bei Patienten mit einer schizophrenen Psychose aus der Perspektive der Angehörigen. In: *Psychiat Prax* 36 (8), S. 373–378.

Fuchs, J.; Steinert, T. (2002): Inanspruchnahme professioneller Hilfe, Einweisungswege und Dauer der unbehandelten Psychose bei erstmals stationär aufgenommenen Patienten. In: *Fortschr Neurol Psychiatr* 70 (1), S. 40–45.

Fuchs, J.; Steinert, T. (2004a): Dauer der unbehandelten Psychose (DUP): Ein brauchbarer Prädiktor für den Krankheitsverlauf? In: *Fortschr Neurol Psychiatr* 72 (2), S. 79–87.

Fuchs, J.; Steinert, T. (2004b): Patients with a first episode of schizophrenia spectrum psychosis and their pathways to psychiatric hospital care in South Germany. In: *Soc Psychiatry Psychiatr Epidemiol* 39 (5), S. 375–380.

Gaebel, W.; Wölwer, W. (2010): Schizophrenie. Hg. v. Robert Koch-Institut. Berlin (Gesundheitsberichterstattung des Bundes, 50).

Gaebel, W.; Baumann, A. E.; Witte, A. M.; Zaeske, H.d (2002a): Public attitudes towards people with mental illness in six German cities. Results of a public survey under special consideration of schizophrenia. In: *Eur Arch Psychiatry Clin Neurosci* 252 (6), S. 278–287.

Gaebel, W.; Baumann, A. E.; Witte, M. (2002b): Einstellungen der Bevölkerung gegenüber schizophren Erkrankten in sechs bundesdeutschen Großstädten. In: *Nervenarzt* 73 (7), S. 665–670.

Gebhardt, S.; Haberhausen, M.; Heinzel-Gutenbrunner, M.; Gebhardt, N.; Remschmidt, H.; Krieg, J.-C. et al. (2009): Antipsychotic-induced body weight gain: predictors and a systematic categorization of the long-term weight course. In: *J Psychiatr Res* 43 (6), S. 620–626.

Gießler, A.; Born, A.; Helm, H.; Puschner, B.; Becker, T. (2005): Compliance in der Schizophreniebehandlung: Ergebnisse einer Expertenbefragung im Raum Sachsen und Sachsen-Anhalt. In: *Psychiat Prax* 32 (7), S. 349–357.

Gläser, J.; Laudel, G. (2004): Experteninterviews und qualitative Inhaltsanalyse. Wiesbaden: VS Verlag für Sozialwissenschaften.

Gouzoulis-Mayfrank, E. (2008): Doppeldiagnose Psychose und Sucht – Grundlagen und Therapie. In: *Zeitschrift fur Kinder- und Jugendpsychiatrie und Psychotherapie* 36 (4), S. 245–253.

Gouzoulis-Mayfrank, E. (2010): Komorbidität von Psychose und Sucht. In: *Psychiatrie und Psychotherapie up2date* 4 (02), S. 81–95.

Gross, G.; Huber, G.; Klosterkötter, J.; Linz, M. (1987): Bonner Skala für die Beurteilung von Basissymptomen (BSABS: Bonn scale for the assessment of basic symptoms). Berlin, Heidelberg, New York: Springer-Verlag.

Gühne, U.; Weinmann, S.; Arnold, K.; Atav, E.-S.; Becker, T.; Riedel-Heller, S. (2011): Akutbehandlung im häuslichen Umfeld: Systematische Übersicht und Implemtierungsstand in Deutschland. In: *Psychiat Prax* 38 (3), S. 114–122.

Haasen, C.; Yagdiran, O.; Maß, R. (2000): Differenzen zwischen der psychopathologischen Evaluation in deutscher und türkischer Sprache bei türkischen Migranten. In: *Nervenarzt* 71 (11), S. 901–905.

Häfner, H.; Maurer, K.; Ruhrmann, S.; Bechdolf, A.; Klosterkötter, J.; Wagner, M. et al. (2004): Early detection and secondary prevention of psychosis: facts and visions. In: *Eur Arch Psychiatry Clin Neurosci* 254 (2), S. 117–128.

Haller, R.; Kemmler, G.; Kocsis, E.; Maetzler, W.; Prunlechner, R.; Hinterhuber, H. (2001): Schizophrenie und Gewalttätigkeit. Ergebnisse einer Gesamterhebung in einem österreichischen Bundesland. In: *Nervenarzt* 72 (11), S. 859–866.

Hamann, J.; Cohen, R.; Leucht, S.; Busch, R.; Kissling, W. (2005): Do patients with schizophrenia wish to be involved in decisions about their medical treatment? In: *Am J Psychiatry* 162 (12), S. 2382–2384.

Hamann, J.; Cohen, R.; Leucht, S.; Busch, R.; Kissling, W. (2007): Shared decision making and long-term outcome in schizophrenia treatment. In: *J Clin Psychiatry* 68 (7), S. 992–997.

Hamann, J.; Mendel, R. T.; Fink, B.; Pfeiffer, H.; Cohen, R.; Kissling, W. (2008): Patients' and psychiatrists' perceptions of clinical decisions during schizophrenia treatment. In: *J Nerv Ment Dis* 196 (4), S. 329–332.

Hamann, J.; Mendel, R.; Cohen, R.; Heres, S.; Ziegler, M.; Bühner, M.; Kissling, W. (2009): Psychiatrists' use of shared decision making in the treatment of schizophrenia: patient characteristics and decision topics. In: *Psychiatr Serv* 60 (8), S. 1107–1112.

Hänsch, H.; Fleck, E. (2005): Vernetzung und integrierte Versorgung. In: *Bundesgesundheitsbl – Gesundheitsforsch – Gesundheitsschutz* 48 (7), S. 755–760.

Hartkamp, N. (2004): Psychiatrie und Migration: Forschungsperspektiven. In: *psychoneuro* 30 (2), S. 109–111.

Hautzinger, M.; Keller F.; Kühner, C. (2009): BDI-II. Beck Depressions-Inventar. Revision. 2. Aufl. Frankfurt: Pearson Assessment.

Herzog, T.; Stein, B.; Söllner, W.; Franz, M. (2003): Konsiliar- und Liaisonpsychosomatik und -psychiatrie. Leitlinien und Quellentexte. Stuttgart: Schattauer.

Hinsch, R.; Pfingsten, U. (2007): Gruppentraining sozialer Kompetenzen GSK: Grundlagen, Durchführung, Anwendungsbeispiele. 5. Aufl. Weinheim: Beltz, Psychologie Verlagsunion.

Hinz, A.; Kuhn, J.; Decker, O.; Lenz, A.; Jungbauer, J. (2010): Lebenszufriedenheit und subjektive Relevanz von Lebenbereichen bei schizophren Erkrankten. Welche Bedeutung haben Partnerschaft und Elternschaft? In: *Fortschr Neurol Psychiatr* 78 (3), S. 147–153.

Hoffmann, J. C.; Fischer, I.; Höhne, W.; Zeitz, M.; Selbmann, H. K. (2004): Methodische Grundlagen für die Ableitung von Konsensusempfehlungen. In: *Zeitschrift für Gastroenterologie* 42 (9), S. 84–87.

Holler, G. (2009): Neuorientierung der psychiatrischen Behandlungsangebote im ambulanten Bereich durch integrierte Versorgung. In: M. Ziegenbein, W. Machleidt, B. Brüggemann, A. Wessels und H. Haltenhof (Hg.): Schizophrenie. Frühintervention und Langzeitbegleitung. 1. Aufl. Lengerich: Pabst Science Publishers, S. 295–317.

Holler, G. (2004): Ansätze integrierter Versorgung in der Psychiatrie. In: W. Machleidt, P. Garlipp und H. Haltenhof (Hg.): Schizophrenie. Behandlungspraxis zwischen speziellen Methoden und integrativen Konzepten. Stuttgart: Schattauer, S. 295–300.

Holzinger, A.; Beck, M.; Munk, I.; Weithaas, S.; Angermayer, M. C. (2003): Das Stigma psychischer Krankheit aus der Sicht schizophren und depressiv Erkrankter. In: *Psychiat Prax* 30 (7), S. 395–401.

Holzinger, A.; Müller, P.; Priebe, S.; Angermayer, M. C. (2002): Die Prognose der Schizophrenie aus der Sicht der Patienten und ihrer Angehörigen. Eine explorative Studie. In: *Psychiat Prax* 29 (3), S. 154–159.

Howard, L.; Underdown, H. (2011): Hilfebedarfe von Eltern mit psychischen Erkrankungen – eine Literaturübersicht. In: *Psychiat Prax* 38 (01), S. 8–15.

Hübner-Liebermann, B.; Spießl, H.; Cording, C. (2005): Wer kommt woher, wer geht wohin? In: *Nervenarzt* 76 (7), S. 856–864.

Hübner-Liebermann, B.; Spießl, H.; Cording, C.; Hajak, G. (2007): Psychopharmakotherapie schizophrener Patienten im Vorfeld ihrer stationär-psychiatrischen Aufnahme. In: *PSYCHOPHARMAKOTHERAPIE* 14 (3), S. 116–121.

Jäckel, D.; Hoffmann, H.; Weig, W. (2010): Praxisleitlinien Rehabilitation für Menschen mit psychischen Störungen. 1. Aufl. Bonn: Psychiatrie-Verlag.

Jäger, M.; Rössler, W. (2009): Informeller Zwang zur Verbesserung der Behandlungsbereitschaft psychiatrischer Patienten. In: *Neuropsychiatr* 23 (4), S. 206–215.

James, R. K.; Gilliland, B. E. (2012): Crisis intervention strategies. 7th ed. Belmont, CA: Thomson Brooks/Cole.

Janssen, B.; Ludwig, S.; Eustermann, H.; Menke, R.; Härter, M.; Berger, Mathias et al. (2010): Improving outpatient treatment in schizophrenia: effects of computerized guideline implementation – results of a multicenter-study within the German research network on schizophrenia. In: *Eur Arch Psychiatry Clin Neurosci* 260 (1), S. 51–57.

Janssen, B.; Menke, R.; Gaebel, W. (2004): Qualitätsmanagement in der Versorgung. In: *psychoneuro* 30 (11), S. 620–623.

Janssen, B.; Menke, R.; Gaebel, W. (2006): Qualitätssicherung in der Versorgung schizophren erkrankter Patienten. In: *NERVENHEILKUNDE* 25 (1-2), S. 65–68.

Jungbauer, J.; Mory, C.; Angermayer, Matthias C. (2002a): Ist die Betreuung eines schizophrenen Familienmitglieds mit einem Gesundheitsrisiko verbunden? Psychische und psychosomatische Beeinträchtigungen bei Angehörigen schizophrener Patienten. In: *Acta Psychiatr Scand* 70 (10), S. 548–554.

Jungbauer, J.; Angermayer, M. C. (2002): Living with a schizophrenic patient: a comparative study of burden as it affects parents and spouses. In: *Psychiatry* 65 (2), S. 110–123.

Jungbauer, J.; Angermayer, M. C. (2003): Bewältigungsstrategien von Partnern schizophrener Patienten. In: *Psychother Psych Med* 53 (7), S. 295–301.

Jungbauer, J.; Bischkopf, J.; Angermayer, M. C. (2001): »Die Krankheit hat unser Leben total verändert« – Belastungen von Partnern schizophrener Patienten beim Beginn der Erkrankung. In: *Psychiat Prax* 28 (3), S. 133–138.

Jungbauer, J.; Kinzel-Senkbeil, J.; Kuhn, J.; Lenz, A. (2011a): Familien mit einem schizophren erkrankten Elternteil: Ergebnisse einer fallrekonstruktiven Familienstudie. In: *Zeitschrift für Familienforschung* 23 (1), S. 57–76.

Jungbauer, J.; Kuhn, J.; Lenz, A. (2011b): Zur Prävalenz von Elternschaft bei schizophrenen Patienten. In: *Gesundheitswesen* 73 (5), S. 286–289.

Jungbauer, J.; Mory, C.; Angermayer, M. C. (2002b): Finanzielle Belastungen von Eltern und Partnern schizophrener Patienten im Vergleich. Teil III: Qualitative Aspekte. In: *Psychiat Prax* 29 (4), S. 181–185.

Jungbauer, J.; Stelling, K.; Angermayer, M. C. (2006): »Auf eigenen Beinen wird er nie stehen können«: Entwicklungsprobleme in Familien mit schizophrenen Patienten aus Sicht der Eltern. In: *Psychiat Prax* 33 (1), S. 14–22.

Jungbauer, J.; Stelling, K.; Dietrich, S.; Angermayer, M. C. (2004a): Schizophrenia: problems of separation in families. In: *Journal of advanced nursing* 47 (6), S. 605–613.

Jungbauer, J.; Stelling, K.; Kuhn, J.; Lenz, A. (2010): Wie erleben schizophren erkrankte Mütter und Väter ihre Elternschaft? Ergebnisse einer qualitativen Interviewstudie. In: *Psychiat Prax* 37 (5), S. 233–239.

Jungbauer, J.; Wittmund, B.; Angermayer, M. C. (2002c): Der behandelnde Arzt aus Sicht der Angehörigen: Bewältigungsressource oder zusätzliche Belastung? In: *Psychiat Prax* 29 (6), S. 279–284.

Jungbauer, J.; Wittmund, B.; Dietrich, S.; Angermayer, M. C. (2003): Subjective burden over 12 months in parents of patients with schizophrenia. In: *Arch Psychiatr Nurs* 17 (3), S. 126–134.

Jungbauer, J.; Wittmund, B.; Dietrich, S.; Angermayer, M. C. (2004b): The disregarded caregivers: subjective burden in spouses of schizophrenia patients. In: *Schizophr Bull* 30 (3), S. 665–675.

Kaiser, W.; Hoffmann, K.; Isermann, M.; Priebe, S. (2001): Langzeitpatienten im Betreuten Wohnen nach der Enthospitalisierung. Teil V der Berliner Enthospitalisierungsstudie. In: *Psychiat Prax* 28 (5), S. 235–243.

Kallert, T. W.; Leiße, M.; Kulke, C.; Kluge, H. (2005): Evidenzbasierung gemeindpsychiatrischer Versorgungsangebote in Deutschland: eine Bestandsaufnahme. In: *Gesundheitswesen* 67 (05), S. 342–354.

Kallert, T. W.; Leiße, M. (2000a): Betreuungsbedürfnisse schizophrener Patienten im Jahr nach Klinikentlassung in der Versorgungsregion Dresden. In: *Fortschr Neurol Psychiatr* 68 (4), S. 176–187.

Kallert, T. W.; Leiße, M. (2000b): Gemeindepsychiatrischer Versorgungsbedarf schizophren Erkrankter: Ein brauchbares Konzept für die regionale Psychiatrieplanung? In: *Fortschr Neurol Psychiatr* 68 (8), S. 363–379.

Kallert, T. W.; Leiße, M.; Winiecki, P. (2004a): Needs for care of chronic schizophrenic patients in long-term community treatment. In: *Soc Psychiatry Psychiatr Epidemiol* 39 (5), S. 386–396.

Kallert, T. W.; Leiße, M.; Winiecki, P. (2004b): Suicidality of chronic schizophrenic patients in long-term community care. In: *Crisis* 25 (2), S. 54–64.

Katschnig, H.; Donat, H.; Fleischhacker, W. W.; Meise, U. (2002): 4 x 8 Empfehlungen zur Behandlung von Schizophrenie. 1. Aufl. Linz: Edition Pro Mente.

Kawohl, W. und Krämer, B. (2013). Strukturelle und praktische Aspekte psychiatrischer Krisenintervention. In: Rössler, W., Kawohl, W.. Soziale Psychiatrie. Das Handbuch für die psychosoziale Praxis. Band 2: Anwendung. Seite 119-128. Kohlhammer: Stuttgart.

Kilian, R.; Holzinger, A.; Angermayer, M. C. (2001a): Das ist zwar ein bisschen anstrengender manchmal aber auch interessanter. Psychiaterinnen und Psychiater beurteilen die Wirkung von Psychoedukation auf die ambulante Schizophreniebehandlung. In: *Psychiat Prax* 28 (5), S. 209–213.

Kilian, R.; Lindenbach, I.; Angermayer, M. C. (2001b): »(...) manchmal zweifle ich an mir, wenn es mir nicht gut geht«. Die Wirkung eines ambulanten psychoedukativen Gruppenprogramms aus der subjektiven Perspektive von Patienten mit schizophrenen Erkrankungen. In: *Psychiat Prax* 28 (4), S. 168–173.

Kilian, R.; Lindenbach, I.; Lobig, U.; Uhle, M.; Petscheleit, A.; Angermayer, M. C. (2003): Indicators of empowerment and disempowerment in the subjective evaluation of the psychiatric treatment process by persons with severe and persistent mental illness: a qualitative and quantitative analysis. In: *Social science & medicine (1982)* 57 (6), S. 1127–1142.

Kirchner, H.; Fiene, M.; Ollenschläger, G. (2003): Bewertung und Implementierung von Leitlinien. In: *Rehabilitation* 42 (2), S. 74–82.

Kirschner, S.; Witzleb, W.-C; Eberlein-Gonska, M.; Krummenauer; F.; Günther, K.-P (2007): Klinische Pfade. In: *Orthopäde* 36 (6), S. 516–522.

Kluge, H.; Becker, T.; Kallert, T. W.; Matschinger, H.; Angermayer, M. C. (2007): Auswirkungen struktureller Faktoren auf die Inanspruchnahme Sozailpsychiatrischer Dienste – eine Mehrebenenanalyse. In: *Psychiat Prax* 34 (1), S. 20–25.

Klug, G. (2005): Die Veränderungen sozialer Netzwerke im Rahmen von Psychosen. In: *Fortschr Neurol Psychiatr* 73 (1), S. S66-S73.

Köhn, D.; Pukrop, R.; Niedersteberg, A.; Schultze-Lutter, F.; Ruhrmann, S.; Bechdolf, A. et al. (2004): Wege in die Behandlung: Hilfesuchverhalten schizophrener Ersterkrankter. In: *Fortschr Neurol Psychiatr* 72 (11), S. 635–642.

Koitka, C. (2010): Implementierung und Wirksamkeit Klinischer Behandlungspfade. Eine systematische Literaturanalyse. Dissertation. Westfälische Wilhelms-Universität Münster, Münster.

Kranz, F. (2012): Delphi-Studie. Blick in die Zukunft. In: *Ergopraxis* 5 (4), S. 16–17.

Krautgartner, M.; Unger, A.; Gössler, R.; Rittmannsberger, H.; Simhandl, C.; Grill, W. et al. (2007): Minderjährige Angehörige von Schizophrenie-Kranken: Belastungen und Unterstützungsbedarf. In: *Neuropsychiatr* 21 (4), S. 267–274.

Kuckartz, U. (2007): Qualitative Evaluation. Der Einstieg in die Praxis. Wiesbaden: VS Verlag für Sozialwissenschaften | GWV Fachverlage GmbH Wiesbaden.

Kunze, H. (2004): Die Idee des personenzentrierten Ansatzes. In: Regina Schmidt-Zadel und H. Kunze (Hg.): Die Zukunft hat begonnen. Personenzentrierte Hilfen – Erfahrungen und Perspektiven. 1. Aufl. Bonn: Psychiatrie-Verlag, S. 17–29.

Lambert, M.; Huber, Christian G. (2007): Akut- und Notfallbehandlung der Schizophrenie: Grundlagen und Behandlungsrichtlinien. In: *Psychiatr. Psychother. up2date* (5), S. 337–355.

Lambert, M. (2006): Behandlung psychotischer Ersterkrankter. In: *psychoneuro* 32 (07/08), S. 350–362.

Landschaftsverband Rheinland (2010): Handbuch zur Individuellen Hilfeplanung. Hg. v. Landschaftsverband Rheinland – Dezernat Soziales und Integration. Online verfügbar unter http://media.essen.de/media/wwwessende/aemter/53/betreuungunddemenz/Handbuch_IHP_3.pdf, zuletzt geprüft am 07.05.2013.

Laux, G.; Berzewski, H. (2011): Notfallpsychiatrie. In: H.-J. Möller, G. Laux und H.-P. Kapfhammer (Hg.): Psychiatrie, Psychosomatik, Psychotherapie. Berlin, Heidelberg: Springer-Verlag, S. 1529–1565.

Leiße, M.; Kallert, T. W. (2003): Individueller Hilfebedarf und Platzierung in gemeindepsychiatrischen Versorgungsangeboten. Eine Analyse am Beispiel des ambulant betreuten Wohnens. In: *Nervenarzt* 74 (9), S. 755–761.

Lelgemann, M.; Ollenschläger, G. (2006): Evidenzbasierte Leitlinien und Behandlungspfade. In: *Internist* 47 (7), S. 690–698.

Lemos, S.; Vallina, O.; Fernandez, P.; Ortega, J. A.; Garcia, P.; Gutierrez, A. et al. (2006): Predictive validity of the Scale of Prodromal Symptoms (SOPS). In: *Actas Esp Psiquiatr* 34 (4), S. 216–223.

Lincoln, T. M.; Suttner, C.; Nestoriuc, Y. (2008): Wirksamkeit kognitiver Interventionen für Schizophrenie. In: *Psychologische Rundschau* 59 (4), S. 217–232.

Löffler, W.; Kilian, Reinhold; Toumi, M.; Angermayer, Matthias C. (2003): Schizophrenic patients' subjective reasons for compliance and noncompliance with neuroleptic treatment. In: *Pharmacopsychiatry* 36 (3), S. 105–112.

Machleidt, W.; Garlipp, P.; Haltenhof, H. (Hg.) (2004): Schizophrenie. Behandlungspraxis zwischen speziellen Methoden und integrativen Konzepten. Stuttgart: Schattauer.

Malone, D.; Marriott, S.; Newton-Howes, G.; Simmonds, S.; Tyrer, P. (2009): Community mental health teams for people with severe mental illnesses and disordered personality. In: *Schizophr Bull* 35 (1), S. 13–14.

Marneros, A.; Pillmann, F.; Haring, A. Balzuweit S. (2000): Die akuten vorübergehenden psychotischen Störungen. In: *Fortschr Neurol Psychiatr* 68 (Suppl. 1), S. S22-S25.

Marshall, M.; Rathbone, J. (2011): Early intervention for psychosis. In: *Cochrane Database of Systematic Reviews 2011* (6).

Matschnig, T.; Frottier, P.; Seyringer, M.-E.; Frühwald, S. (2008): Arbeitsrehabilitation psychisch kranker Menschen – ein Überblick über Erfolgsprädiktoren. In: *Psychiat Prax* 35 (06), S. 271–278.

Mayring, P. (2010): Qualitative Inhaltsanalyse. Grundlagen und Techniken. 11. aktualisierte und überarbeitete Auflage. Weinheim und Basel: Beltz Verlag.

Melchinger, H.; Wessels, A.; Haltenhof, H. (2004): Soziotherapie. In: W.Machleidt, P. Garlipp und H. Haltenhof (Hg.): Schizophrenie. Behandlungspraxis zwischen speziellen Methoden und integrativen Konzepten. Stuttgart: Schattauer, S. 99–109.

Menke, R.; Wobrock, T.; Weinmann, S.; Janssen, B.; Falkai, P.; Gaebel, W. (2006): Praxisleitlinien in Psychiatrie und Psychotherapie. In: *ZPPP (Zeitschrift für Psychiatrie, Psychologie und Psychotherapie)* 54 (1), S. 3–12.

Miehe, H.; Fischer-Walther, A.; Brack, M.; Haltenhof, H. (2004): »In Bewegung kommen« – Lauftherapie in der Schizophreniebehandlung. In: W. Machleidt, P. Garlipp und H. Haltenhof (Hg.): Schizophrenie. Behandlungspraxis zwischen speziellen Methoden und integrativen Konzepten. Stuttgart: Schattauer, S. 213–218.

Miller, T. J.; McGlashan, T. H.; Rosen, J. L.; Cadenhead, K.; Cannon, T.; Ventura, J. et al. (2003): Prodromal assessment with the structured interview for prodromal syndromes and the scale of prodromal symptoms: predictive validity, interrater reliability, and training to reliability. In: *Schizophr Bull* 29 (4), S. 703–715.

Möller, H.J; Schmauß, M.; Grunze, H. (2004): Biologische Behandlungsmethoden. In: A. Marneros (Hg.): Das neue Handbuch der bipolaren und depressiven Erkrankungen. Stuttgart: Thieme, S. S 225–267.

Morriss, R.; Bolton, C. A.; Faizal, M. A.; Marshall, M.; McCarthy, J. P. (2013): Training to recognise the early signs of recurrence in schizophrenia. In: *Cochrane Database of Systematic Reviews 2013* (2).

Mühlbacher, A. (2002): Integrierte Versorgung. Management und Organisation. 2. Aufl. Bern: Hans Huber.

Mühlbacher, A.; Lubs, S.; Röhrig, N.; Schultz, A.; Zimmermann, I.; Nübling, M. (2006): Status Quo der Integrierten Versorgung in Deutschland – eine empirische Analyse –. Hg. v. Zentrum für innovative Gesundheitstechnologie (ZiG). Berlin.

Munz, I.; Ott, M.; Jahn, H.; Rauscher, A.; Jäger, M.; Kilian, R.; Frasch, K. (2011): Vergleich stationär-psychiatrischer Routinebehandlung mit wohnfeldbasierter psychiatrischer Akutbehandlung (»Home Treatment«). In: *Psychiat Prax* 38 (3), S. 123–128.

Murphy, S.; Irving, C. B.; Adams, C. E.; Driver, R. (2012): Crisis intervention for people with severe mental illnesses. In: *Cochrane Database of Systematic Reviews 2012* (5).

National Collaborating Centre for Mental Health (NCCMH) (2010): Schizophrenia – Core interventions in the treatment and management of schizophrenia in adults in primary and secondary care. Updated ed. London: British Psychological Society; Royal College of Psychiatrists. Online verfügbar unter http://www.nice.org.uk/nicemedia/live/11786/43607/43607.pdf, zuletzt geprüft am 09.05.2012.

Nordt, C.; Falcato, L.; Lauber, C.; Rössler, W. (2002): Die Bewertung von Depression und Schizophrenie als psychische Krankheit und deren Einfluss auf die Hilfeempfehlung. In: *Neuropsychiatr* 16 (1-2), S. 103–107.

Olafsdottir, S.; Pescosolido, B. A. (2011): Constructing illness: How the public in eight Western nations respond to a clinical description of »schizophrenia«. Sociology of Diagnosis. In: *Soc Sci Med* 73 (6), S. 929–938.

Ollenschläger, G.; Kirchner, H.; Fiene, M. (2001): Leitlinien in der Medizin – scheitern sie an der praktischen Umsetzung? In: *Internist* 42 (4), S. 473–483.

Patterson, W. M.; Dohn, H. H.; Patterson, J.; Patterson, G. A. (1983): Evaluation of suicidal patients: the SAD PERSONS scale. In: *Psychosomatics* 24 (4), S. 343-345, 348-349.

Pharoah, F.; Mari, J. J.; Rathbone, J.; Wong, W.; Irving, C. B. (2010): Family intervention for schizophrenia. In: *Cochrane Database of Systematic Reviews 2010* (12).

Pöldinger, W. (1968): Die Abschätzung der Suizidalität. Bern: Hans Huber.

Popken, H. (2007): Fallmanagement der AOK bei Arbeitsunfähigkeit. In: B. Badura, H. Schellschmidt und C. Vetter (Hg.): Fehlzeiten-Report 2006. Chronische Krankheiten. Berlin, Heidelberg: Springer-Verlag (2006), S. 173–185.

Puhr, A.; Schmoll, D. (2004): Tanz- und Bewegungstherapie mit schizophrenen Menschen: ein Werkstattbericht. In: W. Machleidt, P. Garlipp und H. Haltenhof (Hg.): Schizophrenie. Behandlungspraxis zwischen speziellen Methoden und integrativen Konzepten. Stuttgart: Schattauer, S. 225–229.

Rad, K. von; Steffen, S.; Kalkan, R.; Puschner, B.; Becker, T. (2010): Entlassungsplanung bei Menschen mit hoher Inanspruchnahme psychiatrischer Versorgung in einer randomisierten kontrollierten Multizenterstudie. Entwicklung und Beschreibung der Intervention. In: *Psychiat Prax* 37 (04), S. 191–195.

Remschmidt, H.; Theodoridou, A. (2011): Schizophrenie. Berlin, Heidelberg: Springer-Verlag.

Richter, D.; Eikelmann, B.; Reker, T. (2006): Arbeit, Einkommen, Partnerschaft: Die soziale Exklusion psychisch kranker Menschen. In: *Gesundheitswesen* 68 (11), S. 704–707.

Riesbeck, M.; Wilmsdorff, M. von; Krohmer, R.; Wölwer, W.; Bottlender, R.; Möller, H.-J.; Gaebel, W. (2004): Optimierung der pharmakologischen Langzeitbehandlung ersterkrankter schizophrener Patienten. In: *psychoneuro* 30 (10), S. 615–619.

Rittmannsberger, H. (2009): Was ist positiv an positiven Symptomen? Argumente gegen eine resignative Einstellung zur Schizophrenie. In: *Psychiat Prax* 36 (8), S. 390–397.

Rogausch, A.; Kapmeyer, A.; Tenbieg, A.; Himmel, W. (2008): Die Rolle des Hausarztes in der ambulanten Schizophreniebehandlung aus Sicht der Patienten. In: *Psychiat Prax* 35 (4), S. 194–197.

Roick, C.; Fritz-Wieacker, A.; Matschinger, H.; Heider, D.; Schindler, J.; Riedel-Heller, S.; Angermayer, M. C. (2007): Health habits of patients with schizophrenia. In: *Soc Psychiatry Psychiatr Epidemiol* 42 (4), S. 268–276.

Roick, C.; Schindler, J.; Angermayer, M. C.; Fritz-Wieacker, A.; Riedel-Heller, S.; Frühwald, S. (2008): Das Gesundheitsverhalten schizophrener erkrankter Patienten: ein typisches Verhaltensmuster? In: *Neuropsychiatr* 22 (2), S. 100–111.

Rosenthal, O.; Haltenhof; Seidler, K.-P (2009): Die Behandlung von Patienten mit einer lang andauernden schizophrenen Psychose in der psychiatrischen Tagesklinik. In: M. Ziegenbein, W. Machleidt, B. Brüggemann, A. Wessels und H. Haltenhof (Hg.): Schizophrenie. Frühintervention und Langzeitbegleitung. 1. Aufl. Lengerich: Pabst Science Publishers, S. 96–107.

Rössler, W.; Theodoridou, A. (2006): Neue Versorgungsmodelle in der Psychosebehandlung. In: *Nervenarzt* 77 (2), S. S111-S118.

Rothbauer, J.; Spießl, H.; Schön, D. (2001): Angehörigen-Informationstage. Einstellungen und Bedürfnisse von Angehörigen schizophrener Patienten. In: *Psychiat Prax* 28 (3), S. 118–122.

Rupp, M. (2012): Psychiatrische Krisenintervention. 1. Aufl. Bonn: Psychiatrie-Verlag.

Sahlmann, M. M.; Vieten, A. B.; Sheldrick, A. J.; Haeck, M.; Schneider, F.; Michel, T. M. (2010): Früherkennung und Frühbehandlung bei Patienten mit erhöhtem Schizophrenierisiko in Deutschland. In: *Gesundheitswesen* 72 (11), S. 771–775.

Schaeffer, D.; Ewers, M. (2006): Integrierte Versorgung nach deutschem Muster. In: *Pflege & Gesellschaft* 11 (3), S. 197–209.

Schäfer, M.; Conca; A. (2004): Elektrokonvulsionstherapie bei der akuten Katatonie und akuten schizophrenen Erkrankungen. In: T. C. Baghai, R. Frey, S. Kasper und H.-J Möller (Hg.): Elektrokonvulsionstherapie. Klinische und wissenschaftliche Aspekte. Wien: Springer-Verlag, S. 406–427.

Schennach-Wolff, R.; Jäger, M.; Mayr, A.; Meyer, S.; Kuhn, K.-U.; Klingberg, S. et al. (2011): Predictors of response and remission in the acute treatment of first-episode schizophrenia patients – is it all about early response? In: *Eur Neuropsychopharmacol* 21 (5), S. 370–378.

Schmid, R.; Neuner, T.; Cording, C.; Spießl, H. (2006): Lebensqualität schizophren Erkrankter und ihr Zusammenhang mit Krankheitsbewältigungsstrategien und Behandlungsaspekten. In: *Psychiat Prax* 33 (7), S. 337–343.

Schmitt, K. (2013): Betreuungsrecht – Einwilligung in ärztliche Zwangsmaßnahmen. Hg. v. Ärztekammer Berlin. Berlin. Online verfügbar unter http://www.aerztekammer-berlin.de/10arzt/30_Berufsrecht/10_Gesetzesaenderungen/56_Betreuungsrecht.html, zuletzt geprüft am 07.05.2013.

133

Schnabel, R.; Friedel, H.; Erfurth, A.; Angermayer, M. C.; Clouth, J.; Eichmann, F. (2008): Predisposing factors for early retirement in patients with schizophrenia in Germany. In: *Eur J Health Econ* 9 (3), S. 265–274.

Schnell, T.; Neisius, K.; Daumann, J.; Gouzoulis-Mayfrank, E. (2010): Prävalenz der Komorbidität Psychose und Sucht. Klinisch-epidemiologische Ergebnisse aus verschiedenen Behandlungssettings in einer deutschen Großstadt. In: *Nervenarzt* 81 (3), S. 323–328.

Schomerus, G.; Heider, D.; Angermayer, M. C.; Bebbington, P. E.; Azorin, J.-M.; Brugha, T. S.; Toumi, M. (2007): Residential area and social contacts in schizophrenia: Results from the European Schizophrenia Cohort (EuroSC). In: *Soc Psychiatry Psychiatr Epidemiol* 42 (8), S. 617–622.

Schulze, B.; Angermayer, M. C. (2002): Perspektivenwechsel: Stigma aus der Sicht schizophrener Erkrankter, ihrer Angehörigen und von Mitarbeitern in der psychiatrischen Versorgung. In: *Neuropsychiatr* 16 (1-2), S. 78–86.

Schulze, B.; Angermayer, M. C. (2003): Subjective experiences of stigma. A focus group study of schizophrenic patients, their relatives and mental health professionals. In: *Soc Sci Med* 56 (2), S. 299–312.

Schützwohl, M.; Glöckner, M.; Matthes, C.; Eichler, T.; Kallert, T. (2005): Die Belastung von Bezugspersonen voll- und teilstationär behandelter psychisch Erkrankter. Ergebnis einer randomisierten kontrollierten Untersuchung. In: *Psychiat Prax* 32 (6), S. 281–288.

Seemann, U.; Kissling, W. (2000): Rezidivprophylaxe bei Schizophrenen viel zu früh abgesetzt. Diesen Fehler machen viele Kollegen. In: *MMW Fortschr Med* 142 (5), S. 34–38.

Selbmann, H. K.; Kopp, I. (2005): Implementierung von Leitlinien in den Versorgungsalltag. In: *Die Psychiatrie* 2 (1), S. 33–38.

Shek, E.; Stein, A. T.; Shansis, F. M.; Marshall, M.; Crowther, R.; Tyrer, P. (2010): Day hospital versus outpatient care for people with schizophrenia. In: *Cochrane Database of Systematic Reviews 2010* (4).

Sibitz, I.; Amering, M.; Kramer, B.; Griengl, H.; Katschnig, H. (2002): Krankheitsverlauf und Probleme schizophren erkrankter Frauen und Männer aus der Sicht der Angehörigen. In: *Psychiat Prax* 29 (3), S. 148–153.

Sibitz, I.; Swoboda, H.; Schrank, B.; Priebe, S.; Amering, M. (2008): Einbeziehung von Betroffenen in Therapie- und Versorgungsentscheidungen: professionelle HelferInnen zeigen sich optimistisch. In: *Psychiat Prax* 35 (3), S. 128–134.

Sielk, M. (2003): Behandlung von Schizophreniepatienten in der Hausarztpraxis. Sind Sie für den psychiatrischen Notfall gerüstet? In: *MMW Fortschr Med* 145 Suppl 2, S. 22–26.

Spengler, A. (2012): Psychiatrische Institutsambulanzen: Leistungsfähig, bedarfsgerecht und innovativ. In: *Dtsch Arztebl* 109 (40), S. A 1981–1983.

Spießl, H.; Hübner-Liebermann, B.; Zacher, A.; Cording, C. (2007): Der niedergelassene Psychiater und die psychiatrische Klinik. In: *Fortschr Neurol Psychiatr* 75 (6), S. 357–362.

Steffen, S.; Kalkan, R.; Völker, K.; Freyberger, H.; Janssen, B.; Ramacher, M. et al. (2011): Entlassungsplanung bei Menschen mit hoher Inanspruchnahme psychiatrischer Versorgung in einer randomisierten kontrollierten Multicenterstudie: Durchführung und Qualität der Intervention. In: *Psychiat Prax* 38 (02), S. 69–76.

Steinacher, B. (2008): Effekte der Implementierung eines klinischen Behandlungspfades für Psychosen aus dem schizophrenen Formenkreis.

Steinacher, B.; Mausolff, L.; Gusy, B. (2012): Effekte eines klinischen Behandlungspfads »Schizophrenie«. In: *Dtsch Arztebl* 109 (46), S. 788–794.

Steinert, T. (2007): Ethische Einstellungen zu Zwangsunterbringung und -behandlung schizophrener Patienten. In: *Psychiat Prax* 34 (S 02), S. 186–190.

Stritter, F. T.; Tresolini, C. P.; Reeb, K. G. (1994): The Delphi Technique in Curriculum Development. In: *Teaching and Learning in Medicine* 21 (6), S. 136–141.

Tschinke, I.; Radisch, J.; Giersberg, S.; Karsten, A.; Trombach, F.; Kropp, V.; Koch, C. (2012): Bezugspflege in der ambulanten psychiatrischen Pflege. Kurzfassung. Online verfügbar unter http://www.caritas forumdemenz.de/pdf/bezugspflegekonzept_kurzfassung.pdf, zuletzt geprüft am 26.02.2013.

Ungewitter, C.; Böttger, D.; Choucair, B.; El Jurdi, J.; Gockel, T.; Hausner, H. et al. (2010): Bestandsaufnahme der Versorgung psychisch kranker Menschen in Deutschland: Inanspruchnahmemuster und Kooperation der Leistungserbringer. Leipzig.

Walle, M.; Koch, C.; Reichwaldt, W. (2010): Theorie und Praxis eines zukunftsorientierten ambulant gesteuerten psychiatrischen Behandlungssystems. Berlin: Weingärtner-Verlag.

Watzke, S.; Galvao, A.; Gawlik, B.; Huehne, M.; Brieger, P. (2006a): Change in work performance in vocational rehabilitation for people with severe mental illness: distinct responder groups. In: *Int J Soc Psychiatry* 52 (4), S. 309–323.

Watzke, S.; Galvao, A.; Gawlik, B.; Huhne, M.; Brieger, P. (2006b): Maßnahmenabbrecher in der beruflichen Rehabilitation psychisch kranker Menschen. In: *Psychiat Prax* 33 (3), S. 124–131.

Watzke, S.; Galvao, A.; Gawlik, B.; Hühne, M.; Brieger, P. (2005): Ausprägung und Veränderung der Arbeitsfähigkeiten psychisch kranker Menschen in der beruflichen Rehabilitation. In: *Psychiat Prax* 32 (6), S. 292–298.

Wehmeier, P. M.; Kluge, M.; Schacht, A.; Helsberg, K.; Schreiber, W. (2007): Correlation of physician and patient rated quality of life during antipsychotic treatment in outpatients with schizophrenia. In: *Schizophr Res* 91 (1-3), S. 178–186.

Weinmann, S.; Becker, T. (2009): Qualitätsindikatoren für die integrierte Versorgung von Menschen mit Schizophrenie. Handbuch. 1. Aufl. Bonn: Psychiatrie-Verlag.

Weinmann, S.; Gaebel, W. (2005): Versorgungserfordernisse bei schweren psychischen Erkrankungen. In: *Nervenarzt* 76 (7), S. 809–821.

Weinmann, S.; Puschner, B.; Becker, T. (2009): Innovative Versorgungsstrukturen in der Behandlung von Menschen mit Schizophrenie in Deutschland. In: *Nervenarzt* 80 (1), S. 31–39.

Weßling, A.; Wölwer, W.; Heres, S.; Mayenberger, M.; Rummel, C.; Sievers, M. et al. (2006): Telefon-Hotline als niederschwelliges Angebot für Fragen zur Schizophrenie. In: *Nervenarzt* 77 (9), S. 1105–1110.

Wiedl, K. H.; Kemper, K.; Längle, G.; Höhl, W.; Salize, H.-J.; Machleidt, W.; Weig, W. (2006): Arbeitstherapie bei schizophrenen Patienten: Keine oder doch differenzielle Effekte? In: *Psychiat Prax* 33 (8), S. 383–389.

Winter, C. (2003): Psychomotorische Leistungsfähigkeit und Fahrtauglichkeit bei schizophrenen Patienten unter Risperidon versus Haloperidol. Dissertation. Ludwig-Maximilians-Universität, München. Medizinische Fakultät.

Wobrock, T.; Pajonk, F.-G.; D'Amelio, R.; Falkai, P. (2005): Schizophrenie und Sucht. In: *psychoneuro* 31 (09), S. 433–440.

Wobrock, T.; Schneider, F.; Falkai, P. (2010): Leitlinienintentionen der DGPPN. In: *Nervenarzt* 81 (9), S. 1041+.

Wobrock, T.; Sittinger, H.; Behrendt, B.; D'Amelio, R.; Falkai, P.; Caspari, D. (2007): Comorbid substance abuse and neurocognitive function in recent-onset schizophrenia. In: *Eur Arch Psychiatry Clin Neurosci* 257 (4), S. 203–210.

Wobrock, T.; Weinmann, S.; Falkai, P.; Gaebel, W. (2009): Leitlinienbasierte Therapie der Schizophrenie. In: *Nervenheilkunde* 28 (7), S. 448–455.

Wohlschlegel, K.; Albrecht, U.; Grievel, S.; Kloß, S.; Le Granse, M. (2009): Empowerment – auf Spurensuche in der psychiatrischen Arbeitstherapie. In: *ergoscience* 4 (04), S. 135–142.

Wolfersdorf, M. (2005): Suizid im Krankenhaus – Überblick und aktueller Stand zum Suizid während stationärer psychiatrischer Behandlung. In: *Verhaltenstherapie* 15 (2), S. 103–109.

Wolff-Menzler, C.; Hasan, A.; Malchow, B.; Falkai, P.; Wobrock, T. (2010): Combination therapy in the treatment of schizophrenia. In: *Pharmacopsychiatry* 43 (04), S. 122–129.

Wolter, A.; Preuß, U.; Krischke, N.; Wong, J.; Langosch, J.; Zimmermann, J. (2010): Recovery und Remission bei Schizophrenie. In: *Fortschr Neurol Psychiatr* 78 (08), S. 468–474.

Wundsam, K.; Pitschel-Walz, G.; Leucht, S.; Kissling, W. (2007): Psychisch Erkrankte und Angehörige unterrichten Polizeibeamte. Ein Anti-Stigma-Projekt von »BASTA – dem Bündnis für psychisch erkrankte Menschen«. In: *Psychiat Prax* 34 (4), S. 181–187.

Wykes, T.; Steel, C.; Everitt, B.; Tarrier, N. (2007): Cognitive behavior therapy for schizophrenia: effect sizes, clinical models, and methodological rigor. In: *Schizophr Bull* 34 (3), S. 523–537.

Xia, J.; Merinder, L. B.; Belgarnwar, M. R. (2011): Psychoeducation for schizophrenia. In: *Cochrane Database of Systematic Reviews 2011* (6).

Yung, A. R.; Yuen, H. P.; McGorry, P. D.; Phillips, L. J.; Kelly, D.; Dell'Olio, M. et al. (2005): Mapping the onset of psychosis: the comprehensive assessment of at-risk mental states. In: *Aust N Z J Psychiatry* 39 (11-12), S. 964–971.

Ziegenbein, M.; Machleidt, W.; Brüggemann, B.; Wessels, A.; Haltenhof, H. (Hg.) (2009): Schizophrenie. Frühintervention und Langzeitbegleitung. 1. Aufl. Lengerich: Pabst Science Publishers.

Anhang

Anhang 1: Übersicht zur Beurteilung des Einschlusses der gefundenen Leitlinien

Name Leitlinie	Jahr	Land	Organisation	Status	Ein-schluss-kriterium	Aus-schluss-kriterium	Bewer-tung
Behandlungsleit-linie Schizophre-nie	2006	D	Deutsche Ge-sellschaft für Psychiatrie, Psychotherapie und Nerven-heilkunde (DGPPN)	abge-laufen	2 3	1	1[39]
The Schizophre-nia Patient Out-comes Research Team (PORT-R): updated treat-ment recommen-dations 2009	2009	USA	Schizophrenia Patient Outco-mes Research Team (PORT-R)	aktu-ell	1 2	3	1
The Nice Guide-line on core interventions in the treatment and management of schizophrenia in adults in pri-mary and secondary care	2010	GB	Schizophrenia Update Guide-line Develop-ment Group (GDG); the Na-tional Collabo-rating Centre for Mental Health (NCCMH)	aktu-ell	1 2	3	1
Leitlinie Psycho-soziale Therapien bei Menschen mit schweren psychi-schen Erkrankun-gen	2012	D	Deutsche Ge-sellschaft für Psychiatrie, Psychotherapie und Nerven-heilkunde (DGPPN)	aktu-ell	1 2 3	5	1
Schizophrenia – Psychosocial interventions in the management. A national clinical guideline	1998	Scot-tish	SIGN (Scottish Intercollegiate Guidelines Network)	abge-laufen		1 3	0

---

39 Sollte es in nächster Zeit zur Veröffentlichung einer Nationalen Versorgungsleitlinie Schizophrenie oder zur Aktualisierung der Behandlungsleitlinie Schizophrenie aus dem Jahr 2006 kommen, ist es notwendig, den Behandlungspfad entsprechend den darin benannten Ausführungen anzupassen. Nur so kann sichergestellt werden, dass der Behandlungspfad weiterhin dem aktuellen Stand der Versorgungsforschung und -praxis entspricht. Derzeit ist, obwohl die Behandlungsleitlinie Schizo-phrenie bereits abgelaufen ist, diese die aktuellste evidenz- und konsensbasierte Leitlinie für die Versorgung von an Schizophrenie erkrankten Menschen mit der höchsten Entwicklungsstufe (S3).

Name Leitlinie	Jahr	Land	Organisation	Status	Ein-schluss-kriterium	Aus-schluss-kriterium	Bewer-tung
UK Ambulance Service Clinical Practice Guidelines	2006	UK	JRCALC (Joint Royal Colleges Ambulance Liaison Committee)	abge-laufen		1 3	0
Clinical practice guidelines for psychosocial interventions in severe mental illness	2009	Spain	Ministry of Health and Social Policy, Aragon Health Sciences Institute	aktu-ell	1 2	3 4 5	0
Clinical practice guideline for schizophrenia and incipient psychotic disorder	2009	Spain	Catalan Agency for Health Information, Assessment and Quality (CAHIAQ)	aktu-ell	1 2	3 4	0

Ein- und Ausschlusskriterien

1 = Aktualität

2 = Vorliegen von Evidenzkriterien

3 = (eingeschränkte) Anwendbarkeit/Übertragbarkeit auf das dt. Gesundheitswesen

4 = bereits in andere Leitlinien mit eingearbeitet

5 = nicht primär Zielgruppe Schizophrenie

Bewertung

0 = Ausschluss

1 = Einschluss

139

Anhang 2: Abbildung 1: Algorithmus der Such- und Selektionsstrategie (Literaturrecherche)

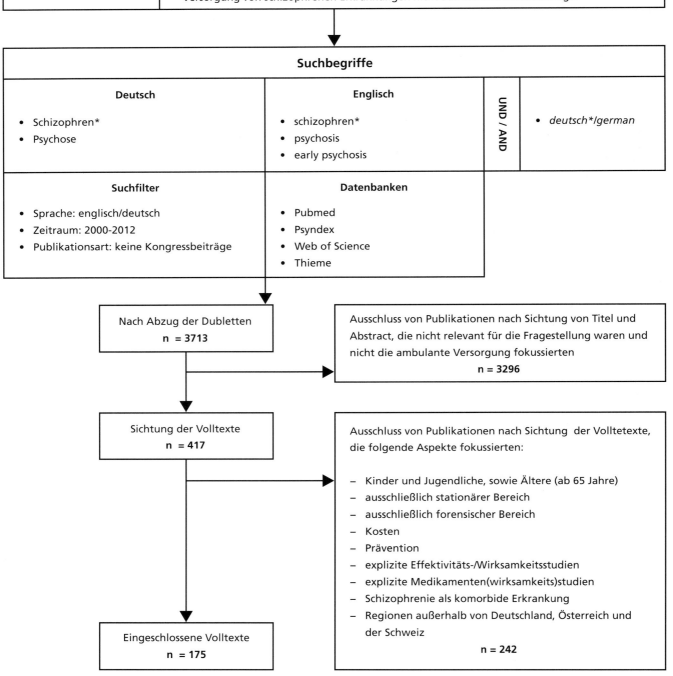

Anhang 3: Beurteilungsschema und Begutachtung der Module

1. Konsentierungsrunde

Stimmen Sie zu, dass dieses Modul wichtig ist, um eine möglichst effektive und am Patienten orientierte Versorgung im Rahmen eines Behandlungspfads zu gewährleisten?
(Bitte kreuzen Sie das Zutreffende an)

Stimme zu ☐ Stimme nicht zu ☐ keine Beurteilung möglich ☐

Stimmen Sie den inhaltlichen Ausführungen des Moduls zu?
(Bitte kreuzen Sie das Zutreffende an)

Stimme zu ☐ Stimme nicht zu ☐ keine Beurteilung möglich ☐

Sollten Sie der Relevanz oder den inhaltlichen Ausführungen des Moduls nicht zustimmen, begründen Sie Ihre Beurteilung bitte oder geben uns Änderungsvorschläge.

Falls vorhanden, freuen wir uns über Literaturhinweise, die z. B. Ihre Begründungen oder Änderungsvorschläge unterstützen.

Begutachtung des Modulinhalts

Es besteht die Möglichkeit, den Inhalt der Module zu kommentieren und Verbesserungsvorschläge einzutragen. Nutzen Sie dafür bitte die Spalte »Anmerkungen zum Modulinhalt«.

2. Konsentierungsrunde

Stimmen Sie den vorgenommenen Änderungen zu?

Stimme zu ☐ Stimme nicht zu ☐ keine Beurteilung möglich ☐

Sollten Sie der Relevanz oder den inhaltlichen Ausführungen des Moduls nicht zustimmen, begründen Sie Ihre Beurteilung bitte oder geben uns Änderungsvorschläge im nachfolgenden Freifeld.

Falls vorhanden, freuen wir uns über Literaturhinweise, die z. B. Ihre Begründungen oder Änderungsvorschläge unterstützen.

141

Anhang 4: Legende Algorithmen

Klinischer Zustand

Entscheidungsknoten

Aktionsfeld (Tätigkeit)

Logische Abfolge

Anhang 5: Abbildung 2: Algorithmus zur Differentialdiagnostik Schizophrenie nach ICD-10 (DGPPN 2006, 237)

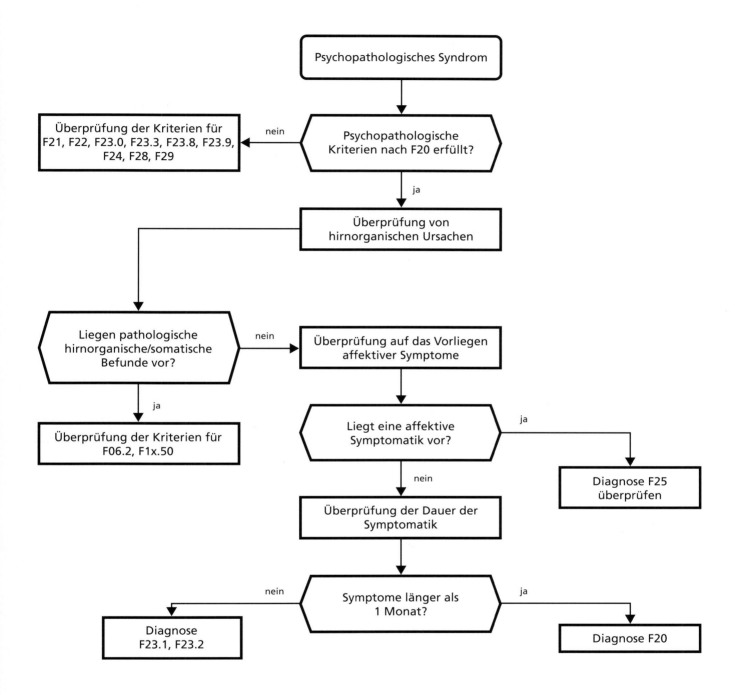

Anhang 6: Abbildung 3: Algorithmus zur Zusatzdiagnostik bei Schizophrenie (DGPPN 2006, 238)

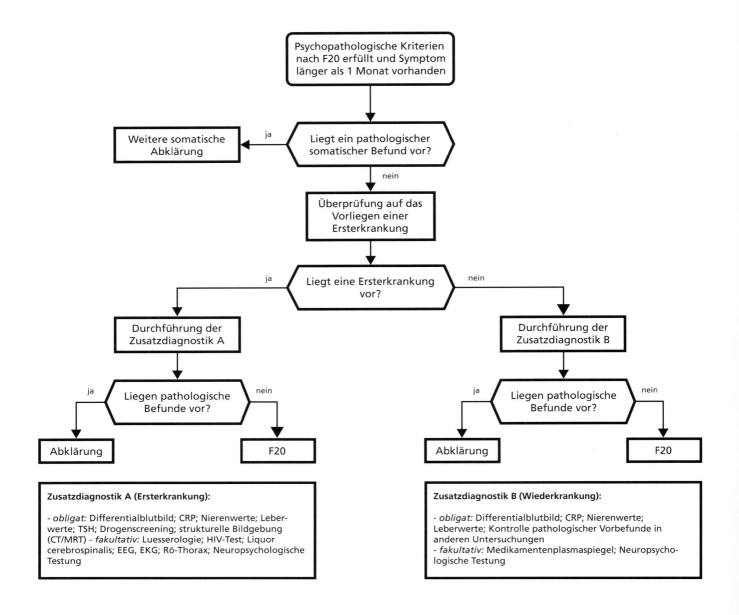

Anhang 7: Abbildung 4: Algorithmus zur Pharmakotherapie bei Ersterkrankung (DGPPN 2006, 240)

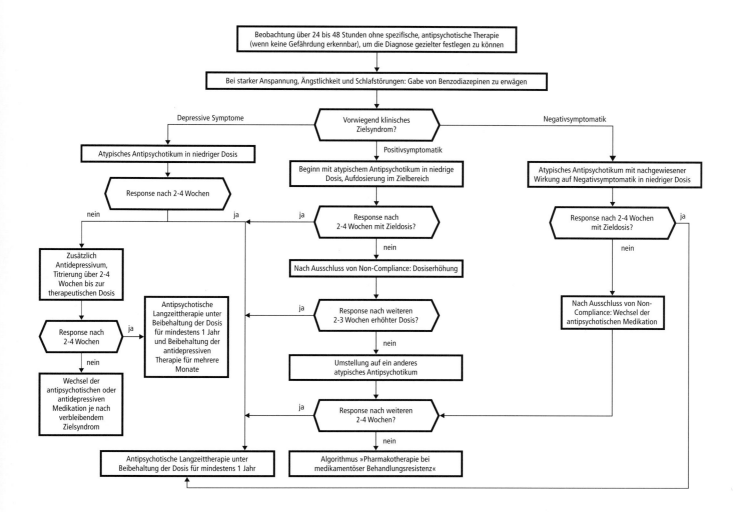

Anhang 8: Abbildung 5: Algorithmus zur Pharmakotherapie bei medikamentöser Behandlungsresistenz (DGPPN 2006, 242)

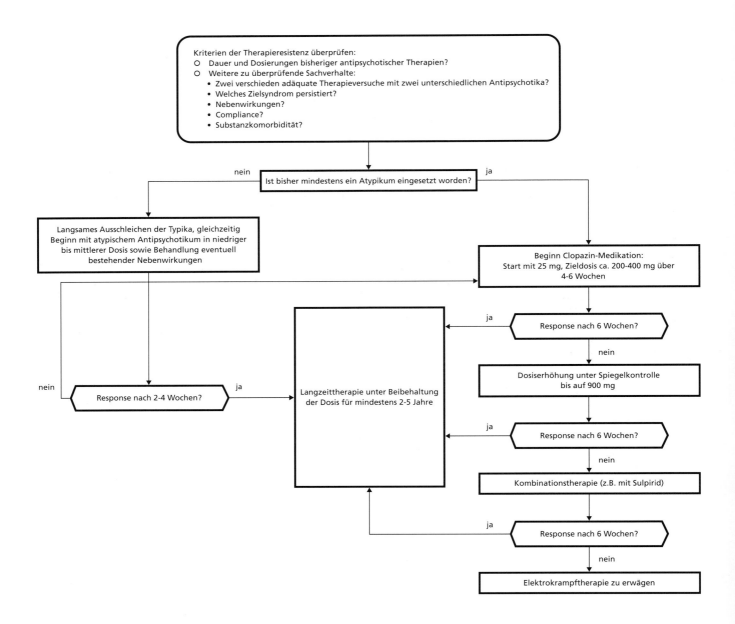

Anhang 9: Abbildung 6: Algorithmus zur Pharmakotherapie bei extrapyramidal-motorischen Nebenwirkungen (DGPPN 2006, 244)

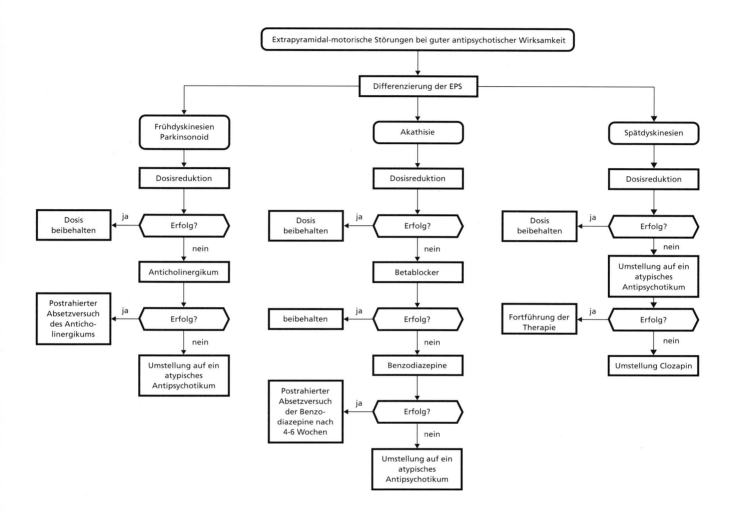

Anhang 10: Abbildung 7: Algorithmus zur Pharmakotherapie bei sonstigen Nebenwirkungen (DGPPN 2006, 245)

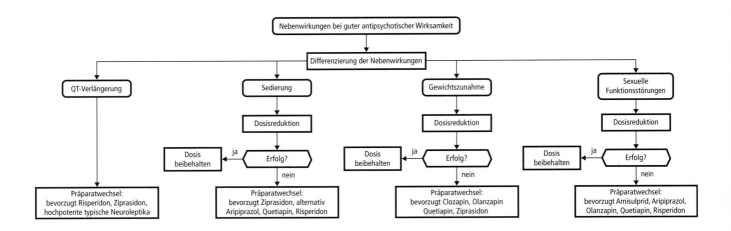

Anhang 11: Abbildung 8: Algorithmus zur Versorgung in Krisen und Notfällen (eigene Vorlage)

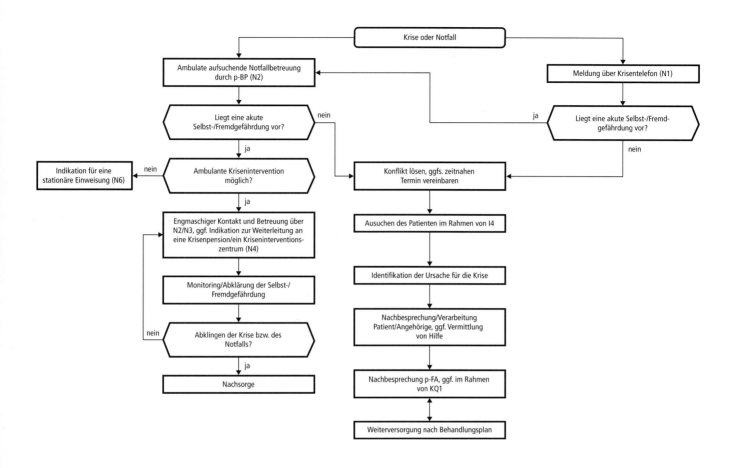

Anhang 12: Übersicht der Empfehlungen der Behandlungsleitlinie Schizophrenie (LL BLS 2006)

Empfehlung	Empfehlungsstärke	Wortlaut
1	GCP	Die Diagnose Schizophrenie sollte anhand operationalisierter Kriterien erfolgen. International anerkannte diagnostische Definitionen liegen operationalisiert in zwei Diagnosemanualen vor (DSM IV oder ICD-10). In Deutschland ist in der medizinischen Versorgung die ICD-10 verbindlich. Die Leitsymptome nach ICD-10 für Schizophrenie sind: 1. Gedankenlautwerden, -eingebung, -entzug, -ausbreitung. 2. Kontroll- oder Beeinflussungswahn; Gefühl des Gemachten bzgl. Körperbewegungen, Gedanken, Tätigkeiten oder Empfindungen; Wahnwahrnehmungen. 3. Kommentierende oder dialogische Stimmen. 4. Anhaltender, kulturell unangemessener oder völlig unrealistischer Wahn (bizarrer Wahn). 5. Anhaltende Halluzinationen jeder Sinnesmodalität. 6. Gedankenabreißen oder -einschiebungen in den Gedankenfluss. 7. Katatone Symptome wie Erregung, Haltungsstereotypien, Negativismus oder Stupor. 8. Negative Symptome wie auffällige Apathie, Sprachverarmung, verflachter oder inadäquater Affekt. Erforderlich für die Diagnose Schizophrenie ist mindestens ein eindeutiges Symptom (zwei oder mehr, wenn weniger eindeutig) der Gruppen 1–4 oder mindestens zwei Symptome der Gruppen 5–8. Diese Symptome müssen fast ständig während eines Monats oder länger deutlich vorhanden gewesen sein. Bei eindeutiger Gehirnerkrankung, während einer Intoxikation oder während eines Entzugs soll keine Schizophrenie diagnostiziert werden.
2	GCP	Bei einer Erstmanifestation der Schizophrenie sollte in jedem Fall mindestens durchgeführt werden: • Eine komplette körperliche und neurologische Untersuchung, ggf. mit testpsychologischer Untersuchung in den Bereichen Exekutivfunktionen, Gedächtnisleistungen und Aufmerksamkeit, • ein Blutbild und Differentialblutbild, • die Bestimmung des CRP • Leberwerte • Nierenwerte • TSH • Drogen-Screening • eine orientierende strukturelle Bildgebung des Gehirns (CT/ MRT). Ein raumfordernder oder entzündlicher Prozess muss ausgeschlossen werden. Bei entsprechendem Verdacht sollte ein HIV-Test, eine Lues-Serologie, eine Untersuchung des Liquor cerebrospinalis, ein EEG, ein EKG, eine Röntgen-Thorax-Untersuchung oder eine spezielle weiterführende bildgebende Diagnostik mittels zerebralem CT oder MRT erfolgen. Bei einer Wiedererkrankung sollten • neben der Erhebung eines gründlichen körperlichen Untersuchungsbefundes einschließlich des Körpergewichtes und

Empfeh-lung	Empfeh-lungsstärke	Wortlaut
		• eines Routinelabors, • alle pathologischen Vorbefunde überprüft werden.
3	GCP	Behandlungsziel ist der von Krankheitssymptomen weitgehend freie, zu selbstbestimmter Lebensführung fähige, therapeutische Maßnahmen in Kenntnis von Nutzen und Risiken abwägende Patient. Hierfür ist die Erstellung eines Gesamtbehandlungsplans unter Partizipation der Betroffenen und aller am Behandlungsprozess Beteiligten, eine Zusammenarbeit mit Angehörigen, die Koordination und Kooperation der Behandlungsinstitutionen und der Einbezug des nicht-professionellen Hilfe- und Selbsthilfesystems notwendig. Alle Behandlungsschritte sollten in diesen Gesamtbehandlungsplan integriert werden sowie individuell und phasenspezifisch im Rahmen einer multiprofessionellen und möglichst wohnortnahen Behandlung abgestimmt werden. Eine Erleichterung des Zugangs zum Hilfesystem für die Betroffenen sowie eine Ressourcenkoordination im psychiatrisch-psychotherapeutischen und allgemeinen Gesundheitswesen ist notwendig.
5	GCP	Die Pharmakotherapie sollte in ein Gesamtbehandlungskonzept unter Einschluss allgemeiner und spezieller psychotherapeutischer, soziotherapeutischer und ergotherapeutischer Maßnahmen und psychiatrischer Behandlungspflege in Abhängigkeit von einer differentiellen Indikation eingebettet sein.
8	C	Eine Elektrokrampftherapie (EKT) gehört bei der perniziösen Katatonie zu den Therapieoptionen der ersten Wahl. Bei eindeutiger medikamentöser Behandlungsresistenz nach adäquater Therapie in ausreichender Dosis und Zeitdauer ist der Einsatz der EKT im Einzelfall gerechtfertigt.
10	GCP	Während der Akutphase sollte in angemessenen Abständen eine Überprüfung und Dokumentation des psychopathologischen Befundes erfolgen, sodass eine Eigen- und Fremdgefährdung rechtzeitig erkannt wird und eine Beurteilung des Ansprechens auf die Therapie möglich ist.
11	C	Im Falle einer Ersterkrankung sollte eine frühestmögliche antipsychotische Behandlung bei den ersten akuten Symptomen einer Schizophrenie erfolgen, ein geringes Zuwarten bei notwendiger diagnostischer Klärung unter einer Bedarfsmedikation mit Benzodiazepinen ist jedoch gerechtfertigt.
15	A	Zur Behandlung der akuten schizophrenen Episode sollten Antipsychotika als Mittel der Wahl eingesetzt werden.
16	A	Bei der Behandlung der akuten schizophrenen Episode stellen atypische Antipsychotika aufgrund der geringeren Rate an extrapyramidal-motorischen Störungen bei vergleichbarer Wirksamkeit gegenüber konventionellen Antipsychotika Medikamente der ersten Wahl dar, falls nicht der Patient selbst konventionelle Antipsychotika präferiert oder er darauf bereits ohne relevante Nebenwirkungen remittierte.
17	A	Wenn die Entscheidung für eine Behandlung mit typischen Antipsychotika in der Akuttherapie der Schizophrenie getroffen ist, sollten in erster Linie Haloperidol Flupentixol, Fluphenazin oder Perazin verwendet werden, da u. a. hierfür eine qualitativ hochwertige Evidenz vorliegt.
18	C	Eine Monotherapie mit einem Antipsychotikum ist bei der Therapie der akuten schizophrenen Episode zu bevorzugen.
20	C	Wenn unter einem konventionellen Antipsychotikum eine gute Kontrolle der Symptome erreicht wurde und eine gute Verträglichkeit und Akzeptanz seitens des Patienten besteht, sollte nicht ohne Veranlassung auf ein atypisches Antipsychotikum

Empfehlung	Empfehlungsstärke	Wortlaut
		umgestellt werden. In jedem Fall sollte der Betroffene jedoch auf das erhöhte Risiko von Spätdyskinesien hingewiesen werden.
24	A	Die Dosierung des konventionellen Antipsychotikums Haloperidol in der Behandlung der akuten schizophrenen Episode sollte, wenn möglich, nicht mehr als 10 mg/d betragen, da bei gleicher Wirksamkeit oberhalb dieser Dosierung das Risiko von EPS erhöht ist.
29	C	Eine Kombinationsbehandlung im Sinne einer gleichzeitigen Gabe mehrerer Antipsychotika ist mit Ausnahme der Therapieresistenz nicht zu empfehlen.
30	GCP	Für die meisten Menschen mit gesicherter Schizophrenie ist die Gabe von antipsychotischen Medikamenten über die Akutphase hinaus indiziert. Hierbei muss zwischen einer Rezidivprophylaxe und einer symptomsuppressiven Therapie unterschieden werden.
34	A	Bei der Auswahl des Antipsychotikums ist die überlegene rezidivprophylaktische Wirksamkeit als Gruppe der atypischen Antipsychotika gegenüber typischen Antipsychotika in der Langzeittherapie zu berücksichtigen.
40	B	Bei einer Erstmanifestation sollte eine medikamentöse antipsychotische Behandlung über mindestens 12 Monate erfolgen.
41	B	Nach einem ersten Rezidiv sollte eine medikamentöse antipsychotische Behandlung kontinuierlich für 2 bis 5 Jahre und nach multiplen Rezidiven gegebenenfalls lebenslang erfolgen.
43	A	Bei Mehrfachmanifestation ist einer kontinuierlichen oralen Gabe eines Antipsychotikums der Vorzug vor intermittierenden Behandlungsstrategien zu geben.
44	B	Bei Erstmanifestation kann bei stabiler Remission und vorliegenden Gründen gegen die Fortführung einer Langzeitmedikation z. B. mangelnde Akzeptanz nach schrittweiser Dosisreduktion der Versuch einer Intervalltherapie mit gezielter Frühintervention bei Auftreten von Prodromen eines drohenden Rezidivs unternommen werden.
45	GCP	Wichtige Voraussetzung einer antipsychotischen Intervalltherapie dieser Strategie ist die Einbettung in eine psychoedukative Maßnahme mit Aufspüren der eigenen Frühwarnzeichen sowie der Aufbau eines individuellen Krisennetzes.
46	B	Nach Symptomremission kann die antipsychotische Dosis in der Langzeitbehandlung über längere Zeiträume schrittweise reduziert und auf eine niedrigere Erhaltungsdosis eingestellt werden. Dies gilt für atypische als auch konventionelle Antipsychotika. Bei konventionellen Antipsychotika sollte die Dosis in der Langzeittherapie zwischen 300 und 600 Chlorpromazin-Äquivalenz-Einheiten CPZ, in Einzelfällen gegebenenfalls auch niedriger liegen, um ein Auftreten extrapyramidaler Nebenwirkungen zu minimieren.
47	GCP	Bei Verdacht auf eine medikamentös behandlungsresistente Schizophrenie sollten die vorliegenden Zielsymptome genau definiert werden und sicher gestellt sein, dass zwei Antipsychotika, davon mindestens ein atypisches Antipsychotikum in ausreichender Dosierung und über jeweils mindestens 6–8 Wochen in der Zieldosis angewendet wurde. Andere Faktoren, die zu einer Behandlungsresistenz beitragen können, wie fehlende Einnahme verschriebener Medikamente, vorliegende Suchtproblematik oder andere komorbide psychische oder somatische Erkrankungen, gleichzeitige Einnahme anderer Medikamente und psychosoziale Probleme sollten berücksichtigt und gegebenenfalls einer Therapie zugeführt werden.

Empfehlung	Empfehlungsstärke	Wortlaut
48	B	Bei Behandlungsresistenz sollte zunächst von einem konventionellen auf ein atypisches Antipsychotikum umgestellt werden. Bei Behandlungsresistenz unter der Medikation mit einem atypischem Antipsychotikum sollte auf ein anderes Atypikum, bei weiterhin nicht oder gering veränderten Zielsymptomen auf Clozapin umgestellt werden.
49	B	Eine Gabe von Lithium oder anderen Phasenprophylaktika wie Valproinsäure, Carbamazepin oder Lamotrigin sollte erst nach Ausschöpfung anderer Therapien und vor allem bei Vorliegen affektiver Symptomatik erwogen werden. Carbamazepin sollte nicht zusammen mit Clozapin gegeben werden.
50	C	Grundsätzlich sollten Antipsychotika nicht kombiniert werden. In besonderen Fällen therapieresistenter Erkrankung kann die Augmentation von Clozapin mit einem anderen Atypikum versucht werden.
51	B	Bei medikamentös behandlungsresistenter Schizophrenie, insbesondere bei persistierenden psychotischen Symptomen und bei häufigen, trotz adäquater medikamentöser Therapie auftretenden Rezidiven, sollte eine kognitive Verhaltenstherapie zur Anwendung kommen.
52	C	Eine Elektrokrampftherapie EKT ist bei eindeutiger medikamentöser Behandlungsresistenz nach adäquater Therapie in ausreichender Dosis und Zeitdauer als ultima ratio zu empfehlen. Die Zustimmung des Patienten muss vorliegen, eventuelle Patientenverfügungen müssen beachtet werden.
53	GCP	Patient, Angehöriger und Betreuer sollten nicht nur über mögliche Nebenwirkungen aufgeklärt, sondern auch hinsichtlich der auftretenden Zeichen informiert und der jeweils gegebenen Therapiemöglichkeiten beraten werden.
66	GCP	Jeder Betroffene mit einer schizophrenen Erkrankung hat ein Recht darauf, Informationen zu seiner Erkrankung und den verschiedenen Behandlungsalternativen vermittelt zu bekommen. Die Informiertheit des Patienten ist Grundlage kooperativer klinischer Entscheidungsfindung und Voraussetzung gesundungsförderlichen Verhaltens.
67	GCP	Psychoedukative Interventionen in Gruppen stellen eine gleichzeitig patientenorientierte und ökonomische Möglichkeit der Informationsvermittlung dar.
69	B	Bei der Vermittlung von Informationen über schizophrene Psychosen sollte berücksichtigt werden, dass Betroffene als Folge des Wissens um den Krankheitsverlauf eine erhöhte Suizidalität aufweisen können. Deswegen sollte auf eine begleitende depressive Verstimmung geachtet werden.
70	A	Der Einsatz einer kognitiven Verhaltenstherapie bei Menschen in der präpsychotischen Prodromalphase mit einem hohen Übergangsrisiko in eine Schizophrenie ist zu empfehlen.
71	C	Kognitive verhaltenstherapeutische Sitzungen sollten über einen Zeitraum von mindestens 9 Monaten in mindestens 12 Sitzungen anhand eines anerkannten Manuals mit Fokus auf belastende Hauptsymptome durchgeführt werden.
72	A	Kognitive Verhaltenstherapie sollte bei medikamentös behandlungsresistenter Schizophrenie, insbesondere bei persistierenden psychotischen Symptomen, zur Anwendung kommen.

153

Empfehlung	Empfehlungsstärke	Wortlaut
73	B	Kognitive Verhaltenstherapie kann auch zur Verbesserung der Einsicht in das psychotische Erleben (Halluzination, Wahn) und zur Verbesserung der Therapieadhärenz eingesetzt werden.
74	A	Es empfiehlt sich eine kognitive Verhaltenstherapie zur weiteren Reduktion des Rückfallrisikos zusätzlich zu einer adäquaten medikamentösen Therapie einzusetzen.
86	GCP	Eine wichtige Komponente psychiatrischen Managements ist die Erleichterung des Zugangs zum Versorgungssystem einschließlich einer Ressourcenkoordination im psychiatrisch-psychotherapeutischen und allgemeinen medizinischen und rehabilitativen Bereich.
88	GCP	Wohnort- und Gemeindenähe sollten, soweit möglich und sinnvoll, Merkmal jeder psychiatrischen Behandlung sein.
90	A	Teambasierte und gemeindenahe Versorgungsstrukturen, die aus Psychiatern, Pflegekräften, Sozialarbeitern und ggf. Psychologen und Ergotherapeuten bestehen, sollten zur Koordination und Kooperation der Versorgung von schwer erkrankten Menschen mit Schizophrenie, zur Gewährleistung therapeutischer Kontinuität und zur Reduktion der Krankenhausaufnahmen etabliert werden. Wesentliche Aufgaben dieser integrierten Teams sollten neben der psychiatrischen Standardbehandlung die Gewährleistung von Hausbesuchen und die gemeinsame Verantwortung für die gesundheitliche als auch die soziale Versorgung der Betroffenen sein.
91	A	Die Etablierung von Strukturen des Case Management oder der Soziotherapie, die auf einen einzelnen Arzt, einzelne Sozialarbeiter oder Fachkrankenpflegepersonal als Schlüsselpersonen zentriert sind, wird nicht für die Routineversorgung von Menschen mit schweren schizophrenen Psychosen empfohlen.
92	GCP	Die Erkrankung Schizophrenie beginnt in drei Viertel der Fälle mit einer mehrjährigen Prodromalphase vor Auftreten des ersten psychotischen Symptoms. In diesem Frühstadium der Krankheit werden die Betroffenen oft zuerst vom Hausarzt gesehen. Zu den Prodromalsymptomen zählen: Depression, Angst, zunehmende Negativsymptomatik und funktionelle Beeinträchtigung begleitet von sozialen Dysfunktionen. Soweit Prodromalsymptome krankheitswertiges Ausmaß und Progredienz zeigen, sollte die Überweisung zur weiteren Abklärung von Diagnose und Psychoserisiko an einen kompetenten psychiatrischen Dienst (Facharzt, psychiatrische Ambulanz, Früherkennungszentrum) erfolgen.
93	GCP	Geht die Prodromalsymptomatik in die beginnende psychotische Episode über, was sich in abgeschwächten psychotischen Symptomen, etwa Beeinträchtigungserleben, überwertigen Ideen und Wahn, aber auch durch akute Formen der Psychoseentwicklung zeigen kann, ist die Überweisung an einen kompetenten psychiatrischen Dienst (Facharzt, psychiatrische Ambulanz, Früherkennungszentrum) dringend. Bei einer voll entwickelten psychotischen Symptomatik ist eine sofortige Überweisung erforderlich.
94	GCP	Bei eindeutiger Diagnose einer Schizophrenie in Form einer voll entwickelten Psychose ist regelmäßig fachärztlich psychiatrische Behandlung, bei entsprechender Schwere der Krankheit oder Risiken der Selbst- und Fremdgefährdung eine stationäre psychiatrische Behandlung notwendig. Der Hausarzt ist in jedem Fall zu informieren. Die Erarbeitung eines Gesamtbehandlungsplans, der die medizinische und psychiatrische Intervention einschließlich Medikation, psychotherapeutischer und soziotherapeutischer Maßnahmen umfasst, und für Krisenintervention bei drohenden Rückfällen Vorsorge trifft, ist erforderlich. Im Rahmen dieses Plans sind die Kontakte zu

Empfeh-lung	Empfeh-lungsstärke	Wortlaut
		Angehörigen und gesetzlichen Betreuern zu berücksichtigen und für die Rehabilitation des Kranken Vorkehrungen zu treffen.
95	GCP	Eine ambulante wohnortnahe Behandlung ist einer stationären Behandlung vorzuziehen. Wenn eine ambulante Behandlung nicht ausreichend erscheint, sollten für die Überweisung in eine stationäre oder teilstationäre Einrichtung folgende Aspekte berücksichtigt werden: • Anamnese: Vorherige erfolgreiche ambulante Behandlungen bei psychotischen Episoden • Einschätzungen und Präferenzen des Betroffenen: Falls der Betroffene ambulant behandelt werden möchte, sollte eine Zusammenarbeit mit Angehörigen oder Teilen des sozialen Umfelds angestrebt werden • Adhärenz: Unter Berücksichtigung von Nebenwirkungen kann eine Optimierung der medikamentösen Therapie die Adhärenz erhöhen und eine stationäre Behandlung vermieden werden. Bei fehlender Adhärenz ist eine niedrigschwelligere Einweisung in eine stationäre oder teilstationäre Institution sinnvoll • Vorheriges Ansprechen auf medikamentöse Therapie • Komorbidität, Alkohol- und Drogenmissbrauch: Die Berücksichtigung und Behandlung komorbider somatischer Erkrankungen und insbesondere Alkohol- und Drogenmissbrauch • Risiko von Selbst- und Fremdgefährdung: Das Selbstgefährdungsrisiko ist bei Menschen mit Schizophrenie erhöht, zudem sind sie einer erhöhten Gefahr des körperlichen und seelischen Missbrauchs durch andere ausgesetzt. Bei Vorliegen deutlicher Hinweise darauf oder Gefahr von Aggression und Fremdgefährdung sollte eine stationäre Behandlung in Betracht gezogen werden.
96	A	Eine vollstationäre Behandlung kann einen erheblichen Eingriff in die Lebenskontinuität bedeuten. Deshalb ist eine tagesklinische Behandlung als Alternative zur stationären Behandlung dann zu bevorzugen, wenn es sowohl der besonderen diagnostischen und therapeutischen Mittel des Krankenhauses bedarf, der Patient aber auch selbstständig oder mit Unterstützung Dritter eine tagesklinische Einrichtung regelmäßig aufsuchen kann. Eine tagesklinische Behandlung setzt voraus, dass der besondere Schutz des Krankenhauses wegen der Gefahr selbstschädigender Handlungen oder Suizidalität oder wegen Gefährdung Dritter nicht notwendig ist. Zudem kann eine tagesklinische Behandlung in der Akutphase nur dann realisiert werden, wenn eine ausreichende Betreuung in der Nacht im häuslichen Umfeld zur Verfügung steht.
98	GCP	Eine stationäre Behandlung kann einen erheblichen Eingriff in die Lebenskontinuität bedeuten. Alternativen zur stationären Aufnahme sollten in jedem Fall von Wiedererkrankung geprüft werden. Stationäre Behandlung ist dann indiziert, wenn der Patient der besonderen diagnostischen und therapeutischen Mittel oder des Schutzes des Krankenhauses wegen Selbst- oder Fremdgefährdung bedarf. Dies kann z. B. der Fall sein bei Therapieresistenz, manifester Suizidgefahr, ausgeprägten Wahn- oder Angstzuständen, nicht gewährleisteter Ernährung und Pflege, ausgeprägter Antriebshemmung oder Adynamie, die Remission behindernden familiären Konflikten, die Behandlung komplizierenden Begleiterkrankungen oder sonstigen nicht ambulant zu versorgenden Problemen.

155

Empfeh-lung	Empfeh-lungsstärke	Wortlaut
100	A	Psychiatrische Notdienste, sozialpsychiatrische Dienste, Netzwerke niedergelassener Fachärzte und/oder Ambulanzen von Kliniken sollten die Funktion von gut erreichbaren und möglichst mobilen Kriseninterventionsteams in definierten Versorgungsregionen übernehmen, um den Bedürfnissen von Menschen mit schizophrener Psychose an ihrem Wohnort zu entsprechen und stationäre Aufnahmen wenn möglich zu vermeiden.
102	GCP	Bei Menschen, die noch im Erwerbsleben stehen, sollte noch während der stationären Behandlung der psychosoziale Fachdienst der Hauptfürsorgestellen eingeschaltet werden, um den bestehenden Arbeitsplatz auf dem ersten Arbeitsmarkt zu erhalten.
103	A	Zur beruflichen Rehabilitation bei schizophrenen Menschen, die arbeiten möchten, sollten Programme mit einer raschen Beschäftigungsförderung direkt auf einem Arbeitsplatz und unterstützendem Training (supported employment) genutzt und ausgebaut werden.
104	C	Für Patienten, die nicht selbstständig leben können, sollten für sie akzeptable Wohnformen gefunden werden.
105	C	Menschen mit schizophrener Psychose sollten nach der Akutphase in Rehabilitationsprogramme eingeschlossen werden, wenn sie dies wünschen und dies für ihre Rehabilitation notwendig erscheint.
106	C	Selbsthilfegruppen können im Aufspüren der eigenen Frühwarnzeichen durch Erfahrungsaustausch und im Aufbau eines individuellen Krisennetzes eine bedeutende Rolle spielen. Im Rahmen der Behandlung sollten Betroffene zum Besuch von Selbsthilfegruppen ermutigt werden. Der Einbezug von Selbsthilfegruppen in die Behandlungspläne, in psycho-, sozio- und ergotherapeutische Behandlungen und in die Erarbeitung von individuellen Warnzeichen zur frühen Erkennung von Rückfall-Symptomen ist sinnvoll.
107	GCP	Der vollentwickelten schizophrenen Psychose gehen in ca. 75 % der Fälle eine präpsychotische Prodromalphase im Mittel von mehrjähriger Dauer und nachfolgend eine mehr oder weniger rasche Entwicklung psychotischer Symptome von einem Jahr mittlerer Dauer als psychotische Frühphase voraus. Deswegen sollten die während der Frühphase bereits in Behandlung kommenden Kranken • eine durchgehende Betreuung und fortlaufende Verlaufsbeobachtung erfahren, • bei relevanter krankheitswertiger Symptomatik in der präpsychotischen Prodromalphase das Angebot einer kognitiven Verhaltenstherapie und soziotherapeutischer Hilfen bekommen, um die Krankheitssymptome zu mildern, das Risiko für eine Verschlimmerung des Krankheitsprozesses und des Auftretens einer Psychose sowie die frühen sozialen Folgen zu reduzieren, • eine Behandlung mit antipsychotischer Medikation bei Auftreten psychotischer Symptome und eine antidepressive Medikation bei ausgeprägter depressiver Verstimmung (möglichst ohne erhebliche adrenerge Wirkkomponente) angeboten bekommen.
109	GCP	Kranke, die in der präpsychotischen Prodromalphase oder in der beginnenden psychotischen Episode zur Behandlung kommen, sollten • über die Erkrankung mit vertretbarem therapeutischem Optimismus und psychologischer Unterstützung bei der Verarbeitung dieses Wissens informiert werden

Empfeh-lung	Empfeh-lungsstärke	Wortlaut
		• nicht mit der vorzeitigen Diagnose einer Schizophrenie belastet und stigmatisiert werden, zumal sie in der Prodromalphase nicht mit ausreichender Wahrscheinlichkeit gestellt werden kann. Es sollte z. B. von einem erhöhten »Risiko einer weiteren Verschlechterung der seelischen Gesundheit« gesprochen werden. • Angehörige sollten in den Informationsprozess mit einbezogen werden.
114	C	Sozio- und ergotherapeutische Interventionen zur Verringerung oder Vermeidung sozialer Folgen sollten dem Patienten in der prä-psychotischen Phase oder mit beginnender psychotischer Störung ergänzend angeboten werden.
119	A	Bei Patienten, deren aggressives Verhalten eindeutig auf psychotische Symptome zurückzuführen ist, ist eine Kombinationsbehandlung von Lorazepam mit einem Antipsychotikum zu empfehlen.
121	GCP	Während der Akutphase, jedoch auch in der Stabilisierungs- und Erhaltungsphase der Schizophrenie-Behandlung sollte eine kontinuierliche Einschätzung suizidaler Gedanken, Pläne und suizidalen Verhaltens erfolgen. Insbesondere imperative Stimmen, Verfolgungsängste, Fremdbeeinflussungserleben, depressive Symptome und Angstzustände sollten dahingehend überprüft werden, ob sie Auswirkungen auf Suizidgedanken oder selbstschädigendes Verhalten haben. Auch die Vermeidung von Akathisie und anderen belastenden medikamentösen Nebenwirkungen und die Reduktion von Substanzmissbrauch sind anzustreben.
122	GCP	Bei fehlender Krankheitseinsicht und Selbst- oder Fremdgefährdung, die anderweitig nicht abgewendet werden kann, muss gegebenenfalls von dem Instrument der Zwangseinweisung mit Hilfe länderspezifischer Unterbringungsgesetze (PsychKG oder UBG) oder von der Einrichtung einer Betreuung Gebrauch gemacht werden.
123	C	Bei der Durchführung psychoedukativer Maßnahmen und in der Patientenaufklärung ist darauf zu achten, dass durch die Einsicht in den chronischen Verlauf der Erkrankung keine Verstärkung der Suizidalität durch Stigmatisierung und ein Gefühl der Aussichtslosigkeit auftritt. Die Betroffenen sollten mit den behandelnden Therapeuten Ängste in Bezug auf die Diagnose besprechen können.
124	A	Bei stark und kontinuierlich erhöhtem Suizidrisiko wird eine Therapie mit Clozapin zur Reduzierung der Suizidalität empfohlen. Bei erheblicher depressiver Symptomatik ist eine ergänzende Behandlung mit Antidepressiva sinnvoll.
129	GCP	Bei schizophrener Erkrankung sollte gezielt nach Drogenkonsum gefragt und dieser ausführlich exploriert werden. Bei klinischem Verdacht auf das Vorliegen eines zusätzlichen Substanzgebrauches sollte, wenn möglich, eine toxikologische Untersuchung erfolgen.
130	GCP	Bei Patienten mit schizophrener Psychose und komorbider Substanzstörung sollte ein integrativer Therapieansatz gewählt werden, bei dem in einem Setting und durch dasselbe Therapeutenteam angemessene Interventionen für beide Störungen angeboten werden. Wichtig ist eine konstante Betreuungsperson, die ambulant langfristig verfügbar ist und eine niedrigschwellige Zugangsmöglichkeit zum Versorgungssystem darstellt.
139	GCP	Bei der Wahl der therapeutischen Ziele (Schadensbegrenzung, Drogen-Konsumreduktion und Abstinenz) sollte der aktuelle motivationale und gesundheitliche Zustand des Patienten berücksichtigt und die Interventionen darauf ausgerichtet werden. Behandlungselemente zu folgenden Punkten sollten enthalten sein:

Empfehlung	Empfehlungsstärke	Wortlaut
		• Erhöhung der Therapiemotivation • Verbesserung der Adhärenz • Dauerhafte Einbindung der Patienten und ihrer Bezugspersonen in das Therapieprogramm.
140	GCP	Die integrativen Therapieprogramme sollten folgende verschiedene Behandlungselemente enthalten: • Motivationsfördernde Strategien (z. B. motivationals Interview) • Psychoedukative Elemente • Kognitive Verhaltenstherapie • Familienintervention • Sonstige Therapieinterventionen.
141	B	Psychotherapeutische Maßnahmen sollten im Rahmen eines integrativen, multimodalen Ansatzes durchgeführt werden und Techniken des motivationalen Interviews enthalten. Weitere Bestandteile sollten die Vermittlung von störungsrelevantem Wissen unter Einbeziehung der Angehörigen, der selbstverantwortlichen Umgang mit der Erkrankung und die Krisenbewältigung im Sinne psychoeduaktiver Maßnahmen sein. Kognitive Verhaltenstherapie sollte ebenfalls mit ein zentraler Bestandteil bei der Behandlung sein. Ergänzend können Familieninterventionen eingesetzt werden. Für die Wirksamkeit eines solchen Programms im Sinne der Reduktion von Drogenkonsum, Verbesserung der schizophrenen Symptomatik, der Behandlungsadhärenz, der sozialen Funktion und der Lebensqualität gegenüber der Routinebehandlung liegt ausreichende Evidenz vor. Der Zugang sollte niedrigschwellig und die Therapie langfristig angelegt sein.
144	GCP	Bei der Behandlung der Schizophrenie sollte eine besondere Sensibilität für somatische Erkrankungen vorhanden sein, eine adäquate Diagnostik somatischer Erkrankungen erfolgen und Überweisungen in somatische Fachabteilungen und Konsile nicht aufgrund psychischer Symptome verzögert werden. Für die medikamentöse Therapie somatischer Erkrankungen bei der Schizophrenie sind eine gute Kenntnis der Nebenwirkungen und Interaktionen der eingesetzten Medikamente wichtig.
156	B	Ein abruptes Absetzen antipsychotischer Medikation bei Vorliegen einer Schwangerschaft sollte aufgrund der erhöhten Rezidivgefahr vermieden werden. Bei Entscheidung für ein Absetzen der antipsychotischen Therapie sollte schrittweise und kontrolliert reduziert werden.
162	C	Bei Frauen mit Schizophrenie sollte ein regelmäßiges Screening auf Brustkrebs erfolgen.
165	C	Frauen mit Schizophrenie sind einem erhöhten Risiko von sexuellem und anderem Missbrauch ausgesetzt. Bei Hinweisen auf Missbrauch sollte eine adäquate Behandlung angeboten werden.

Anhang 13: Übersicht der Empfehlungen der S3-Leitlinie Psychosoziale Therapien (LL PST 2012)

Empfehlung	Empfehlungsgrad/ Evidenzebene	Wortlaut
4	A/Ia	Gemeindepsychiatrische teambasierte multiprofessionelle ambulante Behandlung in definierten Regionen soll zur Versorgung von Menschen mit schwerer psychischer Erkrankung etabliert werden.
5		Multiprofessionelle gemeindepsychiatrische Teams sollen Menschen mit schwerer psychischer Erkrankung wohnortnah und erforderlichenfalls aufsuchend behandeln.
6	A/Ia	Menschen mit schweren psychischen Störungen in akuten Krankheitsphasen sollen die Möglichkeit haben, von mobilen multiprofessionellen Teams definierter Versorgungsregionen in ihrem gewohnten Lebensumfeld behandelt zu werden.
7	A/Ia	Ein aufsuchender Ansatz soll v.a. dann zur Verfügung stehen, wenn Behandlungsabbrüche drohen.
8	A/Ia	Insbesondere soll die Möglichkeit der aufsuchenden Behandlung für die Versorgung von wohnungslosen Menschen mit schwerer psychischer Erkrankung zur Verfügung stehen.
9	A/Ia	Menschen mit chronischen und schweren psychischen Störungen sollen die Möglichkeit haben, auch über einen längeren Zeitraum und über akute Krankheitsphasen hinaus gehend, nachgehend aufsuchend in ihrem gewohnten Lebensumfeld behandelt zu werden.
10	KKP	Wesentliche Aufgabe der multiprofessionellen gemeindepsychiatrischen Teams soll neben der bedarfsorientierten und flexiblen Behandlung die gemeinsame Verantwortung für die gesundheitliche als auch die psychosoziale Versorgung der Betroffenen sein und so die Behandlungskontinuität sichern. Ziel soll eine Behandlung sein, die sich am individuellen Bedarf der Betroffenen und an der Intensität der erforderlichen Interventionen zu jedem Zeitpunkt des Behandlungsprozesses orientiert. Im Sinne der Forderung nach einer Behandlung *ambulant vor stationär* sollen wenn möglich stationäre Behandlungen vermieden werden.
12	B/Ia	Zur beruflichen Rehabilitation von Menschen mit schweren psychischen Erkrankungen, die eine Tätigkeit auf dem ersten Arbeitsmarkt anstreben, sollten Programme mit einer raschen Platzierung direkt auf einen Arbeitsplatz des ersten Arbeitsmarktes und unterstützendem Training (supported employment) genutzt und ausgebaut werden.
13	B/Ib	Zur Förderung der Teilhabe schwer psychisch kranker Menschen am Arbeitsleben sollten auch Angebote vorgehalten werden, die nach dem Prinzip »erst trainieren, dann platzieren« vorgehen. Diese sind insbesondere für die Teilgruppe schwer psychisch Kranker unverzichtbar, für die eine Platzierung auf dem ersten Arbeitsmarkt (noch) kein realistisches Ziel darstellt. Finanzielle Anreize erhöhen die Wirksamkeit entsprechender Angebote. Die Kombination der Angebote mit Interventionen, die auf Motivationssteigerung abzielen, oder ein rasches Überleiten der Programmteilnehmer in bezahlte übergangsweise Beschäftigung erhöht ebenfalls die Wirksamkeit.

Empfehlung	Empfehlungsgrad/ Evidenzebene	Wortlaut
14	KKP	Die berufliche Rehabilitation sollte noch stärker darauf ausgerichtet werden, den Arbeitsplatzverlust zu vermeiden. Dazu bedarf es beim Auftreten psychischer Erkrankungen eines frühzeitigen Einbezuges entsprechender Dienste bzw. Hilfen.
15	KKP	Das Vorhandensein einer abgeschlossenen Ausbildung ist als Grundlage für die Teilhabe am Arbeitsleben für Menschen mit schweren psychischen Erkrankungen von enormer Wichtigkeit. Daher sollten reguläre betriebliche und sonstige Ausbildungsangebote wohnortnah und mit entsprechenden flankierenden Unterstützungsangeboten zur Verfügung stehen.
16	A	Mit Zunahme des Institutionalisierungsgrades nehmen unerwünschte Effekte zu und die Lebensqualität ab. Deshalb soll eine Dauerinstitutionalisierung möglichst vermieden werden.
18	0/III	Differenzierte Wohnangebote sollten für Menschen mit schweren psychischen Erkrankungen zur Förderung von Teilhabe und Selbstständigkeit zur Verfügung stehen. Die Entscheidung für die Art der Betreuung und die Form des Wohnens sollte in Abhängigkeit von dem individuellen Hilfebedarf der Patienten und den Einschätzungen der unmittelbar an der Behandlung und Betreuung Beteiligten, unter Einschluss der Fachärzte für Psychiatrie und Psychotherapie sowie des sozialen Umfelds insbesondere der Angehörigen erfolgen.
19	KKP	Betreute Wohnformen sollten möglichst gemeindenah orientiert sein, um soziale Kontaktmöglichkeiten der Patienten zu erhalten bzw. zu fördern.
20	KKP	Jeder Betroffene mit einer schweren psychischen Erkrankung hat über die gesetzliche Aufklärungspflicht der Behandelnden hinaus ein Recht darauf, situationsgerechte Informationen zu seiner Erkrankung, deren Ursachen, Verlauf und den verschiedenen Behandlungsalternativen vermittelt zu bekommen. Die Informiertheit des Patienten ist Grundlage kooperativer klinischer Entscheidungsfindung und Voraussetzung gesundungsfördernden Verhaltens. Menschen mit Migrationshintergrund sollten diese Informationen in ihrer Muttersprache erhalten können (vgl. auch S3-Behanlungsleitlinie Schizophrenie der DGPPN [1]).
21	KKB	Psychoedukation kann auch im Rahmen von Trialogforen und Psychoseseminaren angeboten werden.
22	B/Ia	Zur Optimierung des Wissenserwerbs über die Erkrankung und zur Reduktion der Rückfallwahrscheinlichkeit sollte eine strukturierte Psychoedukation im Rahmen eines Gesamtbehandlungsplans ausreichend lange und gegebenenfalls wiederholt angeboten werden.
24	A/Ia	Angehörige sollen in die psychoedukative Behandlung mit einbezogen werden. Sowohl separate Angehörigengruppen als auch bifokale Gruppen haben sich dabei als wirksam erwiesen.
28	B/Ib	Künstlerische Therapien sollten im Rahmen eines Gesamtbehandlungsplans und gemessen an den individuellen Bedürfnissen und Präferenzen der Betroffenen insbesondere zur Verbesserung von Negativsymptomen angeboten werden.

Empfehlung	Empfehlungsgrad/ Evidenzebene	Wortlaut
29	B/Ib	Ergotherapeutische Interventionen sollten bei Menschen mit schweren psychischen Erkrankungen im Rahmen eines Gesamtbehandlungsplans und orientiert an den individuellen Bedürfnissen und Präferenzen des Patienten angeboten werden.
30	B/Ib	Bei Menschen mit einer Schizophrenie sollten – je nach Beschwerdebild und Neigung sowie unter Berücksichtigung der körperlichen Leistungsfähigkeit – Bewegungsinterventionen als Teil eines multimodalen Gesamttherapiekonzepts zur Anwendung kommen.
31	B/IIa	Körperpsychotherapeutische Verfahren sollten bei Patienten mit Schizophrenie zur Anwendung (Psychosoziale Therapien I, Gesamtdokument Seite 182) kommen.
32	B/Ib	Bei depressiven Patienten sollte – unter Berücksichtigung der körperlichen Leistungsfähigkeit – gezielt regelmäßiges Trainieren zum Einsatz kommen.
33	0/III	Patienten sollten zur selbständigen Fort- bzw. Durchführung regelmäßiger körperlicher Aktivität in ihrem Alltag ermutigt und angeleitet werden.
34	KKB	Regelmäßige körperliche Aktivität unter Anleitung sollte angeboten werden, um psychische Symptomatik zu bessern, Körperwahrnehmung zu fördern, Gemeinschaft zu finden und Fitness zu stärken.

161

Anhang 14: Übersicht Experteninterview

Gruppe	Experte/ Praktiker	Beruflicher Hintergrund	Geschl.	Dauer (min)	Datum
Ambulante Betreuung	Praktiker	Sozialarbeiter und Sozialpädagoge im Bereich des ambulant betreuten Wohnens und der ambulanten Einzelfallhilfe	M	33:14	17.10.2012
Ambulante Psychiatrische Pflege	Praktiker	Fachkrankenpfleger in einem ambulanten psychiatrischen Pflegedienst	M	52:48	23.10.2012
Facharzt – ambulant	Experte	Facharzt für Psychiatrie und Neurologie; Oberarzt in einer Abteilung für Psychiatrie und Psychotherapie	M	41:23	28.09.2012
Facharzt – ambulant	Praktiker	Niedergelassener Facharzt für Neurologie und Psychiatrie	M	37:56	02.11.2012
Facharzt – stationär	Experte	Oberarzt, stellvertretender Klinikdirektor, außerplanmäßiger Professor	M	36:32	22.10.2012
Facharzt – stationär	Praktiker	Assistenzarzt in Klinik für Psychiatrie und Psychotherapie, Mitglied der DGPPN	M	46:20	24.10.2012
Facharzt – teilstationär	Experte	Ärztlicher Direktor in einer Klinik für Allgemeinpsychiatrie/Psychotherapie	M	49:38	30.10.2012
Facharzt – teilstationär	Praktiker	Oberärztin in PIA und Tagesklinik	W	31:22	02.11.2012
Gesetzliche Betreuung	Praktiker	Dienststellenleiter eines gesetzlichen Betreuungsdienstes	M	48:35	06.11.2012
Hausarzt	Experte	ehemalige Hausärztin, Wissenschaftliche Mitarbeiterin	W	47:16	25.10.2012
Hausarzt	Praktiker	langjährig praktizierender Hausarzt in eigener Praxis	M	27:35	26.10.2012
Gemeindepsychiatrischer Bereich	Praktiker	Projektmanagerin in einem gemeinnützigen Unternehmen für Sozialpsychiatrie	W	46:46	01.10.2012
Patient	Praktiker	Betroffener, Organisator von Selbsthilfegruppen und Aufklärungsveranstaltungen, Autor	M	1:13:42	16.10.2012
Psychiatrische Pflege	Experte	Professor im Bereich Psychiatrische Pflege	M	46:32	27.09.2012
Psychotherapeut	Experte	psychologischer Psychotherapeut, Professor für Klinische Psychologie	M	51:07	07.12.2012
Psychotherapeut	Praktiker	niedergelassener Psychotherapeut	M	38:13	22.10.2012
Vertreter Angehörigenverband	Experte	Vertreterin des Verbands Angehöriger psychisch Kranker	W	58:41	28.11.2012
Vertreter Patientenverband	Experte	Geschäftsführerin eines Dachverbandes im Bereich der Psychiatrie	W	41:02	27.11.2012

Anhang 15: Ergebnisübersicht des zweistufigen Konsentierungsprozesses

Module		Runde 1 (Teilnehmeranzahl: 20)		Runde 2 (Teilnehmeranzahl: 18)
		Existenz der Module*[40] (in %)	inhaltliche Bewertung* (in %)	inhaltliche Bewertung* (in %)
V	Vermittlung in das IV-System	100,00	85,00	83,33
A1	Screening	100,00	87,50	83,33
A2	Fachärztliche Diagnostik	100,00	100,00	88,24
A3	Einschreiben in das IV-System	94,12	75,00	72,22
A4	Behandlungsplanung	100,00	88,24	100,00
I1	Fachärztliche Weiterbehandlung	100,00	93,75	88,89
I2	Hausärztliche Weiterbehandlung	100,00	100,00	100,00
I3	Tagesklinische Versorgung	100,00	93,33	83,33
I4	Ambulante psychiatrische Pflege	100,00	93,75	75,00
I5	Ambulante Eingliederungshilfe	100,00	87,50	87,50
I6	Psychotherapie	100,00	86,67	88,24
I7	Medikamentöse Behandlung	94,44	84,62	90,91
I8	Elektrokrampftherapie	76,92	80,00	90,91
I9	Ambulante Soziotherapie	100,00	100,00	94,12
I10	Interventionen im Rahmen der sozialen Eingliederung	100,00	93,33	88,24
I11	Ergotherapie	100,00	100,00	100,00
I12	Weitere Interventionen im Rahmen der (stufenweisen) (Wieder-)Eingliederung	100,00	93,33	100,00
I13	Integration in weitere Versorgungsangebote	100,00	100,00	94,12
I14	Psychoedukative Interventionen	100,00	100,00	100,00
I15	Angehörige und Umfeld	100,00	100,00	100,00
I16	Nachsorge und Entlassung aus dem ambulanten IV-System	100,00	93,75	94,44
N1	Krisentelefon	100,00	83,33	83,33
N2	Krisenintervention durch die psychiatrische Bezugspflegekraft	100,00	87,50	94,12
N3	Ärztliche Notfallintervention	100,00	93,86	93,33
N4	Krisenpension/Kriseninterventionszentrum	88,24	92,86	83,33

40 *Die angegebenen %-Werte beziehen sich auf die Angaben bei zustimmender Haltung. Beurteilungen, die z. B. aufgrund der Fachfremdheit nicht möglich waren, wurden nicht mit in die Berechnung einbezogen.

Module		Runde 1 (Teilnehmeranzahl: 20)		Runde 2 (Teilnehmeranzahl: 18)
		Existenz der Module*[40] (in %)	inhaltliche Bewertung* (in %)	inhaltliche Bewertung* (in %)
N5	Teilstationäre Krisenbehandlung	100,00	87,50	94,12
N6	Stationäre Notfallbehandlung	100,00	86,67	88,24
KQ1	Behandlungskonferenzen	100,00	94,12	94,44
KQ2	Konsiliar-, Beratungs- und Vernetzungsarbeit	84,74	93,75	94,44
KQ3	Qualitätssicherung über Qualitätszirkel	100,00	93,75	100,00
KQ4	Fort- und Weiterbildung	100,00	100,00	100,00
KQ5	Arbeitskreis Qualitätsmanagement	100,00	93,75	100,00
KQ6	Netzwerkaufgaben	93,33	100,00	100,00
Gesamteinschätzung des Behandlungspfads:		**98,24 %**	**92,19 %**	**91,76 %**

*Die angegebenen %-Werte beziehen sich auf die Angaben bei zustimmender Haltung. Beurteilungen, die z. B. aufgrund der Fachfremdheit nicht möglich waren, wurden nicht mit in die Berechnung einbezogen.

Anhang 16: Abbildung 9: Algorithmus Versorgung im Rahmen eines ambulanten IV-Systems

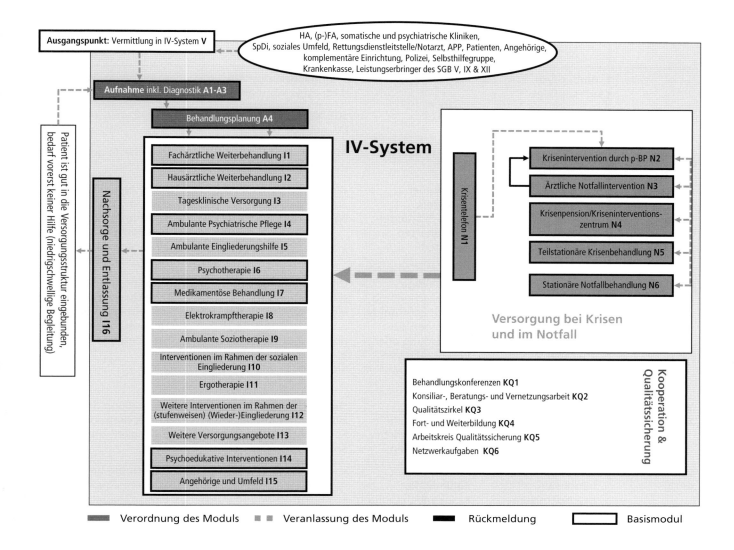

Anhang 17: Tabelle zur Unterscheidung der Leistungen ambulanter psychiatrischer Pflege, Soziotherapie, Eingliederungshilfe und Pflegeversicherung

	1. Amb. psych. Krankenpflege	2. Soziotherapie	3. Eingliederungshilfe (betreutes Wohnen)	4. Pflegeversicherung
Rechts-grundlage:	SGB V §37/1, §37/2, ggf. §140	SGB V §37a	SGB XII: §§53/54, i.V. mit SGB IX §5	SGB XI, inkl. §45 a-d
Personen-kreis:	Versicherte der GKV	Versicherte der GKV	Alle Menschen (einkommensabhängig)	Versicherte der GPV
Indikation:	Menschen mit spezifischen psychiatrischen Diagnosen	Schizophrener Formenkreis, affektive Störungen mit wahnhaften Symptomen	Wesentlich Behinderte, von wesentlicher Behinderung Bedrohte	Menschen mit erheblichen und dauerhaften Störungen/mit erhöhtem Betreuungsbedarf bei Einschränkung der Alltagskompetenz
Ziel:	• Krankenhausver-meidung/ Verkürzung • Unterstützung der ärztlichen Therapie	• Selbständige Inanspruchnahme • ärztlich verordnete Leistungen zur Vermeidung oder Verkürzung von Krankenhausaufent-halten	Hilfestellung für ein selbstbestimmtes, eigenverantwortliches und unabhängig von der Hilfe anderer gestaltetes Leben, gleichberechtigte Teilhabe am Leben in der Gesellschaft	Selbstbestimmter, lebenswerter Verbleib im häuslichen Bereich, Heimverzögerung/-vermeidung
Vorausset-zungen:	ärztlicher Behandlungsplan/ ärztliche Verordnung	ärztlicher Behandlungsplan/ Soziotherapeutischer Behandlungsplan	Gesamtplan, erstellt durch die Hilfeplankonferenz unter Federführung des Sozialhilfeträgers	Feststellung der Pflege-/Betreuungsbe-dürftigkeit durch den MDK
Unterschie-de:	• Maßnahme der häuslichen psychiatrischen Krankenpflege • spezifische Be-handlungspflege, an die ärztliche Behandlung gekoppelte Maßnahme	• Maßnahme im Rahmen der Krankenbehandlung • Krankheit steht im Vordergrund, eine an die ärztliche Behandlung gekoppelte Maßnahme	• Maßnahme im Rahmen der Eingliederungshilfe • Beeinträchtigung durch Behinderung oder von wesentlicher Behinderung bedroht • Es gilt ein offener Hilfekatalog • Es gibt die Möglichkeit, das persönliche Budget in Anspruch zu nehmen.	dauerhafte häusliche Pflegemaßnahmen bei Einschränkung der Alltagskompetenz
Hilfen zur:	• Erarbeitung der Pflegeakzeptanz • Durchführung von Maßnahmen zur Krisenbewälti-gung, Entwicklung kompensatorischer Hilfen	Vermeidung von Verschlimmerung u. Teilhabe am sozialen Leben	Teilnahme am Leben in der Gemeinschaft, Leistungen der Teilhabe	Grundpflege und hauswirtschaftliche Versorgung (Motiva-tion, Anleitung, Teil- und vollständige Über-nahme), ggf. Wohn-umfeldverbesserung, Pflegehilfsmittel, Auf-bau von Sozialkontak-ten, stundenweise Ent-lastung pflegender Angehöriger, Ersatz-, Tages-, Kurzzeit-, vollstationäre Pflege

(mit SGB XI, Stand: März 2010)

Register

M

Managementgesellschaften 18–19, 121–122
Medikamentöse Therapie 158
Migrationshintergrund 29, 160
Monitoring 32
Multiprofessionelle gemeindepsychiatrische
  Teams 159

N

Nachsorge 34
Nachsorge und Entlassung aus dem ambulanten
  IV-System (Remissionsphase) (B) (I16) 91
Netzwerkaufgaben (B) (KQ6) 118
Netzwerkmanager 123
Niedrigschwellige Arbeitsmöglichkeiten 25
Niedrigschwelliger Austausch 33
Niedrigschwelliger Zugang 35
Notfallversorgung 33

P

Partner von Erkrankten 27
Patientenorientierte Versorgung 13
Patientenverfügungen 34, 153
Pharmakotherapie 22, 30, 32, 145–148, 151
Pharmakotherapie/Medikamentöse Behandlung
  (B) (I7) 68
Psychiatrische Institutsambulanz (PIA) 20
Psychische und somatische Komorbiditäten 24
Psychoedukation 160
Psychoedukative Intervention (B) (I14) 85
Psychotherapie 30, 32, 160
Psychotherapie (B) (I6) 65

Q

Qualitätsförderung 13
Qualitätssicherung 120, 122
Qualitätssicherung über Qualitätszirkel (B)
  (KQ3) 114
Qualitätszirkel 35, 123

R

Remission 52, 152, 155
Rückfälle 32

S

Schnittstellen 13
Schnittstellenprobleme 33
Screening (B) (A1) 40
Sektorenübergreifende Versorgung 20
Sektorenübergreifende Versorgungsangebote 18
Sektorenübergreifendes Qualitätsmanagement
  120
Selbsthilfegruppen 27, 156
Shared-Decision-Making (SDM) 20
Soziale Eingliederung (E) (I10) 75
Sozialgesetzbuch (SGB) 18, 36, 120
Sozialpsychiatrischer Dienst (SpDi) 20, 156
Soziotherapie 154, 166
Stationäre Entlassung 34
Stationäre Notfallbehandlung (N6) 106
Stigmatisierung 25–26, 157
Stufenweise berufliche (Wieder-)Eingliederung (E)
  (I12) 80
Suizidalität 153, 155, 157
Supported Employment 156, 159
Supported Employment (SE) 25

T

Tagesklinische Versorgung (E) (I3) 57
Teilstationäre Krisenbehandlung (N5) 104

V

Vermittlung des Patienten in das IV-System (E)
  38

Z

Zwangseinweisung 33, 39, 157
Zwangsmaßnahmen 26, 109